高等院校医学实验创新教材

# 病原生物学与免疫学实验教程

主　编　周小鸥　余　辉　李曼君
副主编　王嘉军　邱文洪　梅　钧　刘　燕
编　委　（按姓氏汉语拼音排序）

| | |
|---|---|
| 杜幼芹（三峡大学） | 高劲松（长沙医学院） |
| 郭凯文（武汉科技大学医学院） | 李曼君（湖北中医药大学） |
| 刘　燕（九江学院） | 卢小澍（九江学院） |
| 梅　钧（九江学院） | 邱文洪（江汉大学医学院） |
| 宋文剑（江汉大学医学院） | 宋银宏（三峡大学） |
| 王嘉军（三峡大学） | 王　磊（三峡大学） |
| 王　倩（湖北中医药大学） | 王中平（九江学院） |
| 卫　飞（湖北中医药大学） | 吴建芳（九江学院） |
| 余　辉（九江学院） | 俞丽琴（九江学院） |
| 周小鸥（九江学院） | 朱　平（三峡大学） |

U0296164

科学出版社

北　京

举报电话:010-64030229;010-64034315;13501151303(打假办)

# 内 容 简 介

　　《病原生物学与免疫学实验教程》的目标旨在培养医学生的科学态度、动手能力、综合分析问题、解决问题的能力及自主创新精神。设计编写原则主要体现在实用性、综合性、创新性和先进性。本教程的编写结合各参编院校实验教学改革的实际,依据新的培养目标,将医学微生物学实验、人体寄生虫学实验和医学免疫学实验的传统实验内容重新进行优化整合,并增加了综合性实验和创新性实验内容。在总论部分,将形态学实验室常规仪器设备和实验动物操作技术做系统全面介绍;在创新性实验部分,增加了科研的基础知识,并提供部分科研参考选题;增添了免疫学综合实验,微生物学病案分析,寄生虫病动物模型复制和流行情况调查等,内容丰富而又实用;对学科间有交叉重复的内容进行了适当的组合优选,避免教学资源的浪费;全书配有双色或彩色插图,便于学生的记忆与操作;且三门学科的实验独自成篇,方便教学需要。

　　本教材适用于医药卫生院校本科和专科相关学科的实验教学,也可供青年教师考研和从事科研工作时参考。

**图书在版编目(CIP)数据**

病原生物学与免疫学实验教程 / 周小鸥,余辉,李曼君主编 .—北京:科学出版社,2012
高等院校医学实验创新教材
ISBN 978-7-03-032668-3

Ⅰ.病… Ⅱ.①周… ②余… ③李… Ⅲ.①病原微生物-实验-医学院校-教材 ②免疫学-实验-医学院校-教材 Ⅳ.①R37-33 ②R392-33

中国版本图书馆 CIP 数据核字(2011)第 224836 号

责任编辑:许贵强　丁海燕 / 责任校对:陈玉凤
责任印制:赵　博 / 封面设计:范璧合

科学出版社 出版
北京东黄城根北街 16 号
邮政编码:100717
http://www.sciencep.com

涿州市般润文化传播有限公司印刷
科学出版社发行　各地新华书店经销
*
2012 年 1 月第　一　版　　开本:787×1092　1/16
2025 年 4 月第十五次印刷　　印张:17
字数:422 000
定价:79.80 元
(如有印装质量问题,我社负责调换)

# 前　言

　　党的二十大报告对新时代新征程上推进健康中国建设作出了新的战略部署,提出"把保障人民健康放在优先发展的战略位置"。这凸显了以人民为中心的发展思想,是推进中国式现代化的重要内涵。这对医药卫生事业提出了更高要求。贯彻落实党的二十大决策部署,积极推动健康事业发展,离不开人才队伍建设。"培养造就大批德才兼备的高素质人才,是国家和民族长远发展大计。"教材是教学内容的重要载体,是教学的重要依据、培养人才的重要保障。本次教材修订旨在贯彻党的二十大报告精神,坚持为党育人、为国育才。

　　医学是一门实践性极强的科学,医学实验教学在整个医学教育中占有极为重要的地位,医学实验教学质量的提高将有助于提高整体医学教育水平。医学职业教育的培养目标是培养学生探索精神、科学思维、实践能力、创新能力,以及职业素养。实践教学是实现创新型技能型人才培养目标的重要环节,现阶段,实验教学的改革和研究已成为本、专科教学研究的热点问题。

　　九江学院基础医学院(原九江医学高等专科学校)历来十分重视教学改革,自2000年就对基础医学各学科实验进行了优化组合,将医学微生物学实验室、人体寄生虫学实验室和医学免疫学实验室整合为形态学综合实验室,实现了实验教学资源的共享,极大地提高了实验设备的使用效率,同时也减少了实验准备人员的匹配,加强了实验室的管理,使整个实验室的实际工作水平和效率都上了一个崭新的台阶。但是,在实验教材的建设方面并未相应地发生根本的变化,医学微生物学实验、人体寄生虫学实验和医学免疫学实验一直沿用各教研室自编的实验指导,教学内容实用、简洁和精炼,但不利于学生实践能力的拓展和创新能力的培养。为了顺应高校实验教学改革的潮流,适应新形势下高等教育的发展,以本院2010年培养计划的重新修订为契机,我院形态学教学团队联合三峡大学医学院、湖北中医药大学、江汉大学医学院、武汉科技大学医学院及长沙医学院相关教研室具有丰富教学经验的教师共同编写了这本《病原生物学与免疫学实验教程》。

　　本实验教程的目标旨在培养学生的科学态度、动手能力、综合分析问题、解决问题的能力及自主创新精神。在编写过程中始终贯穿实用性、综合性、创新性和先进性,并适度超前的设计编写原则。《病原生物学与免疫学实验教程》结合了我院及参编院校实验教学改革的实际情况,依据新的培养目标,将医学微生物实验、人体寄生虫学实验、医学免疫学实验的传统实验内容重新进行优化整合,并增加综合性实验和创新性实验内容。在总论部分,将形态学实验室常规仪器设备做系统全面介绍;在综合性和创新性实验部分,增加了科研的基础知识并提供部分科研参考选题、微生物学病案讨论、寄生虫病动物模型复制和流行情况调查等,内容丰富而又实用;对学科间有交叉重复的内容进行了适当的组合优选,避免教学资源的浪费;附有实验常用的试剂配方,能满足开展设计性实验和综合性实验的要求;另外,全书配有双色或彩色插图,便于学生的记忆与操作。通过实验教学,使学生不仅能掌握实验基本操作技术,并与各学科基础知识融会贯通,达到全面培养学生的自学能力、独立思考问题及解决问题的能力、实验设计与实验结果统计分析的能力,培养学生科学思维的方法与科研论文撰写的能力以及培养学生团结协作、开拓创新的精神,为提高学生的综合学习素质及适应今后临床课程的学习打下坚实的基础。

本实验教材的编写和出版得到了各参编院校领导、同行以及科学出版社的大力支持,在此表示诚挚的谢意。各位编者在编写过程中也非常敬业,认真推敲,反复修改。由于我们学识水平和经验有限,教材中难免存在错误和不足之处,真诚希望使用本教材的老师和同学提出宝贵的意见和建议,以便在今后的修订中渐臻完善。

编　者
2023 年 6 月

# 目　　录

## 第一篇　总　　论

## 第二篇　医学免疫学实验

## 第四篇　医学寄生虫学实验

# 第一篇　总　　论

## 第一章　绪　　论

### 第一节　病原生物学与免疫学实验的目的和要求

#### 一、病原生物学与免疫学实验的目的

1. 通过实验观察和技术操作，加强和巩固对课堂基本理论的理解和运用。
2. 学习和掌握病原生物学与免疫学的基本操作技术。
3. 培养学生从事科学实验的能力，即观察记录实验结果、整理分析实验资料、综合书写实验报告和论文的能力。
4. 培养学生严谨求实的科学作风，独立分析问题和解决问题的能力，互相帮助和团结协作的精神。

#### 二、病原生物学与免疫学实验的要求

1. 课前做好充分预习，明确实验目的、原理、内容、操作步骤及注意事项，尽量避免或减少错误发生。
2. 在实验过程中，要坚持实验的严肃性、严格性及严谨性。对操作性实验应按照实验指导所列的步骤依次进行，仔细观察并认真记录实验结果或绘图；对示教的实验也要仔细观察，并联系有关理论进行积极思考；设计性实验要严格按照科研程序完成；实验中注意科学合理地分配和运用时间；几人同做一项实验时，要注意分工协作，密切配合。
3. 实验结果必须如实记录，认真分析得出结论。遇有与理论不符的结果时，应分析探讨其原因，培养科学思维能力。实验课后，须按时、按要求递交实验报告。
4. 严格遵守实验室规则，防止各种事故发生。

### 第二节　实验室规则

在病原生物学和免疫学实验过程中，经常要接触到病原微生物和寄生虫等具有传染性的材料，为保证实验效果，同时避免病原微生物和寄生虫的实验室污染，保证实验操作者的安全，必须遵守以下规则。

1. 进入实验室上课时必须穿好白大衣，必要时戴帽子和口罩，离开实验室时脱下反折。白大衣应经常清洗消毒，保持洁净。
2. 必要的实验指导、实验报告及文具（如铅笔、彩色铅笔和小尺）等物品带入后，应放在

实验台下的抽屉里,其他个人物品如书包、衣物等一律不得带入实验室。

3. 实验室内严禁饮食、吸烟、用嘴湿润铅笔或标签等,不要用手触摸头面部及身体暴露部位,以防感染。

4. 实验室内应保持安静,不得高声谈笑或随意走动,以免影响他人。

5. 注意安全、保护环境:

(1)每项微生物实验都要坚持无菌操作,严禁随意丢弃具有感染性的病原体、感染性材料、培养物、污染物、动物尸体及排泄物,以免污染环境。

(2)使用过的吸管、滴管、试管、玻片等带菌器材,应放在指定地点或含有消毒液的容器内,不得放在桌面上,亦不可冲洗于水槽内,以免堵塞排水管。

(3)酒精灯不可互相点燃,以免发生意外。

(4)未经许可,不得将实验室内任何物品(尤其是菌种等)带出实验室。

6. 实验过程中若不慎将传染性标本污染桌面、手及其他物品时,应立即报告老师紧急处理,切勿隐瞒或自行处理。常见处理如下:

(1)皮肤伤害:先除去异物,用无菌生理盐水洗净后,涂 2% 红汞或 2% 碘酒。

(2)烧伤:局部涂凡士林,5% 鞣酸溶液或 2% 苦味酸溶液。

(3)化学药品腐蚀伤:若为强酸,先用大量清水冲洗,再用 5% 碳酸氢钠溶液洗涤中和;若为强碱,先用大量清水冲洗,再用 5% 醋酸溶液或 5% 硼酸溶液洗涤中和。若受伤部位是眼部,经过上述步骤处理后,再用橄榄油或液状石蜡 1~2 滴滴眼。

(4)菌液误入口中:立即将菌液吐入消毒容器中,并用 1:10000 高锰酸钾溶液或 3% $H_2O_2$ 溶液漱口,并根据菌种不同,服用抗菌药物预防感染。

(5)细菌污染衣物:立即脱下,放入 3% 甲酚皂溶液(来苏水)或 3% 氯胺溶液内浸泡 30min,或仔细包好经高压蒸汽消毒后清洗。

(6)菌液污染桌面:将适量的 2%~3% 甲酚皂溶液或 0.1% 醋酸氯己定溶液倒入污染处,浸泡 30min 抹去。若手上沾有活菌,亦应浸泡上述消毒液 3min 后,用肥皂和清水洗净。

7. 看示教时,未经许可,不得移动显微镜推进尺。

8. 爱护实验器材和设备,节约实验材料,如不慎损坏实验仪器或实验标本,应及时报告指导老师,并进行登记,酌情处理。

9. 实验完毕应清理台面,检查各种实验标本和实验器材,并按原位放好或送还标本室,需培养的标本按要求放入培养箱。离开实验室前,应用肥皂洗手,必要时用消毒液泡手再用清水洗净。

10. 值日生负责清洁整理实验室(包括桌面、地面、实验设备等),并关好门、窗、水、电后方可离开。

# 第三节　实验室生物安全简介

## 一、实验室生物安全的重要性

生物安全(biosafety)的概念有狭义和广义之分。狭义的生物安全是指现代生物技术的研究、开发、应用及转基因生物可能对生物多样性、生态环境和人类健康产生潜在的危害。广义的生物安全是指与生物有关的各种因素对社会、经济、人类健康及生态环境所产生的危害或潜在风险。

实验室生物安全(laboratory biosafety)是指保证实验室的生物安全条件和状态不低于

容许水平,避免实验室人员、来访人员、社区及环境受到不可接受的损害,符合相关法规、标准等对实验室保证生物安全责任的要求。

## 二、病原微生物的分类

《病原微生物实验室生物安全管理条例》(中华人民共和国国务院令第 424 号,2004 年 11 月 12 日)根据病原微生物的传染性、感染后对个体或者群体的危害程度,将病原微生物分为四类:

第一类病原微生物,能够引起人类或者动物非常严重疾病的微生物,以及我国尚未发现或者已经宣布消灭的微生物。如天花病毒、埃博拉病毒和马尔堡病毒等。

第二类病原微生物,能够引起人类或者动物严重疾病,比较容易直接或者间接在人与人、动物与人、动物与动物间传播的微生物。如艾滋病毒(Ⅰ型和Ⅱ型)、SARS 冠状病毒、高致病性禽流感病毒、炭疽芽孢杆菌、结核分枝杆菌、霍乱弧菌、鼠疫耶尔森菌等。

第三类病原微生物,能够引起人类或者动物疾病,但一般情况下对人、动物或者环境不构成严重危害,传播风险有限,实验室感染后很少引起严重疾病,并且具备有效治疗和预防措施的微生物。如登革病毒、各型肝炎病毒、流行性感冒病毒、破伤风杆菌、脑膜炎奈瑟菌、伤寒沙门菌、志贺菌属等。

第四类病原微生物,在通常情况下不会引起人类或者动物疾病的微生物,如小鼠白血病病毒等。

其中第一类、第二类病原微生物统称为高致病性病原微生物。医学微生物学教学实验中使用的微生物主要为第三类和第四类病原微生物。

## 三、生物安全实验室的分级

生物安全实验室(biosafety laboratory,BSL),简称 BSL 实验室,在结构上由两部分硬件组成,即一级防护屏障(安全设备)和二级防护屏障(设施)。根据实验室对病原微生物的生物安全防护水平,依照实验室生物安全国家标准的规定,将实验室分为一级、二级、三级、四级(表 1-1)。

BSL-1 和 BSL-2 为基础实验室,BSL-3 为生物安全防护实验室,BSL-4 为最高生物防护实验室。BSL-1 和 BSL-2 实验室不得从事高致病性病原生物实验活动,BSL-3 和 BSL-4 实验室从事高致病性病原微生物实验活动。对我国尚未发现或者已经宣布消灭的病原微生物,任何单位和个人未经批准不得从事相关实验活动。医学微生物学教学实验通常要求在 BSL-1 和 BSL-2 实验室开展。

表 1-1 生物安全实验室的分级

| 级别 | 处理对象 |
| --- | --- |
| 一级 | 对人体、动植物或环境危害较低,不具有对健康成人、动植物致病的致病因子。 |
| 二级 | 对人体、动植物或环境具有中等危害或具有潜在危险的致病因子,对健康成人、动植物和环境不会造成严重危害,具有有效的预防和治疗措施。 |
| 三级 | 对人体、动植物或环境具有高度危险性,主要通过气溶胶使人体传染上严重的甚至是致命的疾病,或对动植物和环境具有高度危害的致病因子。通常有预防治疗措施。 |
| 四级 | 对人体、动植物或环境具有高度危险性,通过气溶胶途径传播,或传播途径不明,或未知的危险的致病因子。没有预防治疗措施。 |

# 四、病原微生物实验室生物安全

病原微生物实验室生物安全是避免危险生物因子造成实验室人员暴露,向实验室外扩散并导致危害的综合措施,以防止实验人员感染和危险因子外泄而污染环境。

病原微生物实验室生物安全的核心是防感染和防扩散。实验室感染控制工作包括定期检查实验室的生物安全防护、病原微生物菌(毒)种样本保存与使用、安全操作、实验室排放的废水和废气以及其他废弃物处理等实验情况。

实验室发生高致病性微生物泄露时,实验室工作人员应当立即采取措施,防止扩散,具体包括:①封闭被病原微生物污染的实验室或者可能造成病原微生物扩散的场所;②开展流行病学调查;③对患者进行隔离治疗,对相关人员进行医学检查;④对密切接触者进行医学观察;⑤进行现场消毒;⑥对染疫或者疑似染疫的动物采取隔离、捕杀等措施;⑦其他需要采取的预防、控制措施。

(周小鸥)

# 第二章 病原生物学与免疫学常用仪器设备的使用

## 第一节 显 微 镜

显微镜是一种光学放大仪器,在病原生物学与免疫学的实验检查中,如细菌、病毒、蠕虫卵、原虫、免疫细胞、抗原和抗体等,根据实验要求的不同,需要选择功能不同的显微镜才能观察到,如普通光学显微镜、暗视野显微镜、倒置显微镜、荧光显微镜及电子显微镜等,最常用的是普通光学显微镜。掌握显微镜的使用和维护是病原生物学与免疫学实验研究的一项基本技能。

## 一、普通光学显微镜

普通光学显微镜(light microscope)通常用日光或灯光作为光源,其波长约 $0.5\mu m$。在最佳条件下,显微镜的最大分辨率为波长的一半,即 $0.25\mu m$,而肉眼能看到的最小物体为 $0.2mm$,故用油浸镜放大 1000 倍,能将 $0.25\mu m$ 的微粒放大到 $0.25mm$,肉眼可以看清。一般病原生物都大于 $0.25\mu m$,用普通光学显微镜能看到。

### (一)普通光学显微镜的构造

普通光学显微镜按镜筒可分为单筒、双筒和多头显微镜,按光源可分为反光镜光源与自带光源显微镜等几种,其基本结构相似,可分为机械装置和光学系统两大部分(图 2-1)。

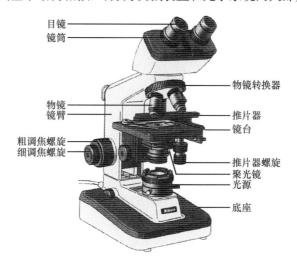

图 2-1 普通光学显微镜的基本结构

1. 机械装置

(1)镜座:位于最底部,是显微镜的基座,用于稳定和支持镜体。有的显微镜在镜座内装有光源。

（2）镜柱：连接镜座和镜臂的短柱。

（3）镜臂：位于镜柱上方，是支持镜筒和载物台的弯曲状结构，是取用显微镜时的握持部位。直立式显微镜在镜臂和镜柱之间有一可动关节称为倾斜关节，使用时可适当倾斜，但倾斜角度不超过 45°，以免显微镜翻倒。

（4）镜筒：位于镜臂上方的中空圆筒，上端安装目镜，下端连接物镜转换器。

（5）物镜转换器（旋转盘）：位于镜筒下端的圆盘，分两层，上层固着不动，下层可自由转动。下面有 3~4 个圆孔，可装载不同放大倍数的物镜。

（6）载物台：用以放置玻片标本的平台，位于镜臂前方。台中央有一圆形通光孔，来自下方的光线经此孔照射到标本上。台上有标本推进器（推进尺），用以固定标本，也可使标本前后左右移动。

（7）调焦器：也称调焦螺旋，是用于调节物镜与被检物体之间的焦距，一般设有粗调螺旋和细调螺旋。粗调螺旋可使载物台以较快速度升降，适于低倍镜对焦；细调螺旋可使载物台以缓慢速度升降，适于高倍镜、油镜的对焦或低倍镜调整清晰度时使用。

2. 光学系统

（1）目镜：短筒状，安装在镜筒上方，一般由两个透镜组成。上面刻有 5×、10×、15× 等符号，表示其放大倍数。镜筒中常装有一根用毛发制成的指针，用以指示标本中的具体部位。

（2）物镜：安装在物镜转换器的下方，每个物镜由数片凸透镜组合而成。按放大倍数的不同可分为：低倍镜、高倍镜和油镜。低倍镜的放大倍数为 10 倍，其上刻有 10/0.25 等字样，其中 10 表示放大倍数，0.25 表示镜口率（NA），低倍镜观察的视野较宽。高倍镜的放大倍数为 40，其上刻有 40/0.65 和 160/0.17 等字样，其中 160 表示镜筒长度，0.17 表示盖玻片厚度为 0.17mm，高倍镜观察物体的范围较窄。油镜是放大倍数为 100 的物镜，使用时必须在玻片上滴加香柏油，以减少光的折射。显微镜的总放大倍数等于目镜和物镜放大倍数的乘积。

（3）反光镜：不带光源的显微镜才安装有反光镜，位于聚光器的下方，可向各个方向转动，有平、凹两面，光线较强时使用平面镜，反之使用凹面镜。

（4）聚光器：位于载物台通光孔下方，由一组透镜组成。可使光线聚集成束。其侧面有升降螺旋，上升时可使光线增强，下降时光线减弱。

（5）光圈：也称彩虹光圈或孔径光阑，位于聚光器下方，由一组金属薄片组成，其外侧有一小柄，转动小柄可使光圈扩大或缩小，以调节进光量。有的显微镜在光圈下方装有滤光片环，可放置不同颜色的滤光片。

**（二）普通光学显微镜的使用方法**

1. 低倍镜的使用方法

（1）准备：右手紧握镜臂、左手平托镜座，从镜盒中取出显微镜，轻放于座位左前方的实验台上，以离实验台边缘 3~6cm 处为宜。载物台向前，让目镜朝向观察者。

（2）调光：先转动粗调螺旋，将载物台略下降（或镜筒略升高），使物镜与载物台距离稍拉开。再旋转物镜转换器，使低倍镜头对准载物台上的通光孔，当镜头完全到位时，可听到轻微的"咔哒"声。然后打开光圈、上升聚光器，同时调节反光镜的角度，直到视野内的光线明亮均匀为止。

（3）放片：将要观察的标本片放在载物台上的卡槽内，有盖玻片的一面朝上，然后用标本推进器调节,使观察的标本位于通光孔的正中央。

(4)调焦和观察:从侧面注视低倍镜,同时用粗调螺旋使载物台缓慢上升(或镜筒下降),直到低倍镜镜头距玻片标本为 5mm 时,然后从目镜里观察视野,同时慢慢转动粗调螺旋,使载物台缓缓下降(或镜筒缓缓上升),直到基本看清标本物像,再轻轻转动细调螺旋,以得到清晰的物像。

2. 高倍镜的使用

(1)依照上述操作步骤,先用低倍镜找到物像。

(2)将要观察的部位移到视野中央,同时转动细调螺旋,使被观察的物像清晰。

(3)眼睛从侧面注视物镜,转动物镜转换器,使高倍镜镜头对准通光孔。

(4)眼睛从目镜内观察,适当调节亮度,同时微微调节细调螺旋,直到视野内的物像清晰。注意使用高倍镜时,不要随意转动粗调螺旋,以免载物台上升(或镜筒下降)幅度过大而损坏标本片或镜头。

有时,在低倍镜准焦情况下,直接换高倍镜时会发生高倍镜头与标本片碰撞;有时标本片转不过来,此时应将载物台下降或使镜筒升高,直接用高倍镜对焦。方法是从侧面注视物镜,调节粗调螺旋,使高倍镜头下降至与标本片最短距离,再观察目镜视野,慢慢调节细调螺旋,使镜头缓缓上升,直到物像清晰为止。

3. 油镜的使用 在观察细菌、原虫等体积微小的病原生物时,必须使用油镜头放大 1000 倍左右才能看到。但因油镜头孔径较小,进入的光线不足,加之光线穿过载玻片,进入油镜头前空气的折射作用,使光分散不能全部进入油镜头内,造成视野很暗,物像不清。如在载玻片上加上折光率与玻璃($n=1.52$)相近的香柏油($n=1.515$)后,就将玻片与油镜头连接起来,光线不折射全部进入油镜头内,便可获得足够的亮度和清晰的物像(图 2-2)。

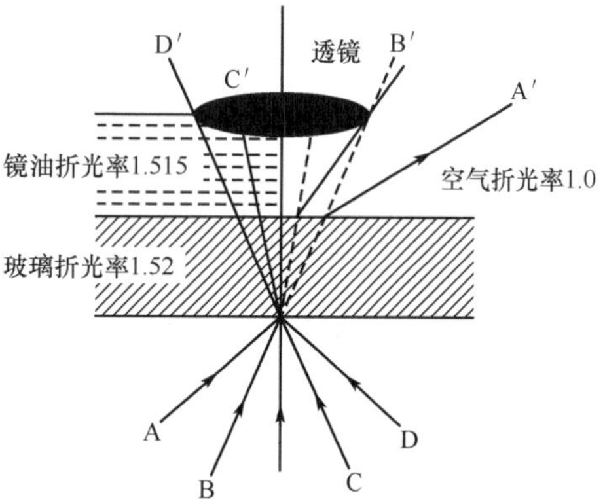

图 2-2 油镜原理示意图

(1)使用油镜时,应保持载物台水平,勿将镜臂弯曲倾斜,以免香柏油或菌液流淌外溢,影响观察并造成污染。

(2)用低倍镜或高倍镜找到所要观察的标本物像,并将需进一步放大观察的部位移至视野的正中央。

(3)调光:将聚光器升至最高,光圈完全打开,同时将反光镜调节到凹面并使光对准聚光器。

(4)滴油:转动物镜转换器,移开低倍镜或高倍镜,在欲观察标本的部位滴上一小滴香柏油,转换油镜。眼睛从侧面注视油镜头,轻轻转动粗调螺旋,使载物台缓慢上升(或镜筒缓慢下降),油镜头接触油滴后再稍稍使之浸入油滴中,达到几乎与标本片接触,注意勿用力过度,否则有压碎标本片和损坏油镜头的危险!

(5)调焦和观察:从目镜观察,慢慢转动粗调螺旋,使载物台缓慢下降(或镜筒缓缓上升),待看到模糊物像时转动细调螺旋,直至视野中物像清晰。观察标本时,两眼宜同时睁开,以减少眼睛疲劳,也便于边观察边绘图。调换镜下视野要遵循先由左向右,再由右向左;先由上至下,再由下至上,按顺序观察原则,避免疏漏。

4. 显微镜复原

(1) 使用完毕后,上升镜筒(或下降载物台),取下玻片标本。

(2) 油镜和标本片的擦拭:油镜使用后,应立即用擦镜纸拭去镜头上的香柏油,若油已干,可用擦镜纸蘸少许二甲苯擦拭,并用另一张干净的擦镜纸拭去残留的二甲苯,以防二甲苯使镜头脱胶落下。加封盖片的标本片用同样方法擦拭。无盖片的标本片,可用拉纸法擦油,即用一小块擦镜纸覆盖在标本片油滴上,再滴一滴二甲苯,平拉擦镜纸反复几次即可擦净,也可直接在二甲苯中把标本片上的油洗去。

(3) 将镜头转成"八"字形并降下物镜,下降聚光器,关闭光圈,对号放回箱内。

**(三) 显微镜使用的注意事项和维护**

1. 取显微镜时应一手握镜臂,另一手托镜座,切忌单手斜提,前后摆动,以免碰坏及零部件滑落。

2. 使用时小心爱护,不可随意拆卸或取出目镜,以防丢失、损坏或落入灰尘。

3. 使用前要检查,如发现缺损,或使用时损坏,应及时报告指导老师。

4. 显微镜应放置于离实验台边缘约 6cm 处,以免碰翻落地。课间离开座位时,应将倾斜关节复原,镜头转离通光孔位置。

5. 放置标本时,应将有盖片的一面向上,否则使用高倍镜或油镜时找不到物像,也易损坏玻片标本和镜头;带有液体的临时标本要加盖片,将载物台放置水平,以免液体流淌引起污染。

6. 要熟悉粗、细调螺旋转动方向,并能配合使用,调节焦距时,眼睛必须注视物镜头,以免压坏标本片和损坏镜头。

7. 使用显微镜时,应该养成正规操作的习惯,两眼睁开,两手并用,边观察、边记录和绘图等。

8. 要经常维护显微镜的清洁,机械部分如有灰尘、污物可用绸布擦净。光学和照明部分的镜面,只能用擦镜纸轻轻擦拭,切不可用手指、手帕和绸布等擦拭,以免磨损镜面。显微镜不得与强酸、强碱、乙醚、氯仿和乙醇等化学药品接触,如不慎污染,应立即擦拭干净。

9. 显微镜使用后,应升高镜筒,取下玻片标本,再下降镜筒,使每一个物镜都不对准通光孔,垂直反光镜,下降聚光器,复原倾斜关节,然后放回镜箱。

# 二、其他几种显微镜简介

**(一) 暗视野显微镜**

暗视野显微镜(darkfield microscope)的特点是在显微镜上安装一个特制的聚光器,即暗视野聚光器,此聚光器中央为一黑色遮光板,使反光镜反射过来的光线不能直接通向镜筒,从而视野背景变暗。这样,光线只能从聚光器周围边缘斜射到载玻片上的细菌等微粒上,由于散射作用而使菌体等发出亮光,再反射到物镜映入眼中。故在强光照射下,可在暗视野中看到发亮的菌体,正如我们在暗室内,能看到从缝隙漏入的阳光内有无数颗尘埃微粒跳跃飞舞一样。暗视野显微镜主要用于不染色标本的活体细菌、螺旋体等的形态与动力观察,尤以观察活螺旋体较用明视野观察效果更佳,缺点是不能观察内部微细结构。

**(二) 相差显微镜**

相差显微镜(phase contrast microscope)是一种将光线通过透明标本细节时所产生的

光程差(即相位差)转化为光强差的特种显微镜。

光线通过比较透明的标本时,光的波长(颜色)和振幅(亮度)都没有明显的变化。因此,用普通光学显微镜观察未经染色的标本(如活的细菌)时,其形态和内部结构往往难以分辨。用暗视野显微镜只能观察菌体表面的反射光线,虽然形状清晰可见,但不能观察内部的细微结构。由于细胞各部分的折射率和厚度的不同,光线通过这种标本时,直射光和衍射光的光程就会有差别。随着光程的增加或减少,加快或落后的光波的相位会发生改变(产生相位差)。人的肉眼感觉不到光的相位差,但相差显微镜能通过其特殊装置(环状光阑和带相板的物镜),利用光的衍射和干涉现象,将光的相位差转变为人眼可以察觉的振幅差(明暗差),从而使原来透明的物体表现出明显的明暗差异,对比度增强,使我们能比较清楚地观察到普通光学显微镜和暗视野显微镜下都看不到或看不清的活细胞及细胞内的某些细微结构。

### (三) 倒置显微镜

倒置显微镜(inverted microscope)的照明系统位于载物台之上,而物镜组则位于载物台之下,与普通显微镜正好相反,倒置由此得名。由于使用场合的特殊性,常配有长工作距的平场消色差物镜,以适应不同容器的安置(如培养皿、培养瓶、试管、烧杯和烧瓶等)。倒置显微镜一般均有相差显微镜的功能,按用途可分为生物倒置显微镜、金相倒置显微镜、偏光倒置显微镜、荧光倒置显微镜等。倒置显微镜主要用于细胞培养等的活体观察。

### (四) 荧光显微镜

荧光显微镜(fluorescence microscope)是利用一个高发光效率的点光源,经过滤色系统发出一定波长的光(如紫外光或紫蓝光)作为激发光,激发标本内的荧光物质发射出各种不同颜色的荧光后,再通过物镜和目镜的放大进行观察。这样在强烈的对衬背景下,即使荧光很微弱也易辨认,敏感性高,主要用于细胞结构和功能以及化学成分等的研究,是免疫荧光细胞化学的基本工具。

荧光显微镜的基本构造是由普通光学显微镜加上一些附件(如荧光光源、激发滤片、双色束分离器和阻断滤片等)组成。荧光光源一般采用超高压汞灯(50~200W),它可发出各种波长的光,但每种荧光物质都有一个产生最强荧光的激发光波长,需加用激发滤片(一般有紫外、紫色、蓝色和绿色激发滤片),仅使一定波长的激发光透过照射到标本上,而将其他光都吸收掉。每种物质被激发光照射后,在极短时间内发射出较照射波长更长的可见荧光。荧光具有专一性,一般都比激发光弱,为能观察到专一的荧光,在物镜后面需加阻断滤光片,一是吸收和阻挡激发光进入目镜以免干扰荧光和损伤眼睛;二是选择并让特异的荧光透过,表现出专一的荧光色彩,两种滤光片必须选择配合使用。荧光显微镜按其光路可分为透射式荧光显微镜和落射式荧光显微镜两种。

### (五) 电子显微镜

电子显微镜(electron microscope)是根据电子光学原理,用电子束和电子透镜代替光束和光学透镜,使物质的细微结构在非常高的放大倍数下成像的仪器。电子显微镜的分辨能力以它所能分辨的相邻两点的最小间距来表示,光学显微镜的分辨率一般仅为 $0.2\mu m$,电子显微镜分辨率一般为 $0.3nm$,最高可达 $0.07nm$。光学显微镜的最大放大率约为 2000 倍,而现代电子显微镜放大率超过 300 万倍。常见的电子显微镜有透射电子显微镜和扫描电子显微镜。前者可以观察细菌及病毒等病原生物的超微结构,观察的形象可以投射到荧光屏上显示,也可以照相拍摄,还用磷钨酸做负染色,或用金属喷涂投影,增加对比度,使图像具有立体感。后者是用电子束对物体表面进行扫描,可以更清楚地显露物体三维空间的立体形象,特别适于对细菌表面结构及附件的观察。

# 第二节 离 心 机

离心机常用于混合溶液的快速分离和沉淀(如分离血清、沉淀细菌或细胞等)。实验室常规配备普通离心机,如需要分离生物大分子(如蛋白质、核酸、糖类和脂质等)则还需配备低温高速离心机和超速离心机。这里仅介绍普通离心机。

## 一、离心机的构造与工作原理

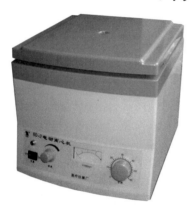

图 2-3　80-2 电动离心机

离心机主要由底座和容器室组成。底座内有电动机和转速调节器,后者可通过旋钮或手柄调节电阻值控制电动机转速;容器室内有转盘,它是固定在电动机上用于放置离心套管的装置,一般吊有 4～6 个金属环,离心时,可甩成水平(俗称水平离心机)。

离心机的工作原理是利用离心机转子高速旋转产生的强大的离心力,在离心力场的作用下,加速悬浮液中固体颗粒沉降或漂浮的速度,把样品中不同沉降系数和浮力密度的物质分开,从而将不同的物质分离(图 2-3)。

## 二、离心机的使用方法

1. 将离心机置于平稳坚固的台面上。

2. 离心物品用天平平衡,对称放置(包括离心管及套管)于离心机转盘内,并盖紧离心机容器室盖。

3. 离心前检查电源开关是否处于"关"位置,调速旋钮是否置于最低速度位置。

4. 接通电源后,将开关拨向"开"位置,再平稳移动调速旋钮,视转速表指示,调到所需转速位置。转速稳定后则开始计时。

5. 离心完毕,将调速器旋钮缓慢退回原位,再将开关拨向"关"位置。

## 三、注 意 事 项

1. 检查离心内、外套管应完整不漏,洗净离心管。待离心的物质装入离心管的量不应超过离心内套管体积的 2/3。

2. 将一对离心管(含内、外套管)放在天平上平衡,可调节离心管内容物的量,也可在内、外管间加水缓冲平衡。

3. 盖好离心机盖,打开电源开关,慢慢拨动变速旋钮(从 0 开始),使速度逐渐增加,待转速稳定后计时,离心结束后,一定先将变速旋钮慢慢拨到 0 位,再关电源;待离心机停止运转后,再打开离心机盖,取出离心管,禁止用手强行使离心机停止转动!

4. 用完后,将内外套管洗净,倒立放置,待其干燥。

5. 应定期(1年左右)检查整流子和电刷的磨损情况,磨损过度的应立即更换;电动机的轴承应定期加注润滑脂。

# 第三节 培 养 箱

培养箱是实验室最普遍使用的常规仪器之一,按其功用的不同有很多种类,病原生物学实验室常配备普通恒温培养箱、二氧化碳培养箱和厌氧培养箱。

## 一、恒温培养箱

恒温培养箱是病原生物学实验室不可缺少的设备,主要用于病原生物的人工培养及一些恒温实验。

### (一) 恒温培养箱的构造与工作原理

普通恒温培养箱可分为电热式和隔水式两种,主要由外壳、内胆及二者间的隔热材料、发热器和自动温控装置组成(图2-4)。

箱壳通常用石棉板或铁皮喷漆制成,隔水式培养箱内层为紫铜皮制的贮水夹层,电热式培养箱的夹层是用石棉或玻璃棉等绝热材料制成,以增强保温效果,培养箱顶部设有温度计,用温度控制器自动控制,使箱内温度恒定。隔水式培养箱采用电热管加热水的方式加温,电热式培养箱采用的是用电热丝直接加热,利用鼓风机使空气对流,使箱内温度均匀。箱壁正面有温度调节器和温度显示器。

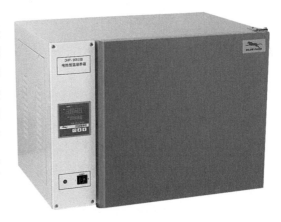

图 2-4 电热恒温培养箱 DHP—9052

当电源接通后,发热器产热使箱内温度升高,再通过自动温控装置使箱内温度恒定。普通培养箱的恒温范围是略高于室温至60℃。

### (二) 恒温培养箱的使用与维护

1. 箱内的培养物不宜放置过挤,以便于热空气对流,无论放入或取出物品应随手关门,以免温度波动。

2. 箱内不宜放置过冷或过热物品,以免影响箱内温度的调节。

3. 电热式培养箱应在箱内放一个盛水的容器,以保持一定的湿度,使用时应将风顶适当旋开,以利于调节箱内的温度。

4. 隔水式培养箱应注意先加水再通电,同时应经常检查水位,及时添加水。

5. 定期对箱内清洁消毒,可用甲醛熏蒸法,也可用3%甲酚皂溶液擦拭内壁。擦拭前应切断电源。

## 二、二氧化碳培养箱

二氧化碳($CO_2$)培养箱主要用于细胞、组织培养和某些特定菌株(奈瑟菌、布鲁菌等)的初次分离培养,常见于细胞动力学研究、哺乳动物细胞分泌物的收集、各种物理化学因素的致癌或毒理效应、抗原的研究和生产、培养杂交瘤细胞生产抗体、体外授精、干细胞、组织工程、药物筛选等研究领域。

### （一）$CO_2$ 培养箱的构造与工作原理

$CO_2$ 培养箱是在普通培养箱的基础上加以改进，其核心部分是温度控制装置、$CO_2$控制装置及湿度调节装置(图 2-5)。

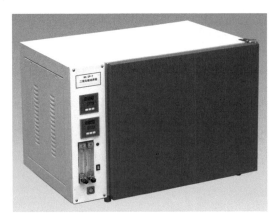

图 2-5　$CO_2$ 培养箱

$CO_2$ 培养箱通过在箱体内模拟形成一个类似细胞/组织在生物体内的生长环境，如稳定的温度(37℃)、稳定的$CO_2$水平(5%)、恒定的酸碱度(pH7.2～7.4)、较高的相对湿度(95%)，实现对细胞/组织的体外培养或特定菌株的初次分离培养。其与普通恒温培养箱的区别主要在于$CO_2$的控制，当空气进入箱内后，通过能产生潮湿的含水托盘，用$CO_2$调节装置将空气和$CO_2$按比例混合来调节$CO_2$张力。$CO_2$调节装置可以减少$CO_2$的消耗并且在打开培养箱门后能很好地控制和恢复$CO_2$的含量，能将气体由培养箱灌到样品小室内，空气在培养箱内循环流动，这样既能保证$CO_2$水平，又能使空气分布均匀。

### （二）$CO_2$ 培养箱的使用与维护

1. 使用方法和注意事项与普通恒温培养箱相似，相比之下增加了$CO_2$调节。
2. 一般温度控制范围为室温至50℃，湿度在 95% 以上，$CO_2$控制范围为 0～20%。
3. 由于$CO_2$箱内湿度较高，必须经常处理以避免霉菌处理生长。

# 三、厌氧培养箱

厌氧培养箱是一种在无氧环境条件下进行细菌培养及操作的专用装置。它能提供严格的厌氧状态、恒定的温度培养条件和具有一个系统化、科学化的工作区域，可培养最难生长的厌氧生物，又能避免厌氧生物在大气中操作时接触氧而死亡的危险性。很多型号的厌氧培养箱兼具 $CO_2$ 培养箱的功能(表 2-1)。

### （一）厌氧培养箱的构造与工作原理

厌氧培养箱主要是利用密封、抽气、换气及化学除氧方法造成厌氧状态，有利于厌氧菌的生长繁殖。厌氧培养箱装有真空表、真空泵气阀、温度控制器、总电源指示灯、六个培养罐气阀。箱内装有远红外线加热器、需氧培养槽以及六个培养罐体。此外还需要高效干燥剂(分子筛 3A)、105 型脱氧催化剂(钯粒)、厌氧环境指示剂(亚甲蓝溶液)、$CO_2$环境指示剂(溴麝香草酚蓝)。厌氧菌培养所用气体纯度需达 99.99% 以上。

表 2-1　厌氧培养箱气体分配率(%)

| 类别 | $N_2$ | $H_2$ | $CO_2$ |
|---|---|---|---|
| 厌氧菌气体 | 80 | 10 | 10 |
| 微需氧菌气体 | 80 | 15 | 5 |
| 需 $CO_2$ 菌气体 | 10 | 普通大气 | 90 |

### （二）厌氧培养箱的使用方法

1. 首先将所有气阀全部关闭。开启真空泵阀，再开启 A 罐体阀，将 A 罐体门敞开。

2. 迅速将已接种细菌的培养基放入罐内，同时将 105 型脱氧催化剂约 50g 与高效干燥剂分子筛 3A 约 15g 混合后放入 2 只不加盖玻璃皿内，而后放入 A 罐内。

3. 将预先备好的厌氧环境指示剂放入罐门真空玻璃前（以利于观察颜色变化），迅速关闭罐门、扭紧。

4. 开动真空泵，当真空达到 700mmHg 时，将泵阀门关闭后，再关停真空泵电源。

5. 开启输气总阀（即输 $N_2$、$H_2$、$CO_2$），开启气体盘铜阀（$N_2$ 阀），用 $N_2$ 冲洗罐床及管路，轻轻开启 $N_2$ 瓶阀及减压器阀。

6. 当真空表针由 700mmHg 回复到 0 位时，关闭 $N_2$ 铜阀，再开启真空泵阀，按上述操作重复一次，以除去残余氧气。

7. 再按步骤 4、5 操作，按需要比例通入 $N_2$、$H_2$、$CO_2$。

8. 真空表指针回到零位时，即将铜瓶阀门关闭，再次检查，所有气阀需一律关闭。

9. 在已放有接种之培养基的罐门上，挂一标牌，注明放物日期，并在化验单上也注明罐体号。

### （三）注意事项

1. 注意保持干燥剂、脱氧剂、厌氧环境指示剂、$CO_2$ 环境指示剂的有效性。
2. 经常注意气路有无漏气现象。调换气瓶时，注意要扎紧气管，避免流入含氧气体。

## 第四节　电热恒温干燥箱

电热恒温干燥箱又名电热鼓风干燥箱、烤箱，是实验室的常用设备，在病原生物实验中主要用于耐高温而且需要干燥的物品如玻璃器材、金属器械（手术器械及针头例外）的灭菌，即干热灭菌法。

# 一、电热恒温干燥箱的构造与工作原理

电热恒温干燥箱的基本构造由箱体（经防锈处理冷扎喷漆的外壳钢板、不锈钢内胆、外壳与内胆之间填充的玻璃棉或其他隔热材料）、加热器（镍铬合金电热丝）、湿度控制装置和鼓风机组成（图 2-6）。

电热恒温干燥箱的工作范围一般在50～300℃，可以根据需要选择适宜的工作温度。高温可以使物品水分蒸发，加之鼓风机的鼓风作用能使箱内气体流动增快，提高水分蒸发的速度，故可以用来烤干物品。高温可使微生物细胞内的蛋白质凝固变性从而达到灭菌的目的，故可用于物品的干热灭菌。

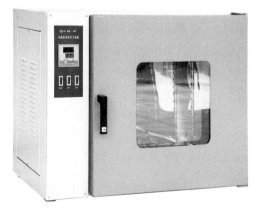

图 2-6　电热恒温干燥箱

## 二、电热恒温干燥箱的使用方法

1. 待灭菌物品充分干燥,包装包好,将其置烤箱内,闭门通电。

2. 开启两组电热开关,再将控制仪表的按键设置为所需要的温度即可。指示灯亮,同时可开启鼓风机开关,使鼓风机工作。

3. 当温度升到所需温度时,指示灯灭。刚开始恒温时可能会出现温度继续上升,此乃余热影响,此现象30min左右会趋于稳定。在恒温过程中,借助箱内控温器自动控温,不用人工管理。温度上升至160～180℃后,保持2h即可达到灭菌效果。

4. 恒温时可关闭一组加热开关,只留一组电热器工作,以免功率过大,影响恒温的灵敏度。

## 三、注 意 事 项

1. 电热恒温干燥箱应放置在室内干燥及水平处。

2. 待灭菌物品必须充分干燥,否则耗电过多,灭菌时间长,且玻璃器材有破裂的危险。

3. 干热灭菌时,温度不能超过180℃,否则棉花及纸将被烤焦。

4. 箱内物品放置不宜过紧,否则灭菌效果下降,且易引起危险。

5. 灭菌后必须等箱内温度下降至与外界温差不多时,方可打开箱门。否则冷空气突然进入,玻璃器材极易破裂,且有引起纸和棉花起火的危险;箱内的热空气溢出,易导致操作者皮肤灼伤。

## 第五节  高压蒸汽灭菌器

高压蒸汽灭菌法是一种最有效的灭菌方法,常用于一般培养基、生理盐水、手术器械和敷料等耐高温、耐高湿物品的灭菌。该法使用的设备为高压蒸汽灭菌器,是生物安全实验室必不可少的设备,有立式、卧式和手提式之分,下面介绍手提式高压蒸汽灭菌器。

## 一、高压蒸汽灭菌器的构造与工作原理

高压蒸汽灭菌器主要由双层金属圆桶构成的内外锅和金属厚盖组成。外锅坚固厚实,用于盛水,底部有电热管,加热后可产生蒸汽。内锅用于放置待灭菌物品。外锅桶口嵌有耐热的密封圈,外壁附有螺杆和螺帽,其上方有金属厚盖,盖旁有螺丝口,借以扣紧厚盖,使蒸汽不能外溢。厚盖上装有排气阀和安全阀以调节灭菌器内蒸汽压力,有温度计及压力表以表示内部温度和压力(图2-7)。

加热后,水煮沸产生蒸汽,因蒸汽密闭不能外溢,故而蒸汽压力逐渐升高,温度也随之相应地升高,从而达到使待灭菌物品灭菌的效果。最常用的灭菌温度为121.3℃,维持15～20min。高压蒸汽灭菌法可以杀灭包括细菌芽孢在内的一切微生物。

## 二、高压蒸汽灭菌器的使用方法

1. 在外锅内加水至规定水平面,在内锅内放入待灭菌物品,将盖上的排气管插入内锅

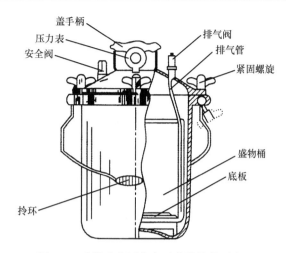

图 2-7　手提式高压蒸汽灭菌器结构示意图

的排气槽内,盖上锅盖,把锅盖按对称的螺旋先后对称用力(切忌单个依次)拧紧,使锅盖均匀密闭。

2. 接通电源加热,使锅内产生蒸汽,当压力表达到 5 磅/平方英寸(0.35kg/cm² 或 34.5kPa)时,打开排气阀门,使锅内冷空气排出,待压力表回复为"0",有大量蒸汽连续逸出并发出哨音时,即可认为锅内冷空气完全排尽,关闭排气阀门。

3. 继续加热,待锅内压力渐渐升至所需压力(一般是 103.4kPa,即 15 磅/平方英寸或 1.05kg/cm²,温度为 121.3℃)时即开始计时,并调节热源,保持压力和温度(注意压力不要过大,以免发生意外),维持 15~30min。

4. 灭菌时间到达后,停止加热,让器内温度自然下降,当压力表指针显示"0"时,慢慢打开排气阀以排尽余气,方可打开锅盖,取出灭菌物品。

# 三、注　意　事　项

1. 检查排气活塞及安全阀门,特别是压力表的性能是否正常,以免发生危险。

2. 待灭菌物品不应放置过密,妨碍蒸汽流通,影响灭菌效果。

3. 灭菌开始时,必须将器内冷空气完全排出,否则压力表上所示压力并非全部是蒸汽压力,器内温度不够,灭菌将不彻底。

4. 灭菌过程中及灭菌完毕,切不可突然打开排气阀门放汽减压,以免瓶内液体因压力突然减小而冲出或外溢。

5. 为了确保灭菌效果,应定期检查器内压力与温度是否相符。可将硫黄粉末或安息香酸(熔点分别为 115℃、120℃)装于试管内,然后进行灭菌试验。如上述物质熔化,则说明高压蒸汽灭菌器内的温度已达要求,灭菌的效果是可靠的。目前常用的方法是将检测灭菌效果的胶纸(其上有温度敏感指示剂)贴于待灭菌的物品外包装上,发现胶纸上指示剂变色,亦说明灭菌效果是可靠的。

6. 现在的微电脑自动控制的高压蒸汽灭菌器,只需放去冷气后,仪器即可自动恒压定时,时间一到自动切断电源并鸣笛,使用起来很方便。

# 第六节　菌落计数器

菌落计数器是适用于对微生物的菌落计数和计算、抗生素的抗菌性测试和菌种筛选的仪器,按其配置的不同可分为手动、半自动和全自动菌落计数器。下面介绍传统的手动菌落计数器。

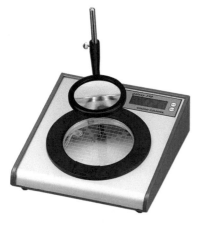

图2-8　菌落计数器

## 一、菌落计数器的结构与工作原理

菌落计数器主要由一块刻有144个面积为$1cm^2$的正方形小格的玻璃计数板和放大镜组成(图2-8)。

全平板菌落形成单位(colony-forming units,cfu)＝菌落数/$cm^2$×平板面积

1ml标本中活菌数＝全平板cfu×标本稀释倍数

## 二、菌落计数器的使用方法与注意事项

1. 将待测样品进行适当稀释后,使微生物尽可能分散成单个细胞,取一定量的稀释液涂布到平板上,经过培养,使每个单细胞生长繁殖而形成肉眼可见的菌落。

2. 将长有菌落的平板平放在菌落计数器上。

3. 根据平板直径,算出平板面积。

4. 按照原理中的公式,计算出标本中的活菌数。

5. 按照细菌计数检验规程规定,一只培养皿中细菌生长数超过300个时,应将检验样品稀释重作,以保证计数的准确性。因此一般的菌落计数器仪器显示计为三位数。

半自动、全自动菌落计数器与手动计数器的区别主要体现在配置越来越高,功能越来越全;计数的速度越来越快,准确性也越来越精准。具体表面在成像、图像处理功能、统计功能、测量功能、抑菌圈自动测量、数据库的处理等方面。使用者可以根据自己的计数侧重点进行选择。

# 第七节　超净工作台

超净工作台(简称超净台)是为实验室工作提供无菌操作环境的设施,以保护实验免受外部环境的影响,同时在一定程度上保护操作者及外部环境。因其设计主要针对试验品或产品,故只适用于生物安全水平一级和二级的微生物试验品或产品。

## 一、超净工作台的构造与工作原理

简单地说,超净工作台就是在一般工作台上加装防护装置,主要包括:工作装置(操作台、照明灯)、密闭透明防护罩、杀菌装置(紫外灯)、无菌风装置(鼓风机、空气过滤系统)。

超净工作台的工作原理是通过提前的紫外灯杀菌,以及操作过程中吹过工作区域的垂直或水平的无尘无菌层流空气,防止试验品或产品受到工作区域外粉尘或细菌的污染。

超净工作台按气流方向的不同可分为直流式、侧流式和外流式。从操作质量和对环境的影响来考虑，以直流式较优越。由供气滤板提供的洁净空气以一个特定的速度下降通过操作区，大约在操作区的中间分开，由前端空气吸入孔和后吸气窗吸走，在操作区下部前后方吸入的空气混合在一起，并由鼓风机泵入后正压区，在机器的上部，30%的气体通过排气滤板从顶部排出，大约70%的气体通过供气滤板重新进入操作区。为补充排气口排出的空气，同体积的空气通过操作口从房间空气中得到补充。这些空气绝对不会进入操作区，只是形成一个空气屏障。

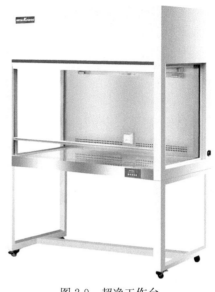

图 2-9 超净工作台

国产超净工作台许多只有供气滤板，过滤空气进入操作区形成一定正压，空气从设置的排气孔和操作口排出进入环境空气中，这种空气流动方式对周围环境和操作者都没有保护作用(图 2-9)。

## 二、超净工作台的使用方法

1. 在无菌操作前，先打开紫外灯，持续 30min，处理净化工作区空气及表面积累的微生物。

2. 关闭紫外灯，启动鼓风机，持续 10～20min，清除尘粒。

3. 于工作区进行操作，最好在操作区的中心位置进行。在设计上，这是一个较安全的区域。

4. 操作完毕，清除工作台内的所有器材，清洁剂清洗台面，打开紫外灯并维持空气循环 10min，然后关闭电源，并放下防尘帘。

## 三、注 意 事 项

1. 超净工作台应放置在清洁无尘房间，尘土过多易使滤器阻塞，降低净化作用。

2. 使用过程中，一旦气流变弱，如酒精灯火焰不动，说明滤器已经阻塞，应及时更新。为延长滤器使用寿命，可用 5～8 层纱布粘盖在第一级滤口外面，以阻挡较大尘埃。

3. 操作过程中，超净台内不要放太多物品，以免阻挡气流，降低滤菌效果。若确需大量器材，应尽可能放置于工作台的后面，这样可减少对气流的干扰。

4. 不可在紫外灯照射下工作，以免灼伤皮肤和眼睛。

5. 切勿在超净台内同时处理两种培养液，以免交叉污染。

6. 久置未用或新购置的超净台除用紫外灯等照射外，最好能进行熏蒸处理，然后在机器处于工作状态时在操作区的四角及中心位置各放一个打开的营养琼脂平板，2h 后盖上盖并置 37℃培养箱中培养 24h，计算菌落数。平均每个平皿菌落数必须少于 0.5 个才符合无菌操作要求。

7. 在进行操作前应对实验材料有一个初步的认识，同时了解自己所使用的设备的性能及安全等级。严格执行实验室安全规程。特定病原在任何超净工作台中的使用必须进行安全性评估。如果实验材料会对周围环境造成污染，就应避免在无排气过滤装置的超净工作台内使用，因为在流动空气中操作与散毒无异。

# 第八节 生物安全柜

生物安全柜(biological safety cabinet,BSC)为操作原代培养物、菌毒株以及诊断性标本等具有感染性的实验材料时，用以保护操作者本人、实验材料和实验室环境，避免操作过程中可能产生的感染性气溶胶和溅出物污染负压过滤排风柜，是Ⅱ级以上生物安全实验室的必备设备。生物安全柜分为Ⅰ级、Ⅱ级、Ⅲ级三种类型，根据实验室要求配置相应级别的生物安全柜。

## 一、生物安全柜的构造与工作原理

生物安全柜由带有工作台的特制金属柜、过滤装置、排风装置、照明系统等组成。这些装置根据生物安全柜的级别不同而异。

Ⅰ级生物安全柜可保护工作人员和环境而不保护样品，目前已较少使用。其气流原理和实验室通风橱基本相同，不同之处在于排气口安装有 HEPA 过滤器，将外排气流过滤，进而防止微生物气溶胶扩散造成污染。HEPA 为高效空气粒子过滤器，可以捕捉 99.97% 的直径在 $0.3\mu m$ 的粒子，对于大于 $0.3\mu m$ 的粒子其捕捉率可达 99.9%，这就使已知的感染因子均被有效地捕获，保证排出的气体中不含微生物。

Ⅱ级生物安全柜是目前应用最广泛的柜型。与Ⅰ级生物安全柜的区别是，进入空气也需经过 HEPA 过滤器，保证覆盖在台面上的空气是无菌的，不仅提供个人防护，还保护样品不受污染。

Ⅲ级生物安全柜中整个环境是完全密闭的，进入空气经 HEPA 过滤器，排出的气体经 2 层 HEPA 过滤。

生物安全柜的作用是有效地降低实验室获得性感染的机会，减少人与样品或样品之间交叉污染的机会，保护操作人员、保护实验室周围环境的生物安全，也保护操作过程不受污染。

## 二、使用注意事项

1. 生物安全柜的选择　被分类为生物安全水平Ⅰ级和Ⅱ级的微生物试验品或产品不会产生气溶胶，可在开放的实验台面(或超净工作台)开展工作；对于一些可能涉及或者产生有害生物物质的操作过程都应该在生物安全柜内进行，在这些条件下最好使用Ⅱ级的生物安全柜；Ⅱ级生物安全水平的试验品或产品是可以通过液体传播，操作人员必须对污染的锐器要特别注意，在使用时也需要每天清理工作台面；在Ⅲ级生物安全水平的生物实验室中，所有与传染源操作有关的步骤，都在Ⅱ级或Ⅲ级生物安全柜中进行，并由穿戴合适防护服的实验人员进行；对于Ⅳ级生物安全水平，所有工作应限制在Ⅲ级生物安全柜中，假若在Ⅱ级生物安全柜中进行，必须使用装备生命保障系统的一体正压防护服；值得注意的是，当出现新型不明微生物时，也必须在Ⅳ级生物安全防护实验室中进行，待有充分数据后再决定此种微生物或毒素应在Ⅳ级还是在较低级别的实验室中进行。

2. 生物安全柜的安放　从生物安全柜的开口注入柜内的气流速度约为 0.45m/s,这一单向流的风速,很容易受到安全柜附近人员的走动、开窗、送风配风器、门的开关干扰。理想的布置,应放在远离活动及可能有干扰气流的地方,尽量在安全柜的后侧及两侧留下 30cm 的空间,便于维护作业。柜子上方留下 30～35cm 的高度,以便对排风过滤器的风速进行精确测量,并为排风过滤器的更换留下足够空间。安全柜前的玻璃观察窗不得在安全柜使用状态时打开。

3. 操作人员　使用生物安全柜时,操作人员手臂的伸入或取出应缓慢,并垂直于前端开口处,从而保证安全柜前端气流的完整性。手或胳膊伸入柜中 1min 后开始操作,以便安全柜对手或胳膊表面的空气进行净化处理。实验所需器材应一次性放入安全柜,以便操作手不会因手臂来回进出柜子,干扰气流。柜内所有的操作要在工作面的中部或后部进行,并能通过玻璃观察窗看到。

4. 仪器材料的放置　柜内的仪器和材料必须保持在最低数量,摆放物品不要阻塞后面气口处的空气流通。物品放入生物安全柜前,表面要用 70% 乙醇消毒。实验材料尽量放在柜的后面,实验器材应按从清洁到污染的顺序摆放。

5. 操作与维持　安全柜的风扇在工作前和工作完成后要再各运行 5min,以完全净化柜内空气。大多数生物安全柜的设计为 1 天 24h 开机,连续开机有利于控制实验室灰尘和粒子。一天中若有数个操作过程,建议间隙期不要中断运行;实验开始前 5min 应启动生物安全柜,以净化局部空气。

6. 酒精灯和紫外灯　生物安全柜内近似无菌的环境,应避免使用酒精灯和紫外线的照射,酒精灯可干扰气流运行,还有易燃易爆的危险。必要时可用一次性接种环代替。

7. 清洁和消毒　一天工作结束时,用含氯石灰(漂白粉)或 70% 乙醇等消毒剂擦拭工作台表面的各个内壁面及玻璃内面;若使用含氯石灰这种有腐蚀性的消毒剂,则要用灭菌水进行二次擦拭。建议工作柜在清洁、消毒时处在工作状态,以便在安全柜关闭前将其中的气体清除掉。生物安全柜内的所有物品,包括设备,都应在工作前后进行表面的去污处理和消毒。

# 第九节　微量移液器

微量移液器(micropipette)简称移液器,也称加样器,主要用于微量液体的精确取样和转移,是生物、医学、化学等领域相关实验的必备工具。

## 一、微量移液器的构造与工作原理

微量移液器的种类很多,按刻度的可调节性分为固定式和可调式移液器;按调节刻度的方式可分为手动式和电动式移液器;按能够同时安装的吸头数量可分为单通道和多通道移液器。此外,还有特殊用途的移液器,如全消毒移液器、大容量移液器、瓶口分液器、连续注射移液器等。

微量移液器由移液器和可更换的移液器吸头(micropipette tip)组成,一般有 1000～5000$\mu l$、100～1000$\mu l$、10～200$\mu l$、1～20$\mu l$、0.1～2$\mu l$ 等多种规格。移液器的工作原理是通过按动芯轴排出空气,将前端安装的吸头置入液体试剂中,然后放松对芯轴的按压,靠内置弹簧机械力,芯轴复原形成负压,将液体吸入吸头内(图 2-10)。

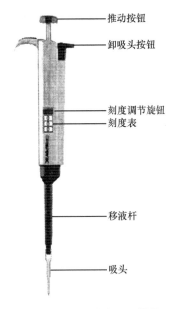

推动按钮

卸吸头按钮

刻度调节旋钮
刻度表

移液杆

吸头

图 2-10　微量移液器的结构
示意图

## 二、微量移液器的使用与维护

1. 选择量程合适的移液器　不同型号的移液器,各有其吸取体积范围,依据取用溶液体积取用适当的微量移液器。

2. 设定移液量　由低旋转至高值,须先超越所欲设定值至少 1/3 转后,再反转至设定值;由高旋转至低值,则直接转至设定值即可。请勿将体积调整圈转到超过最低或最高的使用范围。

3. 安装移液器吸头　选择合适吸头,从吸头盒中用移液器前端插取吸头,使吸头套紧。如要求无菌操作时,吸头及盒子需作灭菌处理,注意取吸头时不要触吸头尖部,取后将盒子盖严。也可用灭菌的镊子夹取吸头套入移液器前端。

4. 吸取液体　垂直握持移液器,缓慢均匀按压移液器按钮至第一阻力,将吸头浸入液体内,注意浸入液体的深度视型号而定,一般以插入液体中 1~4mm 为宜,若插入过深,易导致外壁黏附过多液体。然后缓慢匀速地松开按钮,液体被慢慢吸入,注意不要有气泡,当按钮回复至原始位置时,将吸头提离液面。

5. 释放液体　将吸头尖部贴在容器内壁,约成 15°~20° 倾角,平稳地将按钮压至第一阻力,停 1~2s,继续按动按钮压至第二阻力以排出剩余液体。压住按钮,同时提起移液器,使吸头贴容器壁擦过,吸头离开容器内壁,松开按钮回复至原始位置。按吸头弹射器除去吸头,或用手摘除。注意若吸取不同液体,需更换吸头。操作结束后应将移液器挂在移液器架上,不可平放带有残余液体吸头的移液器,否则溶液倒流进入移液杆,污染移液器。

# 第十节　电泳设备

## 一、电泳技术的基本原理与分类

电泳(electrophoresis)是指带电粒子在电场作用下向电性相反的方向迁移的现象。许多分子(如蛋白质、核酸等)都有可电离的基团,在溶液中能电离形成正、负离子,又由于不同物质的带电性质、颗粒形状和分子大小的差异,因而在一定的电场中它们的移动方向和移动速度也不同,有可能使它们得到分离。利用这一现象对某些化学或生物化学物质进行分离分析的技术即电泳技术,电泳技术是分子生物学研究不可缺少的重要分析手段,电泳仪正是基于上述原理设计的。

电泳一般分为自由界面电泳和区带电泳两大类,自由界面电泳不需支持物,如等电聚焦电泳、等速电泳、密度梯度电泳及显微电泳等,这类电泳目前已很少使用。而区带电泳则需用各种类型的物质作为支持物,常用的支持物有滤纸、醋酸纤维薄膜、非凝胶性支持物、凝胶性支持物及硅胶-G 薄层等,分子生物学领域中最常用的是琼脂糖凝胶电泳。

## 二、电泳设备的构造

通常所说的电泳设备可分为主要设备(分离系统)和辅助设备(检测系统)。主要设备指电泳仪电源、电泳槽,辅助设备指恒温循环冷却装置、伏时积分器、凝胶烘干器等,有的还有分析检测装置。

电泳仪的种类很多,按形式可分为垂直型和水平型;按分析对象可分为蛋白质分析用、核酸分析用和细胞分析用;按功能可分为制备型、分析型、转移型、浓缩型;按自动化程度可分为半自动和全自动型等。

### (一) 电源

电泳电源是建立电泳电场的装置,它通常为稳定(输出电压、输出电流或输出功率)的直流电源,而且要求能方便地控制电泳过程中所需电压、电流或功率(图 2-11)。

### (二) 电泳槽

电泳槽是样品分离或测定的场所,是电泳分析系统的核心部分。一般由电极、缓冲液槽、电泳介质支架和透明绝缘盖组成等。根据其形状和电泳方向可分为垂直式和水平式、开放式和封闭式。电泳槽的基本结构相似,在其两侧装有铂金电极,经隔离导线与电源相连。缓冲液槽是盛装缓冲液的部分,共有两个,中间搭桥与电泳支持介质相连接。电泳槽盖常用透明绝缘材料制成,既绝缘又可防止缓冲液蒸发(图 2-12)。

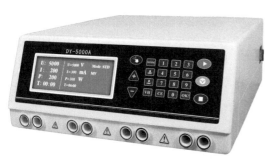
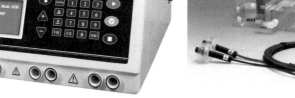

图 2-11　电泳仪电源　　　　　　　　图 2-12　电泳槽

### (三) 辅助设备

恒温循环冷却装置主要用于冷却凝胶温度,是电泳仪的主要辅助设备。电泳凝胶板图谱分析设备主要有双光观察照相仪、紫外透射反射仪、手提紫外反射仪、照相设备、凝胶成像系统、扫描设备等。

## 三、电泳仪的使用方法

1. 电泳槽中加入适量电泳缓冲液,浸没铂电极。

2. 制备电泳介质(如琼脂凝胶),加入测试样品,放于电泳槽支架上,用滤纸或湿纱布搭好盐桥,使左右两槽通过盐桥与电泳介质相连通。

3. 按颜色(红色正极、黑色负极)接好电泳槽与电泳仪的连接导线,接通电源线,开启电源开关,调整电源装置的输出控制旋钮,按要求设定好电压、电流和电泳时间。

4. 电泳完毕后,关闭电源,拆除盐桥,取出电泳样品,盖好盖子,以备下次使用,如长期不用,应将缓冲液倒干净。

# 四、注 意 事 项

1. 电泳仪通电进入工作状态后,禁止人体接触电极、电泳物及其他可能带电部分,也不能到电泳槽内取放物品,如需要应先断电,以免触电。同时要求仪器必须有良好接地端,以防漏电。

2. 仪器通电后,不要临时增加或拔出输出导线插头,以防短路现象发生,虽然仪器内部附设有保险丝,但短路现象仍有可能导致仪器损坏。

3. 由于不同介质支持物的电阻值不同,电泳时所通过的电流量也不同,其泳动速度及泳至终点所需时间也不同,故不同介质支持物的电泳不要同时在同一电泳仪上进行。

4. 在总电流不超过仪器额定电流时,可以多槽并联使用,但要注意不能超载,否则容易影响仪器寿命。

5. 电泳过程中发现异常现象(如较大噪声、放电或异常气味),须立即切断电源,进行检修,以免发生意外事故。

# 第十一节　分光光度计

物质对光(对光的波长)的吸收具有选择性,不同的物质都有各自的吸收光谱,当光色散后的光谱通过某一溶液时,其中某些波长的光线就会被溶液吸收。在一定的波长下,溶液中物质的浓度与光能量减弱的程度有一定的比例关系,即符合于比色原理——朗伯-比尔定律。

$$T=I/I_0 \qquad \mathrm{Log}I_0/I=KCL \qquad A=KCL$$

其中 $T$ 为透光率,$I_0$ 为入射光强度,$I$ 为透射光强度,$A$ 为吸光度,$K$ 为吸收系数,$L$ 为溶液的光径长度,$C$ 为溶液的浓度。从公式可以看出,当入射光、吸收系数和溶液的光径长度不变时,透光率是根据溶液的浓度而变化的。

分光光度计就是利用分光装置,将光源产生的连续光谱分成各种单色光,然后用单色光去照射待测样品,研究样品对不同波长吸收强弱的一种仪器。具有灵敏、快速、操作简单和选择性强等优点。

分光光度计有许多种类,按使用波长范围可将其分为紫外-可见光分光光度计(190～800nm)、可见光分光光度计(360～800nm)和紫外-可见-近红外分光光度计(190～3000nm)等。下面介绍 721 型分光光度计。

# 一、721 型分光光度计的构造与工作原理

仪器的组成部件包括:光源(12W、15W 的钨丝灯)、聚光镜和反射镜、单色光器(包括狭缝部件、准直镜部件、棱镜及其转动部件)、比色皿座架部件及光门部件、光电管暗盒、稳压装置。各部件全部装成一体。

从光源发出的光,经单色器色散后变为单色光,此单色光透过比色皿中的比色液,照射到光电管上。光电管将这一随溶液浓度不同而变化的光信号转换成电信号,再经电子放大后,由微安表显示测试结果(图 2-13)。

# 二、721 型分光光度计的使用与维护

1. 仪器未接通电源时,电表指针必须位于零刻度,否则要先进行机械调零。

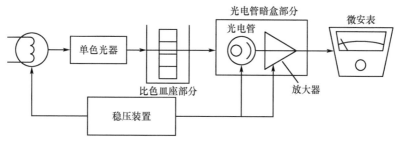

图 2-13 721 型分光光度计工作原理示意图

2. 开启电源,指示灯亮,打开比色皿暗箱盖,预热 20min。

3. 用波长选择旋钮和灵敏度旋钮分别选择所需的单色光波长和灵敏挡。

4. 放入比色皿,旋转零位旋钮调 0,将比色皿暗箱盖合上,推进比色皿拉杆,使参比比色皿处于蒸馏水校正位置,使光电管受光,旋转透光率调节旋钮,使微安表指针准确处于 100%。

5. 放大器灵敏度选择有五挡,是逐步增加的,"1"灵敏度最低,其选择原则是保证能使空白挡良好调到"100"的情况下,尽可能采用灵敏度较低挡,这样仪器有更高的稳定性。所以使用时一般置"1"挡,灵敏度不够时再逐渐升高,但改变灵敏度后须重新校正"0"和"100%"。

6. 预热后,重新调整"0"和"100%",仪器即可以进行测定工作。

7. 将待测溶液的比色皿放入光路,在表上读取数据。

8. 测量完毕,关闭电源,拔下插头,清洁仪器,倒掉废液,以备下次使用。

# 三、注 意 事 项

1. 比色皿每次使用完毕后,应立即用蒸馏水洗净,用细软而易吸水的布或镜头纸揩干,存入比色皿盒内。在日常使用中应注意保护比色皿的透光面,使其不受损坏或产生划痕,以免影响透光率。

2. 如果大幅度改变测试波长时,在调整"0"和"100%"后稍等片刻(钨灯在急剧改变亮度后需要一段热平衡时间),当指针稳定后重新调整"0"和"100%"即可工作。

3. 连续使用仪器的时间不应超过 2h,最好是间歇 30min 后,再继续使用。

4. 仪器不能受潮。在日常使用中,应经常注意单色器上的防潮硅胶(在仪器的底部)是否变色,如硅胶的颜色已变红,应立即取出烘干或更换。

5. 在托运或移动仪器时,应注意小心轻放。

# 第十二节 酶 标 仪

酶联免疫吸附试验(enzyme linked immunosorbent assay,ELISA)具有灵敏度高、特异性强、标本用量少和检测费用低等优点,已成为各级实验室的常规检测及研究方法。酶标仪即酶联免疫检测仪(ELISA reader),是 ELISA 的专用仪器。

## 一、酶标仪的工作原理

酶标仪实际上就是一台变相的专用光电比色计或分光光度计,其基本工作原理与主要结构和光电比色计基本相同。其核心是一个比色计，即用比色法来分析抗原或抗体的含量。当光通过被检测物，前后的能量差异即是被检测物吸收掉的能量，特定波长下，同一种被检测物的浓度与被吸收的能量成定量关系。

酶标仪的检测单位用 OD 值表示，OD 是 optical density（光密度）的缩写，表示被检测物吸收掉的光密度，$OD = \log(1/trans)$，其中 trans 为检测物的透光值。根据 Bouger-amber T-beer 法则，OD 值与光强度成下述关系：$E = OD = \log I_o/I$，其中 $E$ 表示被吸收的光密度，$I_o$ 为在检测物之前的光强度，$I$ 为从被检测物出来的光强度。OD 值由下述公式计算：$E = OD = C \times D \times E$，其中 $C$ 为检测物的浓度，$D$ 为检测物的厚度，$E$ 为摩尔因子。

酶标仪测定每一种物质都有其特定的波长，在此波长下，此物质能够吸收最多的光能量。如果选择其他的波长段，就会造成检测结果的不准确。因此，在测定检测物时，我们选择特定的波长进行检测，称为测量波长。但是每一种物质对光能量还存在一定的非特异性吸收，为了消除这种非特异性吸收，我们再选取一个参照波长，以消除这个不准确性。在参照波长下，检测物光的吸收最小。检测波长和参照波长的吸光值之差可以消除非特异性吸收。

# 二、酶标仪的种类

酶标仪可分为单通道和多通道两种类型，单通道又有自动和手动两种之分。自动型的仪器有 X、Y 方向的机械驱动机构，可将微孔板上的小孔一个个依次送入光束下面测试，手动型则靠手工移动微孔板来进行测量。

在单通道酶标仪的基础上又发展了多通道酶标仪，此类酶标仪一般都是自动化型的。它设有多个光束和多个光电检测器，如：12 个通道的仪器设有 12 条光束或 12 个光源、12 个检测器和 12 个放大器，在 X 方向的机械驱动装置的作用下，样品 12 个为一排被检测。多通道酶标仪的检测速度快，但其结构较复杂价格也较高。

# 三、酶标仪使用注意事项

## （一）工作环境

酶标仪是一种精密的光学仪器，良好的工作环境能确保其准确性和稳定性，还能够延长其使用寿命。仪器应放置在无磁场和干扰电压的位置和低于 40 分贝的环境下；为延缓光学部件的老化，应避免阳光直射；操作时环境温度应在 15～40℃，环境湿度在 15％～85％；操作电压应保持稳定；操作环境空气清洁，避免水和烟尘；保持干燥、干净、水平的工作台面，以及足够的操作空间。

## （二）操作注意事项

1. 使用加液器加液，加液头不能混用。

2. 洗板要洗干净。如果条件允许，使用洗板机洗板，避免交叉污染。

3. 严格按照试剂盒的说明书操作，反应时间准确。

4. 在测量过程中，请勿碰酶标板，以防酶标板传送时挤伤操作人员的手。

5. 请勿将样品或试剂洒到仪器表面或内部，操作完成后请洗手。

6. 如果使用的样品或试剂具有污染性、毒性和生物学危害，请严格按照试剂盒的操作说明，以防对操作人员造成损害。

7. 如果仪器接触过污染性或传染性物品,请进行清洗和消毒。

8. 不要在测量过程中关闭电源。

9. 对于因试剂盒问题造成的测量结果的偏差,应根据实际情况及时修改参数,以达到最佳效果。

10. 使用后盖好防尘罩。

11. 出现技术故障时应及时与厂家联系,切勿擅自拆卸酶标仪。

# 第十三节 流式细胞仪

流式细胞仪(flow cytometer,FCM)又称荧光激活细胞分类仪(fluorescence activated cell sorter,FACS),是将流体喷射技术、激光技术、γ-射线能谱术及电子计算机等技术和显微荧光光度计集一体的现代化大型精密仪器。流式细胞术是以流式细胞仪为工具,对处于快速直线流动状态中的细胞或生物颗粒进行多参数的、快速的定量分析和分选的技术。

流式细胞仪不仅可测量细胞大小、内部颗粒的性状,还可检测细胞表面和细胞质抗原、细胞内 DNA、RNA 含量等,可对群体细胞在单细胞水平上进行分析,在短时间内检测分析大量细胞,并收集、储存和处理数据,进行多参数定量分析;能够分类收集(分选)某一亚群细胞,分选纯度大于 95%。FCM 以其高速度、高灵敏度、高精度及高分辨率、高分选纯度及多参数同时分析等特点,广泛应用于细胞生物学、血液学、免疫学、肿瘤学、药物学、遗传学、分子生物学及临床检验等领域。

## 一、流式细胞仪的构造与工作原理

流式细胞仪主要由五个部分构成:①流动室及液流驱动系统;②激光光源及光束形成系统;③光学系统;④信号检测与存储、显示、分析系统;⑤细胞分选系统。

流式细胞仪的工作原理:将待测细胞经特异性荧光染料染色后放入样品管中,在气体的压力下进入充满鞘液的流动室。在鞘液的约束下细胞排成单列由流动室的喷嘴高速喷出,形成细胞液柱,流过高强度光源的焦点,在入射的激光束照射下,产生前向散射光(FSC)、侧向散射光(SSC)和荧光,这些光分别反映细胞大小和颗粒度等特性,根据这些特性可以将细胞分类。仪器中一系列光学系统(透镜、光阑、滤片和检测器等)收集荧光、散射光、光吸收或细胞电阻抗等信号,计算机系统进行收集、储存、显示并分析被测定的各种信号,对各种指标做出统计分析。科研型流式细胞仪还可以根据所规定的参量把指定的细胞亚群从整个群体中分选出来(图 2-14)。

## 二、流式细胞仪的主要技术指标

1. 流式细胞仪的分析速度 一般流式细胞仪每秒检测 1000~5000 个细胞,大型机可达每秒上万个细胞。

2. 流式细胞仪的荧光检测灵敏度 一般能测出单个细胞上小于 600 个荧光分子,两个细胞间的荧光差大于 5% 即可区分。

3. 前向散射光检测灵敏度 前向散射光反映被测细胞的大小,一般流式细胞仪能够测量到 $0.2 \sim 0.5 \mu m$。

4. 流式细胞仪的分辨率 通常用变异系数 CV 值来表示,一般流式细胞仪能够达

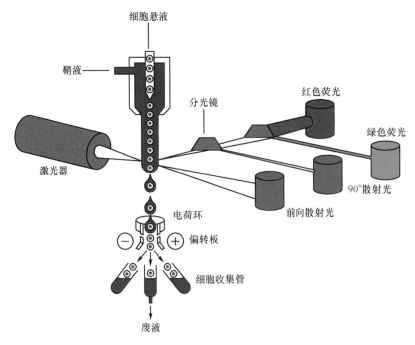

图 2-14　流式细胞仪工作原理示意图

到<2.0%,这也是测量标本前用荧光微球调整仪器时要求必须达到的。

5. 流式细胞仪的分选速度　一般流式细胞仪分选速度>1000 个/秒,分选细胞纯度可达 99% 以上。

# 三、流式细胞仪的应用

1. 流式细胞仪在肿瘤学中的应用　可以检测肿瘤细胞增殖周期、肿瘤细胞表面标记、癌基因表达产物,进行多药耐药性分析,检测凋亡。

2. 流式细胞仪在血液学中的应用　检测白血病和淋巴瘤细胞、活化血小板、造血干细胞(CD34$^+$)计数、白血病与淋巴瘤的免疫分型、网织红细胞计数、细胞移植的交叉配型和免疫状态监测。

3. 流式细胞术在免疫学中的应用　可以进行淋巴细胞及其亚群分析、淋巴细胞免疫分型、检测细胞因子等。

(周小鸥)

# 第三章 实验动物及操作技术

## 第一节 实验常用动物

### 一、实验常用动物的生物学特征

**(一) 小白鼠**

小白鼠性情温顺,易于捕捉,胆小怕惊,对外来刺激敏感。它胃容量小,不耐饥渴,随时觅食。

**(二) 大白鼠**

大白鼠性情温顺,行动迟缓,易于捕捉,但当受惊吓或粗暴操作时,会紧张不安甚至攻击人。大白鼠嗅觉发达,对外界刺激敏感,抵抗力较强。大白鼠无胆囊,肾单位表浅,肝再生能力强。大白鼠的血压反应比兔稳定。

**(三) 豚鼠**

豚鼠性情温和,胆小,饲养管理方便,可群养。豚鼠耳蜗管发达,听觉灵敏,存在可见的普赖厄反射(听觉耳动反射),乳突部骨质薄弱。豚鼠对组胺、人型结核杆菌很敏感。能耐受腹腔手术。体内不能合成维生素C,必须在饲料中补充,否则就会出现维生素缺乏症,也是研究实验性坏血症的唯一动物。

**(四) 家兔**

家兔属于草食性动物,性情温顺,但群居性差,听觉、嗅觉十分灵敏,胆小易惊,具夜行性和嗜睡性。它主要利用呼吸散热维持体温平衡,耐冷不耐热,厌湿喜干。家兔广泛应用于医学研究中。由于兔耳血管丰富,耳静脉表浅,易暴露,是静脉给药及采血的最佳部位。兔的减压神经在颈部与迷走交感神经分开走行而自成一束,常用于研究减压神经与心血管活动的关系。家兔的体温调节较稳定,反应灵敏,常用于发热研究和热源实验。家兔对组胺不敏感,不发生呕吐,因此不适用于组胺过敏性休克、催吐和镇吐药物的研究。

**(五) 猫**

猫是天生谨慎而神经质的动物,反应灵敏,喜爱孤独而自由地生活,喜居明亮干燥处。猫循环系统发达,血管坚韧,血压稳定,对降压物质反应特别敏感,是药品质控中降压物质检查的指定动物。还可做去大脑僵直、姿势反射和虹膜反应以及呼吸、心血管反射的调节实验等。

**(六) 犬**

犬品种繁多,个体差异大。听、嗅觉灵敏,反应敏捷,对外界环境适应能力强,易驯养,经过训练后能很好地配合实验。犬在基础医学研究和教学实验中是最常用的实验动物之一,常用于心血管系统、脊髓传导、大脑皮质功能定位、条件反射、内分泌腺摘除和各种消化系统功能的实验研究。

## 二、实验动物的选择及准备

### (一)根据实验需要选择最敏感动物或最适宜的动物作为实验对象

如鉴定葡萄球菌引起的食物中毒,应选幼猫作为接种动物;进行慢性实验时应选择年轻健壮的雄性动物,因年老动物的耐受力差,术后不易恢复,故很少选用。

### (二)为减少个体差异,应注意个体选择

一般实验选择成年动物,动物体重尽可能一致,如无特殊要求,实验动物的性别应先选雄性动物或雌雄各半,且动物要健康,动物的健康状态可以从动物的活动情况、外观来加以判断。如犬、猫、兔、大鼠、小鼠等,当有病时,常表现为精神不振、行动迟缓、毛发蓬乱无光泽、鼻部皮肤干燥、流鼻水及眼有分泌物等。另外,雌性动物怀孕及哺乳期不采用。

### (三)根据实验研究不同精确程度要求,选择标准化实验动物

标准化实验动物是指按遗传控制方法和微生物控制标准培育而成的动物。按遗传学控制原理可分为近交系、远交系、突变系、杂交一代等,按微生物学控制原理可分为无菌动物、悉生动物、无特定病原体动物、普通动物等。

做实验时应提前将动物放到实验室,让动物熟悉和适应环境,为实验做好一切准备工作。实验者术后要耐心细致地观察动物的一切状况(包括动物的活动及进食情况),最好亲自护理和喂养。

# 第二节 实验动物的抓取与固定

正确的抓取与固定动物的目的是为了不损害动物健康,不影响观察指标,并防止被动物咬伤,保证实验顺利进行。

## 一、小白鼠的抓取及固定

小白鼠性情温顺,一般不会主动咬人,但取用时动作也要轻缓。抓取时先用右手提起鼠尾,放在鼠笼盖上或易攀抓的粗糙面上,将鼠尾向后轻拉,此时小白鼠前肢紧紧抓住粗糙面,迅速用左手拇指及示指沿其背向前捏住两耳和头颈部皮肤(图3-1),然后将鼠置于左手手心中,把后肢拉直,用左手的无名指及小指按住尾巴和后肢,前肢可用中指固定,完全固定好后松开右手。操作熟练者可采用左手一手抓取法。根据实验需要可将小白鼠固定在手中,也可将小白鼠固定在玻璃、木和竹制的圆筒内或小鼠固定板上。

## 二、大白鼠的抓取及固定

大白鼠的牙齿很尖锐,为防止大白鼠在惊恐或激怒时咬伤手指,捉拿时最好带上防护手套,不要突然袭击式地去抓大白鼠,抓取时右手慢慢伸向大白鼠尾巴,尽量向尾根部靠近,抓住其尾巴后提起,放在易攀抓的粗糙面上,用左手拇指和示指抓住其两颊及后枕部皮肤,充分固定慎防咬伤,其余手指握住整个鼠体(图3-2)。注意握力不要太大,以免大白鼠窒息死亡。也可将大白鼠固定在大白鼠固定器或大白鼠固定板上,然后将其腹部向上,做腹腔麻醉,最后固定。

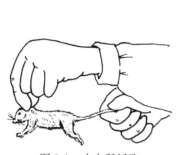
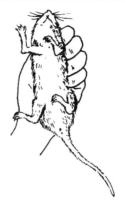

图 3-1　小白鼠抓取　　　　　　　图 3-2　大白鼠固定

## 三、豚鼠的抓取及固定

豚鼠较为胆小,易惊,所以在抓取时,必须稳、准、迅速。抓取幼小豚鼠时,用两手捧起来,成熟动物则用右手大把抓起来,用手固定。方法是先用手掌迅速扣住鼠背,抓住其肩胛上方,以拇指和示指环握颈部,另一只手托住臀部(图 3-3)。也可用固定器固定豚鼠或将豚鼠四肢固定在木板上。

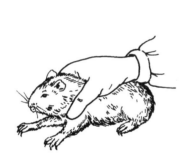
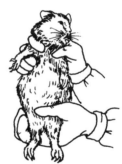

图 3-3　豚鼠抓取及固定

## 四、家兔的抓取及固定

家兔比较驯服不会咬人,但脚爪较尖,应避免抓伤。首先右手抓住兔的颈背部皮肤,轻轻提起,左手托起臀部,使兔成坐位姿势,切忌捉拿双耳等(图 3-4)。把兔放入固定器内,开始麻醉。

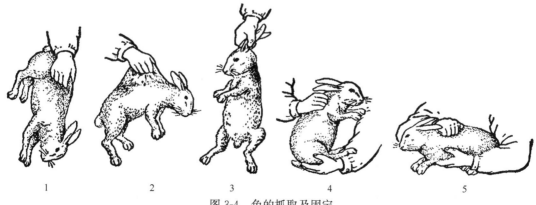

1　　　　　　　2　　　　　　　3　　　　　　　4　　　　　　　5
图 3-4　兔的抓取及固定
1. 可伤两肾;2. 可造成皮下出血;3. 可伤两耳;4. 颈部皮肤厚可抓;5. 用手托住身体。4 和 5 为正确的方法

将麻醉好的家兔取仰卧位,用一根棉绳的一端打个活节套牵引兔的两只上门齿,另一端拴在手术台前端的铁柱上。然后再分别把兔的四肢(右上、右下、左上、左下)用带子捆绑好。首先将兔放到解剖台上,把颈部拉直固定好头部,取绳索用其一端分别绑在前肢的腕关节上部和后肢的踝关节上部,绳索的另一端分别固定在实验台同侧的固定钩上。固定两前肢时,亦可将两根绳索交叉从兔的背后穿过,分别绑在实验台两侧的固定钩上。

## 五、猫的抓取及固定

抓取猫时应戴手套,注意防止被其抓伤(图 3-5),将猫装在布袋内,然后逐渐收缩布袋,将猫推到袋角按住头部和躯体,隔着布层做腹腔内注射麻醉。猫的头部和四肢固定方法可参照兔的固定方法进行。

## 六、犬的抓取及固定

对于未经驯服的犬,需先用特制铁钳夹住头颈将其按倒,以绳索捆扎犬嘴。捆扎犬嘴时,绳索先从嘴角绕至鼻上方打一结,再将绳带绕到嘴下方打一结,然后将绳带拉到耳后颈部打结固定,方可给药。对于已经驯养的犬,不宜用铁钳夹头,实验者逐渐接近动物,轻轻抚摸。捆扎狗嘴的方法是,用粗棉带从下颌绕到上颌打一个结,再绕向下颌再打一个结,最后,将棉带牵引到头后,在颈背打活结扎好。也可将棉带横放到狗嘴里,从两嘴角处(将嘴扒开)拉出,绕到下颌打一个结,再绕到上颌打一个活结扎好即可(图 3-6),分别把犬的四肢(右上、右下、左上、左下)用带子捆绑好,具体方法可参照兔的固定方法进行。

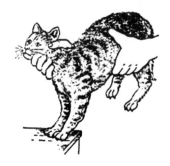

图 3-5　猫的抓取和固定

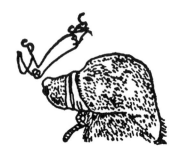

图 3-6　狗嘴捆绑固定的方法

# 第三节　常用的动物接种方法

## 一、实验目的

掌握常用的动物接种方法,了解动物接种在微生物分离鉴定中的作用。

## 二、实验材料

1. 菌液　产气荚膜杆菌菌液。
2. 器具及试剂　无菌注射器、剪刀、解剖台、大头针、纸张、碘酒和乙醇等。
3. 动物　小白鼠、大白鼠和家兔。

# 三、实 验 方 法

## 小白鼠腹腔接种的方法

**（一）接种方法**

1. 用无菌注射器以无菌操作法吸取比使用量稍多的产气荚膜杆菌菌液，排除气泡（将注射器针头朝上，使气泡上升，在针头上裹以消毒棉球，然后轻轻将气泡推出）。

2. 右手轻拖小白鼠尾，使其爬行于粗糙面上，迅速以左手拇指和示指抓紧小白鼠耳颈部皮肤，以无名指及小指将尾巴按在手掌上，使其腹部向上，用碘酒消毒腹部皮肤。

3. 使小白鼠头部略向下垂，右手持已吸好菌液的注射器，由腹股沟皮下刺穿皮肤，再沿腹壁下部刺入，抽吸注射器，如无回血或尿液，即可进行注射，注入菌液 0.5ml 后将针头退出，用酒精棉球消毒针刺部位。

4. 将小白鼠标记后放回鼠笼，5min 后取出，断颈处死，放入密封玻璃容器，置 37℃ 孵育 5～8h，观察结果。

**（二）接种后观察方法**

1. 培养后先观察小白鼠外形有无异常变化，然后解剖，进行病原学和病理学检查。

2. 将小白鼠腹部朝上，用大头针固定于铺有纸张的解剖板上，用消毒剂消毒腹部及四肢皮肤。

3. 用无菌镊子提起耻骨部皮肤，用剪刀在其上剪开，然后由小口中将剪刀尖端伸入，将皮肤分离，并沿正中线将皮肤剪开到颈部，再将皮肤向两侧剥离，使整个胸腹部暴露出来。仔细观察皮下组织及淋巴结有无病理变化。

4. 更换镊剪，将两侧肋骨沿锁骨中线分别向上剪开，将胸骨翻向头部，检查胸腔各脏器有无病变，并取心血、心肺组织做培养及涂片检查。

5. 再换无菌镊剪，自耻骨沿正中线向横膈处剪开腹肌，并在两侧做直角切口，观察腹腔各脏器有无肉眼可见病变。将肝、肾、脾取出，供压片或涂片染色检查。如腹腔渗出液较多，应吸取做培养和涂片检查。

6. 解剖完毕，将动物尸体用厚纸包好焚毁或高压灭菌后掩埋。解剖用具、隔离衣、帽、口罩等必须消毒处理。实验台应用消毒液消毒。

**（三）结果**

培养后小白鼠腹部肿胀、发黑，解剖后可见各脏器肿胀，并有许多气泡，尤其肝脏为甚，取腹腔渗出液涂片分别做革兰染色和荚膜染色，可见有荚膜的革兰阳性杆菌。

# 四、其他常用的动物接种方法

1. **皮内接种法** 应选择白色动物或动物的白毛处（以背部皮肤为宜）。去毛消毒后，将皮肤绷紧，用 1ml 的注射器附以最小号的针头，平刺入皮肤，针尖向上，缓缓注入接种物，此时皮肤应出现小圆丘形隆起，否则表示不在皮内。

2. **皮下接种法** 多选择腹股沟、腹壁中线或背部注射。局部去毛消毒后，用手拇指和示指将局部皮肤提起，右手将注射针头刺入提起的皮肤下，将接种物缓缓注入，可见注射处皮肤有轻度隆起,迅速拔出针头,并以酒精棉球按压片刻,防止注射物外溢。

3. 肌肉接种法　多选择腿部肌内注射。一人抓住实验动物,局部去毛消毒后,另一人将针头刺入肌肉层内,缓缓将接种物注入。

4. 静脉接种法　不同动物选择不同部位静脉注射。一般家兔选择耳静脉,大白鼠、小白鼠选择尾静脉。注射时先将动物固定,然后用手指轻弹或以乙醇反复涂擦静脉所在部位,使静脉隆起,以小号针头刺入血管,缓缓推入注射物。在注入时,可见血管颜色变白,如果局部发现有隆起或注射物不易注入时,则表示针头未进入血管,应重新注射。

# 第四节　实验动物采血方法

## 一、小白鼠和大白鼠的采血方法

### (一) 尾部采血

将动物放入固定盒内,抽出鼠尾;用乙醇或二甲苯反复擦拭尾部,使血管扩张;用无菌剪刀将尾尖端剪断,即有血液流出,用无菌试管接取或用血红蛋白吸管吸取。

### (二) 颈静脉或颈动脉取血

将麻醉的小白鼠或大白鼠仰卧位固定于鼠板上,做颈动脉或颈静脉分离手术,当动脉、静脉暴露后,血管下各穿一根丝线,提起血管,将注射针沿血管平行方向朝向心端刺入血管抽取所需血量。小白鼠20g体重可取血0.6ml左右,大白鼠300g体重可取血8ml左右。

### (三) 股静脉或股动脉取血

小白鼠和大白鼠麻醉固定方法同上述,进行一侧腹股沟动、静脉分离手术,血管下分别穿一根丝线,左手提起血管,右手持注射器将针平行刺入血管内取血。

### (四) 心脏取血

小白鼠或大白鼠仰卧固定鼠板上,在左胸侧第三、四肋间,用左手示指触摸到心脏搏动处,右手持注射器垂直刺入心脏,抽取所需血量。

### (五) 眼眶动、静脉取血

用左手拇指、示指抓紧鼠的耳背部皮肤使其将眼球突出充血后,用蚊式镊迅速摘除眼球,血液从眼眶内很快流出。因此法动物取血后死亡,只宜使用一次。

### (六) 断头取血

小白鼠断头时,左手抓鼠,右手持剪刀于颈部迅速剪掉鼠头,立即将鼠颈向下,血液即可流入已准备好的容器中。大白鼠断头时,实验者应带棉手套,左手抓大白鼠,右手用木棍打晕,用剪刀迅速剪掉鼠头,即可取血。

## 二、家兔的采血方法

### (一) 心脏取血

仰卧位固定家兔,剪去左胸第2~4肋间被毛,用碘酒消毒,然后用10ml的注射器安上7号针头,在心脏跳动明显处穿刺。当针头刺入心室后即可有血液涌入注射器内,或边穿刺边抽取血液。取到所需血量后,迅速将针头拔出,这样可使心肌上的针孔较易闭合,喂养几天后方可使用再取血。

**（二）耳缘静脉取血**

将家兔放在固定箱内,用酒精棉球消毒,使其耳郭血液充盈,用粗针头或刀片在血管上切一小口,让血液自然流出,滴入已放有抗凝剂的容器中,采血完毕后,用干棉球压住出血口,即可止血。如一时出血不止,可用木夹夹住出血点 10～20min。

**（三）颈静脉或颈动脉取血**

操作方法与大鼠取血方法相同。此种方法可在多次反复取血时选用。

**（四）股静脉或股动脉取血**

先做股静脉或股动脉分离手术,从股静脉向远心方向刺入,徐徐抽动针栓即可取血。股动脉取血,左手拉直动物后肢,右手持注射器,与股动脉搏动明显处将针头刺入,若有鲜血流入注射器,即穿刺成功。抽血完毕后迅速拔出针头,用干棉球压迫止血 2～3min。

# 三、豚鼠的采血方法

**（一）心脏取血**

仰卧位固定豚鼠,左手示指触摸心脏搏动处,与胸骨左缘第 4～6 肋间插入注射器刺入心脏,血液随心脏跳动而进入注射器内。采血量可达 15～20ml。

**（二）背中足静脉取血**

一人固定豚鼠,另一人以乙醇消毒一侧后肢膝关节脚背面,找出背中足静脉后,左手拉住豚鼠趾端,右手持注射器刺入静脉,拔针后即有血液流出方可取血。采血后用棉球压迫止血。若需反复取血时,两后肢可交替使用。

# 四、猫的采血方法

从前肢皮下头静脉或后肢的股静脉取血。若需大量血样时,可从颈静脉取血,方法同家兔取血法。

# 五、犬的采血方法

可从前肢皮下静脉、后肢小隐静脉取血,取血方法基本同该部位注射方法。应注意注射器抽取速度不宜过快,以免针头吸着血管内壁而堵塞血流进入注射器。若取血量较大则可从颈静脉取血,方法与家兔取血法相同。

# 第五节　实验动物的解剖

# 一、实验动物的处死

**（一）实验动物处死的原则**

动物的处死原则是处死时间短,尽量减少实验动物死亡过程中的挣扎及痛苦和人为损伤,避免处死方法不当而人为造成脏器及细胞形态改变。处死动物的方法依实验目的和动物不同而定。

**（二）实验动物常用的处死方法**

1. 颈椎脱臼法　常用于小白鼠的处死。用镊子或左手的拇指、示指压住小白鼠的头部，右手拉住尾巴，用劲向后一拉，使之颈椎脱臼，瞬间死亡。

2. 打击法　常用于小白鼠或大白鼠的处死。手抓住尾巴并提起，鼠头向下用木棒击打鼠头，致鼠死亡。

3. 断头法　在鼠颈部用剪刀快速将鼠头剪掉，鼠因断头和大出血而死亡；

4. 注射麻醉法　注射戊巴比妥钠麻醉处死。豚鼠可用其麻醉剂量 3 倍以上的量腹腔内注射；猫可用此药麻醉剂量的 2～3 倍量静脉或腹腔内注射；兔可用该药 1.5～2ml/kg（50mg/ml）的剂量急速注入耳缘静脉内；犬用本药 100mg/kg 静脉注射。

5. 吸入麻醉法　应用过量吸入乙醚麻醉的方法处死。小白鼠和大白鼠在 20～30s 进入麻醉状态，3～5min 死亡。应用此法处死豚鼠时，其肺和脑可有小出血点，在病理解剖时宜注意。猫亦可用此法处死。

6. 大量放血法　鼠可采用眼眶动、静脉大量放血致死。家兔、猫、犬等动物可在麻醉状态下，暴露其颈动脉，用动脉夹夹住动脉，插好动脉插管后，放开动脉夹，轻轻压迫胸部，即可因大量放血致死。

7. $CO_2$ 吸入法　将待处死动物笼盒放进大塑料袋内，挤出袋中的空气后，将连接在 $CO_2$ 钢瓶上的软管的另一端放入袋内，握紧袋口。送入 $CO_2$ 气体，当袋半鼓起时停止送气体，密封袋口，动物吸入 $CO_2$ 后，不经兴奋期，即于 30s～30min 内死亡。

8. 空气栓塞法　用注射器将空气急速注入动物静脉内，可迅速将动物致死。小白鼠可注入 0.3～0.5ml；家兔和猫注入 10～20ml；犬可注入 70～150ml 空气。

**（三）实验结束后处理动物的方法**

实验结束后，除有些实验根据需要取出有关脏器组织做组织学分析或解剖学观察外，一般应将动物及时处死。以实验室为单位，统一放入塑料袋内，由专人负责集中到指定的处理动物地点进行处理。处理的方式：集中焚烧；实验中应用剧毒药品或有害物质的动物应做特殊处理，如深埋等。动物处死后，及时将动物笼用消毒液进行消毒，防止将其他病毒或传染疾病带入实验室。

# 二、哺乳类动物急性实验基本操作技术

**（一）实验时给哺乳动物剪毛的方法**

固定动物后，应将手术部位被毛剪去。对家兔、猫、犬等多毛动物进行实验时，切开皮肤前必须剪毛。剪毛时应注意：剪毛时可以用手术剪刀或家庭用的粗剪刀，剪毛范围视手术野大小而定，一般应大于切口长度；为避免剪伤皮肤，可一手将皮肤绷紧，另一手持剪刀平贴于皮肤逆着毛的生长方向剪毛；剪下的毛应及时放入盛有水的杯中浸湿，不使飞扬的毛发污染环境或吸入人的呼吸道。剪毛后用湿纱布擦干净局部。

**（二）实验时给哺乳动物施行切口和止血的方式**

施行皮肤切口前，要选定切口部位和范围，必要时作出标志。切口的大小根据实验要求而定。但切口大小应便于手术操作，不宜过小或过大。切开皮肤时，手术者左手的拇指和示指绷紧皮肤，右手持手术刀，以适当力度一次切开皮肤和皮下组织，直至肌层。用止血钳夹住皮肤切口边缘暴露手术野，以利继续分离、结扎等操作。在手术过程中，应保持手术野清晰,动作不宜粗暴防止血肉模糊有碍手术操作和实验观察。因此,不仅应注意避免损伤血管,而且要及时止血。止血的方法视情况而定:①组织渗血,可用温生理盐水纱布压迫、吸收性明胶海绵覆盖或电凝等方法;②较大血管出血,应用止血钳夹住出血点或其周围少许组织后,结扎止血;③骨组织出血,要先擦干创面,再及时用骨蜡填充堵塞止血;④肌组织的血管丰富,因此肌组织出血时,要与肌组织一同结扎。为避免肌组织的出血,分离肌肉时,如果肌纤维走向与切口一致,应钝性分离;如果肌纤维走向与切口不一致,则应采取两端结扎中间切断的方法。干纱布只用于吸血和压迫止血,不可用于揩擦组织,以免组织损伤和刚形成的血凝块脱落。

### (三) 神经及血管的分离

神经和血管都是易损伤的组织,因此,在分离过程中要细心、轻柔,切不可用带齿的镊子进行剥离,也不允许用止血钳或镊子夹持,以免损坏其结构与机能。分离时还要掌握先神经后血管,先细后粗的原则进行。在分离较粗大的血管和神经时,应先用蚊式止血钳将血管或神经周围的结缔组织稍加分离。然后,用大小适宜的止血钳插入已被分开的结缔组织破口中,沿着血管或神经的走向,逐步扩大,使血管和神经从其周围的结缔组织中分离出来。在剥离细小的神经或血管时,要特别注意保持局部的自然解剖位置,不要把结构关系搞乱。同时需要用眼科镊或玻璃分针轻轻地进行分离。在分离兔的迷走、交感和减压神经时,只能用玻璃分针在确认的基础上先分离细小的神经,再分离粗大的神经。有时对血管的分支如需要切断,应采用结扎血管的两端,在中间剪断的方法。剥离完毕后,在神经或血管的下方穿以浸透生理盐水的丝线(根据需要穿一根或两根),以备刺激提起或结扎之用。然后盖上一块浸以生理盐水的棉絮或纱布,防止组织干燥,或在创口内滴加适量 37℃左右石蜡油,使神经浸泡其中。

### (四) 常用动物在实验过程中出现意外的处理

动物实验意外是指动物实验中发生的但实验者事先未曾预料到的,而且事关实验成败的动物紧急情况。常见动物实验意外如下:

1. **动物麻醉过深** 麻醉过深是由于麻醉剂注射速度过快或剂量过大引起动物生命中枢麻痹、呼吸缓慢且不规则,甚至呼吸、心跳停止的紧急情况,是动物实验中较常见的意外之一。麻醉过度一旦发生,应尽快抢救。方法:如呼吸极度减慢或停止,而心跳仍然存在,应尽快实行人工呼吸。对家兔和大白鼠,可用双手抓握动物胸腹部,使其呼气,然后快速放开,使其吸气,频率约每秒一次;也可同时夹捏动物肢体末端部位,促进呼吸恢复。如果呼吸停止是由于给药速度太快造成的,且注入量未达到计算剂量,一般上述方法可很快使动物恢复呼吸。如果给药量已达到或超过计算剂量,应人工呼吸并同时静脉注射尼克刹米(50mg/kg)以兴奋呼吸中枢。如果动物心跳已停止,在人工呼吸的同时,还应做心脏按压,心脏按压的方法(以家兔为例)是用拇指、示指、中指挤压心脏部位,有时可用机械刺激或挤压使心脏复跳。抢救开始的时间距离呼吸、心跳停止时间越近,抢救成功的机会越大,故及时发现是很重要的,而预防是最重要的。

2. **大出血的处理** 大出血是动物实验中的另一紧急情况。手术过程中发生大出血的原因一般是由于血管分离时撕裂大血管或手术操作不当损伤附近大血管造成的。手术后的实验过程中发生大出血多半由于血管插管滑脱、血管插管过尖刺破血管壁引起,也可能由于手术过程中止血不彻底,动物全身肝素化后引起再次出血。实验动物大出血的预防是最重要的,其次才是尽快止血。防止手术大出血的方法是:手术前要熟悉手术部位的解剖结构,以防误伤大血管。分离血管时要仔细、耐心,分离时如遇阻力应仔细检查有无血管分支,特别是手术野背侧的分支。分离伴行的动、静脉时(如股动脉、股静脉、肾动脉、肾静脉),最好用顶端圆滑的玻璃分针分离。颈部手术时大出血最常见的原因是误伤颈根部位的颈总动脉和颈外静脉。正确方法是:在暴露气管前,切开皮肤、分离浅筋膜和肌肉时均应在正中线操作,具体操作是先让皮肤、浅筋膜处于自然位置(即不受任何牵拉时的位置),找出正中线,切开、分离。因为颈部大血管均位于正中线两侧,且越靠近颈根部,越向中线靠近。大出血的处理方法是尽快用纱布压迫出血部位并吸去创面血液,然后去除纱布,找到出血部位,用止血钳夹住出血血管及周围少量组织,用丝线结扎出血点。颈部大出血的第二位原因是颈总动脉插管结扎不紧造成漏血、插管滑脱和插管刺破血管壁出血,处理方法是重新结扎,或止血后重新插管。颈部大出血时出血迅速,但止血也相对容易,止血后一般仍能进行动物实验,故处理时不要惊慌,不要盲目用止血钳乱夹,应按照操作规程止血、处理。股动脉、股静脉手术大出血的原因大部分是由于分离股动脉时未注意分支,造成分支断裂或操作粗暴引起股动脉撕裂引起,少部分原因是由于分离动、静脉引起股静脉撕裂。出血发生后的处理应据情况而定,如股动、静脉出血发生在较远端,可将出血部位暂时压迫止血,继续向近心端分离一段血管,然后按前述方法插管,让原出血点位于远端结扎线与血管插管之间,即可达到止血目的。如出血发生在近心端,插管已不可能,宜用止血钳夹住出血部位,结扎止血后,于对侧肢体分离血管。其余部位出血的处理与上述方法大致相似。

3. 动物窒息的处理 窒息是指动物严重缺氧并伴有 $CO_2$ 蓄积的紧急情况。实验动物窒息主要是由于呼吸道阻塞引起,表现为发绀、呼吸极度困难,呼吸频率减慢,如能早期发现并及时处理,一般不会造成严重后果。窒息往往被实验者忽视,甚至呼吸停止后仍未被发现,最终导致实验失败。在慢性动物实验的先期手术时,由于麻醉后动物咽部肌肉松弛,且不做气管插管,动物常有一定程度的呼吸不畅,严重时可造成窒息,此时将动物舌头向一侧拉出,多可缓解。在急性动物实验中,实验动物窒息大部分由于气管插管扭曲和气管分泌物过多,阻塞气道。气管插管扭曲多见于插入端有斜面的金属插管或玻璃插管,其斜面贴于气管壁,造成气道阻塞,这时将气管插管旋转 $180°$,即可缓解。气管分泌物过多造成气道阻塞时常伴有痰鸣音,易于判断,可通过气管插管将一细塑料管插入气管,用注射器将分泌物吸出,必要时可拔出气管插管,吸出分泌物后再重新插入。

（宋银宏）

# 第二篇 医学免疫学实验

## 第四章 医学免疫学基础性实验

### 第一节 凝集反应

凝集反应(agglutination reaction)是指细菌、红细胞等颗粒性抗原或表面包被抗原的颗粒性物质与相应抗体发生特异性结合,在一定的电解质存在的条件下,形成肉眼可见的凝集块。根据凝集反应试验中抗原抗体的检测方式,将凝集反应分为直接凝集反应和间接凝集反应等。

凝集试验是一种定性的检测方法,即根据凝集现象的出现与否判定结果阳性或阴性;也可以进行半定量检测,即将标本作一系列倍比稀释后进行反应,以出现阳性反应的最高稀释度为滴度(或效价)来判断结果的强弱。

凝集反应既可用于测定抗原,也可用于测定抗体,方法简便快速,虽然灵敏度不高,目前仍被广泛应用于临床检测中,如血型鉴定、细菌检测及抗体效价检测等。

### 实验一 直接凝集反应

细菌、红细胞等颗粒性抗原在适量电解质存在条件下直接与相应抗体结合,出现肉眼可见的凝集现象,称直接凝集反应(direct agglutination reaction),如红细胞凝集或细菌凝集。参加凝集反应的抗原称为凝集原(agglutinogen),而抗体则称为凝集素(agglutinin)。直接凝集反应根据检测凝集反应的条件分为玻片凝集反应和试管法凝集反应两种。

### 一、玻片凝集反应

【实验目的】

掌握玻片凝集反应的操作方法与结果判定。

【实验原理】

玻片凝集反应(slide agglutination)是在玻片上将细菌、红细胞等颗粒性抗原与其相应抗体混合,在适当电解质存在的条件下,如两者发生特异性结合可形成肉眼可见的凝集块,是为阳性反应,如果混合后均匀浑浊,无凝集块出现,则为阴性反应。本方法主要用于已知抗体检测未知抗原,为定性实验。玻片法操作简便快速,常用于细菌或细胞的鉴定、分型和人类 ABO 血型的鉴定。本试验以人类 ABO 血型的鉴定试验为例。

人类血型是以红细胞膜上所含凝集原的不同而分型(表 4-1)。红细胞膜上含有 A 凝集原为 A 型,血清中含有抗 B 凝集素(抗 B);红细胞膜上含有 B 凝集原为 B 型,血清中含有抗 A 凝集素(抗 A);红细胞膜上含有 A、B 凝集原为 AB 型,血清中无凝集素;红细胞膜上无 A、B 凝集原为 O 型,血清中含有抗 A、B 凝集素。红细胞膜上的 A 抗原与另一人体内血浆中的抗 A 抗体相遇或 B 抗原与抗 B 抗体相遇时会发生红细胞凝集反应。故可利用已知含抗 A 凝集素和抗 B 凝集素的诊断血清,分别与被测者的红细胞混合,根据是否发生红细胞凝集反应,判断红细胞所含的凝集原,从而鉴定其血型。

表 4-1　不同血型中红细胞膜上所含凝集原与血清中所含凝集素

| 血型 | 红细胞内所含凝集原 | 血清中所含凝集素 |
| --- | --- | --- |
| O | — | 抗 A+抗 B |
| A | A | 抗 B |
| B | B | 抗 A |
| AB | A+B | — |

【实验材料】

1. 受检者的血液标本。

2. 抗 A 和抗 B 标准血清、生理盐水。

3. 一次性无菌采血针、试管、双凹玻片、毛细吸管、75％酒精棉球、灭菌干棉球、牙签、油性记号笔和低倍显微镜。

【实验方法】

1. 受检者的血液标本的采集　用 75％酒精棉球消毒耳垂或指端,待干,然后用一次性无菌采血针刺破皮肤,滴一滴血于装有 0.5ml 生理盐水的小试管中混匀,制成红细胞混悬液。本法也可以将血液直接滴在玻片上。采血后立即用灭菌干棉球压迫止血。

2. 取干净双凹玻片一块,用油性记号笔在两端分别标明 A、B 字样。

3. 在 A 侧凹内滴加抗 A 标准血清一滴,B 侧凹内滴加抗 B 标准血清一滴,注意不可混淆。用毛细吸管吸取红细胞混悬液各一滴,分别加在双凹玻片的抗 A、抗 B 标准血清,分别用竹签使其充分混匀,也可轻轻晃动双凹玻片,使其充分混匀。

4. 将玻片静置 5～10min 后,在白色背景下用肉眼观察有无凝集现象,如肉眼不易分辨者,可将玻片放置低倍显微镜下观察。

5. 记录受检者红细胞凝集情况,根据 ABO 血型鉴定表,判断受检者的血型。

【实验结果】

1. 液体变清并有大小不等的红色凝集块出现者为阳性;液体仍然混浊无凝集块出现者为阴性(图 4-1)。

2. ABO 血型结果判定(表 4-2)。

【注意事项】

1. 采血针和采血时必须严格消毒,以防感染。

2. 勿用力挤压采血部位防止红细胞溶解,防止血液凝固。

3. 制备红细胞混悬液不能过浓或过稀,以免造成假结果。

4. 滴标准血清的滴管和做混匀用的牙签各 2 根,专用,搅动血清时切不可使抗 A、抗 B 两种血清发生混合。

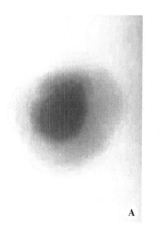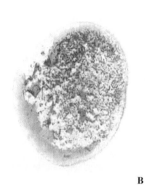

图 4-1　人类 ABO 血型鉴定试验结果示意图

A. 阴性；B. 阳性

**表 4-2　ABO 血型结果判定表**

| 血型 | 凝集现象 | |
|---|---|---|
| | 抗 B 标准血清(含抗 B 凝集素) | 抗 A 标准血清(含抗 A 凝集素) |
| O | — | — |
| A | — | + |
| B | + | — |
| AB | + | + |

5. 注意区别凝集现象与红细胞叠连。发生红细胞凝集时，肉眼观察呈朱红色颗粒，且液体变得清亮。

6. 应及时观察实验结果，若标本干涸会影响结果判定。

【思考题】

ABO 血型鉴定有何临床意义？

# 二、试管凝集反应

【实验目的】

掌握血清连续倍比稀释的操作方法与试管凝集反应的结果判定。

【实验原理】

试管凝集反应(tube agglutination test)是用定量的颗粒性抗原悬液与一系列倍比稀释的待检血清在试管(也可以在 U 形微量反应板)中进行的凝集反应，根据试验结果判定待检血清中有无相应抗体及其效价，对血清中抗体进行半定量分析。试管法操作较复杂，但可将血清作不同浓度的稀释，用来检测抗体的含量，常用已知抗原测定患者血清中有无相应抗体及其含量多少。此法目前仍常用于某些病原微生物感染的免疫学诊断，例如，诊断伤寒和副伤寒的肥达试验(Widal's test)，及诊断斑疹伤寒的外-斐氏试验(Weil Felix test)。

【实验材料】

1. 待检血清　用生理盐水 1∶10 稀释伤寒沙门菌"O"及"H"诊断血清。

2. 诊断抗原 伤寒沙门菌"O"菌液、伤寒沙门菌"H"菌液。

3. 生理盐水。

4. 小试管、试管架、1ml 吸管、恒温水浴箱等。

**【实验方法】**

1. 取清洁小试管 16 支,分两排置试管架上,每排 8 支,并依次编号。

2. 按表 4-3 依次进行如下操作。

表 4-3 试管凝集反应操作程序

| 试管编号 | 1 | 2 | 3 | 4 | 5 | 6 | 7 | 8 |
|---|---|---|---|---|---|---|---|---|
| 生理盐水(ml) | 0.5 | 0.5 | 0.5 | 0.5 | 0.5 | 0.5 | 0.5 | 0.5 |
| 待检血清(ml) | 0.5 | 0.5 | 0.5 | 0.5 | 0.5 | 0.5 | 0.5 | — |
| | | | | | | | | 弃去 |
| 血清稀释度 | 1:20 | 1:40 | 1:80 | 1:160 | 1:320 | 1:640 | 1:1280 | — |
| 伤寒沙门菌菌液(ml) | 0.5 | 0.5 | 0.5 | 0.5 | 0.5 | 0.5 | 0.5 | 0.5 |
| 血清最终稀释度 | 1:40 | 1:80 | 1:160 | 1:320 | 1:640 | 1:1280 | 1:2560 | — |

(1)分别给两排每根试管各加入 0.5 ml 生理盐水。

(2)用 1ml 吸管吸取 0.5ml 伤寒沙门菌"O"血清加入第一排的第 1 管中,于管内上下吹吸 3 次,使血清和生理盐水充分混匀后,吸出 0.5ml 加入第 2 管,同法混匀后又吸出 0.5ml 加入第 3 管,依次类推,连续稀释至第 7 管,最后从第 7 管中吸出 0.5ml 弃去。第 8 管为生理盐水对照管。

(3)按同样的方法稀释第二排的伤寒沙门菌"H"血清。

(4)用 1ml 吸管吸取伤寒沙门菌"O"菌液,从第一排的第 8 管起依次向前在各管中加入 0.5ml。

(5)另取 1 支 1ml 吸管,同法于第 2 排各管中加入伤寒沙门菌"H"菌液 0.5ml。

(6)振摇试管架,充分混匀后,放入 37℃恒温水浴箱中 2～4h 后取出,室温静置 15min 后,观察并记录结果。

**【实验结果】**

首先观察阴性对照管(第 8 管),应无凝集现象,管底沉积呈圆形,边缘整齐,轻轻摇动则沉积菌分散均匀呈混浊现象。然后从第 1 管起逐管观察,如有凝集,可见管底有凝集块,边缘不整齐,液体澄清(图 4-2)。

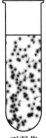
不凝集

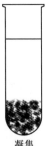
凝集

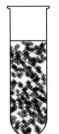
凝集摇动后的现象

图 4-2 试管凝集结果示意图

凝集强度的判断以"＋"表示,根据强弱程度,分为五级:

"＋＋＋＋":很强,细菌全部凝集,液体澄清,管底形成大片凝集物。

"＋＋＋":强,细菌大部分凝集,液体微混,管底的片状凝集物较小而薄。

"＋＋":中等强度,细菌部分发生凝集,液体半澄清,管底凝集物细小。

"＋":弱,仅有少部分细菌凝集,液体混浊,管底可见沉积的细菌周边有稀疏、点状的凝集物。

"－":液体混浊,与对照管相似,无凝集。

以出现明显凝集现象(＋＋)的血清最高稀释度作为受检血清的抗体效价。

**【注意事项】**

1. 使用器材必须清洁,否则对结果有很大影响。

2. 正确使用微量移液器,做到取样和加样的准确。

3. 加抗原时必须从对照组开始,然后再从低浓度血清稀释度到高浓度血清稀释度依次加入,以防跳管。

4. 观察结果时不要振荡试管,以免将凝集物摇散而影响结果的判定。

**【思考题】**

什么是血清抗体效价? 血清抗体效价与血清抗体浓度的关系如何?

# 实验二　间接凝集反应

将可溶性抗原(或抗体)吸附于一种与免疫无关的、适当大小的载体微粒表面,再与相应抗体(或可溶性抗原)在适宜条件下相互作用,经一定时间出现肉眼可见的凝集现象称为间接凝集反应(indirect agglutination)或被动凝集反应(passive agglutination)。根据致敏载体用的是抗原或抗体,间接凝集反应可分为正向间接凝集反应和反向间接凝集反应,其中前者用抗原致敏载体以检测标本中的相应抗体,而后者用特异性抗体致敏载体以检测标本中的相应抗原;根据载体的不同又可将间接凝集试验分为间接血球凝集试验及间接乳胶凝集试验等。间接凝集反应适用于各种抗体和可溶性抗原的检测,具有快速、敏感、操作简便、无需特殊的实验设备等特点,因此被广泛用于临床检验。本实验以间接血球凝集试验——血清类风湿因子测定为例。

**【实验原理】**

掌握间接凝集反应的原理、熟悉其操作方法。

**【实验原理】**

以红细胞为载体,将人丙种球蛋白(可溶性抗原)吸附在载体表面而成为致敏红细胞,然后用此致敏红细胞检测类风湿性关节炎患者血清中的类风湿因子(抗变性 IgG 抗体),当患者血清中含有类风湿因子时红细胞发生凝集。此方法常用于检测血清中的抗体,辅助诊断疾病。

**【实验材料】**

1. 致敏红细胞悬液。

2. 1∶10 待检血清、阳性对照血清、稀释液。

3. 反应板、微量移液器、微量振荡器、37℃恒温箱、移液头。

**【实验方法】**

1. 用微量移液器吸取稀释液加于反应板的 1～9 孔内,每孔 $50\mu l$,第 10 孔加 $50\mu l$ 阳性对照血清。

2. 第 1 孔内加待检血清 $50\mu l$,混匀后吸出 $50\mu l$ 加于第 2 孔内,依次做倍比稀释至第 8 孔,并从第 8 孔中吸出 $50\mu l$ 弃去。各孔的血清稀释度为 1:20、1:40、1:80…,第 9 孔为阴性对照,第 10 孔为阳性对照。

3. 将致敏红细胞悬液混匀,从第 9 孔起依次向前各孔内加入 $50\mu l$ 致敏红细胞悬液。

4. 第 10 孔阳性对照加 $50\mu l$ 致敏红细胞悬液。将反应板置于微量振荡器上,振荡 1min,37℃静置 30min 后观察结果。

**【实验结果】**

先观察第 9 孔阴性对照孔,红细胞应紧密集中于孔中央,成为一暗红点;第 10 孔阳性对照孔中的红细胞凝集并均匀地铺于孔的四周,孔中央无红细胞沉积的暗红点。

凝集强度的判断:以"＋"表示,根据强弱程度,分为四级。

"＋＋＋":红细胞凝集铺于孔的四周,有时因凝集过于强烈,会出现周边的凝集向孔心滑动的现象,此时应注意不要误判为阴性(阴性:红细胞紧密集中于孔底,边缘整齐光滑)。

"＋＋":部分红细胞凝集,均匀铺于孔四周,孔中央可见疏松的暗红点。

"＋":红细胞沉积为环形,直径比阴性对照的大,环四周有凝集现象。

"－":红细胞紧密集中于孔底,边缘整齐光滑。

以"＋＋"的血清最高稀释度作为试验效价,凝集效价＞1:40 判定为阳性。

**【注意事项】**

1. 在进行多样本血清稀释时,极易发生操作失误,因此操作要仔细。

2. 加致敏红细胞悬液应从第 9 孔为阴性对照开始依次从低浓度向高浓度进行。

3. 观察结果时应轻拿 V 形反应板,避免已凝集的红细胞从孔壁滑落,造成凝集效价下降或出现假阴性结果。

**【思考题】**

何谓间接凝集反应? 有何特点?

# 实 验 三    间 接 凝 集 抑 制 试 验

**【实验目的】**

掌握间接凝集抑制试验的原理、熟悉其操作方法。

**【实验原理】**

将含有可溶性抗原的待测样品和已知抗体混合,作用一定时间后,再加入已吸附有上述抗原的载体颗粒(亦称致敏颗粒),这时由于可溶性抗原与相应的抗体发生结合,抗体被中和。再加入致敏颗粒,因无相应的抗体作用,而不出现凝集现象,称为间接凝集抑制试验(indirect agglutination inhibition assay)。因此,在此试验中不发生凝集者为阳性,表明待测样品中含有相应抗原;发生凝集者为阴性,表明待测样品中无相应抗原。此试验主要用于检测可溶性抗原,常用于血清中生长激素,尿中绒毛膜促性腺激素,甲胎蛋白及 HBsAg 等的测定。本试验以免疫妊娠试验为例。

孕妇尿中绒毛膜促性腺激素(HCG)的含量显著增多,HCG 与已知抗 HCG 抗体作用后,再加入吸附有抗原(绒毛膜促性腺激素)的乳胶颗粒,则不出现凝集反应(凝集抑制),此为妊娠试验阳性。如被测的是非妊娠尿,则因尿中 HCG 含量较少,不足以与抗 HCG 抗体反应,当加入吸附有抗原的乳胶颗粒时,则抗体就与吸附有抗原的乳胶颗粒起反应,出现明显的凝集颗粒,则为妊娠试验阴性。

**【实验材料】**

1. 抗体　妊娠诊断试剂抗血清(抗 HCG)。
2. 抗原　妊娠诊断试剂乳胶抗原(HCG 乳胶致敏颗粒)。
3. 孕妇 HCG 阳性尿液、正常尿液(或生理盐水)、待检尿液,洁净玻片(或黑色方格反应板)、毛细滴管、牙签、低倍显微镜。

**【实验方法】**

1. 取洁净玻片一张,用记号笔划为三格,分别标明 A、B、C。
2. 用毛细滴管分别取正常尿液、待检尿液、孕妇 HCG 阳性尿液各一滴,分别加至第 A、B、C 格中。
3. 上述三格内各加诊断抗血清一滴,分别用牙签充分搅匀,轻轻地连续摇动 1~2min。
4. 上述三格内各加诊断试剂乳胶抗原一滴,分别用牙签充分搅匀,轻轻地连续摇动 2~3min,观察结果(图 4-3)。

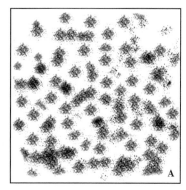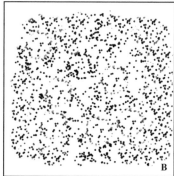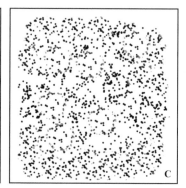

图 4-3　妊娠试验结果示意图
A. 乳胶颗粒凝集,妊娠试验阴性(正常尿);B. 乳胶颗粒不凝集,妊娠试验阳性(待检尿);
C. 乳胶颗粒不凝集,妊娠试验阳性(孕妇尿)

**【实验结果】**

孕妇尿格呈均匀混浊乳状液,无凝集,为妊娠试验阳性;正常尿格出现白色细小凝集颗粒,液体澄清,为妊娠试验阴性;待检尿格若出现明显的凝集颗粒,为阴性反应,即 HCG 阴性,为非妊娠尿;如不出现凝集,则为阳性反应,即 HCG 阳性,为妊娠尿。

**【注意事项】**

1. 诊断试剂用前应充分摇匀。
2. 待检尿液最好用晨尿,待检标本和试剂的加入顺序应遵照规定的步骤,否则无法判定结果。
3. 加样不宜太多,以防反应液溢出相混,影响结果判定。

4. 在操作过程中要不断地摇动玻片,使标本和试剂充分混匀。

5. 毛细滴管和牙签不能共用,以免混淆产生错误判定。

6. 如肉眼不易分辨者,可将玻片放置低倍显微镜下观察。

【思考题】

滴加诊断抗血清后为什么要充分混匀?

(王中平)

# 第二节　沉　淀　反　应

沉淀反应(precipitation)是指可溶性抗原(如细菌浸出液、外毒素、组织浸出液、动物血清等)与相应的抗体混合,在电解质存在的条件下,两者比例适合,经过一段时间,形成肉眼可见的沉淀物的反应。

沉淀反应的抗原与相应的抗体相比,分子小,单位体积内含量多,具有较大的反应面积。为了求得抗原与抗体的适宜比例,保证有足够的抗体,因此操作上通常是稀释抗原,不稀释抗体。

沉淀反应的种类:根据介质的不同(液相、固相),以及是否需要外加电场力的驱动,将沉淀反应分为:①琼脂扩散实验,包括单向琼脂扩散(可测定标本中 Ag 含量)和双向琼脂扩散(可对 Ag、Ab 进行定性);②对流免疫电泳:电场作用下的双向琼脂扩散;③火箭免疫电泳:电泳与单向琼脂扩散;④免疫电泳:抗原先电泳,再进行双向琼脂扩散。

## 实 验 一　单 向 琼 脂 扩 散 实 验

【实验目的】

1. 掌握用已知抗原或抗体测定受检血清中有无某种抗体或抗原及其含量,以协助临床诊断或供流行病学调查研究。

2. 掌握单向琼脂扩散的实验原理、方法和实用意义。

【实验原理】

单向琼脂扩散实验是一种定量实验,一般以已知的抗血清测定未知量的相应抗原。实验时先将抗血清混匀在琼脂中,制成含抗体的琼脂板,然后于琼脂板上打孔,孔中加入一定量可溶性抗原。由于抗血清已与琼脂混合,不会再扩散,仅抗原在琼脂中从小孔内向四周扩散,因此称为单向琼脂扩散实验。抗原扩散过程中自然形成浓度梯度,在抗原、抗体比例适宜的部位,二者结合形成沉淀环,沉淀环的大小与加入的抗原量成正比关系。当采用不同浓度的抗原与固定浓度的抗血清进行测定,以测得的沉淀环直径或面积作为纵坐标,抗原浓度作为横坐标,可绘制标准曲线。根据同样条件下待测抗原沉淀环直径大小,从标准曲线上求得其含量。

【实验材料】

1. 2%生理盐水琼脂。

2. 待检血清。

3. 诊断血清。

4. 已知含量的参考血清标准溶液。

5. 其他 琼脂板打孔器、微量加样器(10μl)、载玻片、湿盒、吸管等。

**【实验方法】**

1. 将适当稀释(事先滴定)的诊断血清与已溶化的2％琼脂在60℃水浴预热数分钟后等量混合均匀制成免疫琼脂板。

2. 在免疫琼脂板上按一定距离(1.2～1.5cm)打孔(图4-4)。

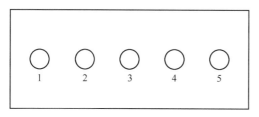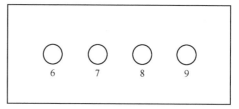

图4-4 单向琼脂扩散实验抗原孔位置示意图

1～5孔加参考血清,6～9孔加待检血清

3. 向孔内滴加1:2、1:4、1:8、1:16、1:32稀释的参考血清及1:10稀释的待检血清,每孔10μl,此时加入的抗原液面应与琼脂板相平,不得外溢,即平而不溢。

4. 将已经加样的免疫琼脂板置于湿盒中37℃温箱扩散24h。

5. 测定各孔形成的沉淀环直径(mm),再以参考血清各稀释度测定值绘出标准曲线,从标准曲线查出被检血清中免疫球蛋白的含量。

**【实验结果】**

24h后取出免疫琼脂板置黑色背景前观察结果。测量各份标本的沉淀环直径并记录结果,然后用标准曲线测出每份标本的含量,并换算为mg/ml。

**【注意事项】**

吸取琼脂浇板时要迅速,以免琼脂凝固;加抗原时不要溢出加样孔。

**【思考题】**

1. 沉淀反应的原理及种类。

2. 分析实验结果并探讨实验要点。

# 实 验 二 双 向 免 疫 扩 散 实 验

**【实验目的】**

1. 掌握用已知抗原或抗体测定受检血清中有无某种抗体或抗原,以协助临床诊断或供流行病学调查研究。

2. 掌握双向免疫扩散的实验原理、方法和实用意义。

**【实验原理】**

在琼脂凝胶板上相隔一定距离打两个孔,一孔加抗原,一孔加抗体,保持适宜的湿度和温度,使抗原与抗体自由扩散,当对应抗原抗体相遇时,形成抗原抗体复合物,在两孔间出现肉眼可见的沉淀线。每一抗原与其相对应抗体只能形成一条沉淀线,若同时含有若干对抗原抗体系统,因其扩散速度的不同,可在琼脂中出现多条沉淀线。且根据沉淀线融合情况,还可鉴定两种抗原是完全相同还是部分相同。所以,可用此法来分析和鉴定标本中多种抗原或抗体成分,并用以测定抗原或抗体的效价。

**【实验材料】**

1. 1%生理盐水琼脂。

2. 待检血清。

3. 诊断血清。

4. 其他 琼脂板打孔器、微量加样器(10μl)、载玻片、湿盒、吸管等。

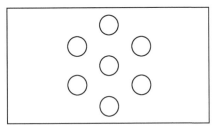

图 4-5 双向免疫扩散抗原及抗体孔位置示意图

**【实验方法】**

1. 取一清洁载玻片,倾注 3.5～4.0ml 加热熔化的 1%盐水琼脂制成琼脂板。

2. 凝固后,用直径 3mm 打孔器,孔间距为 5mm。孔的排列方式如图 4-5 所示。

3. 用微量加样器在中央孔加抗体,在周围孔加各种抗原。加样时勿使样品外溢或在边缘残存小气泡,以免影响扩散结果。

4. 加样后的琼脂板收入湿盒内置 37℃温箱中扩散 24～48h。

**【实验结果】**

若凝胶中抗原抗体是特异性的,则形成抗原-抗体复合物,在两孔之间出现一清晰致密白色的沉淀线,为阳性反应。若在 72h 仍未出现沉淀线则为阴性反应。实验时至少要做一阳性对照。出现阳性对照与被检样品的沉淀线发生融合,才能确定待检样品为真正阳性。如果相邻的两条沉淀带相互融合,则表明二者的抗原完全相同。如果相邻的两条沉淀带出现互相交叉现象,则表明二者的抗原完全不同。

**【注意事项】**

加抗原、抗体等各种溶液时不要溢出加样孔,以加满为度,不要过多或过少,加样孔不能混有气泡;板浇好后及时加样,如时间过长引起琼脂板的蒸发或变形等。

琼脂扩散结果受许多因素影响:

(1) 抗原特异性与沉淀线形状的关系:在相邻两完全相同的抗原与抗体反应时,则可出现两单沉淀线的融合(图 4-6)。反之,如相邻抗原完全不同时,则出现沉淀线之交叉;两种抗原部分相同时,则出现沉淀线的部分融合(图 4-7)。

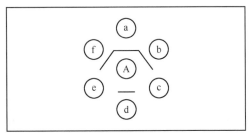

图 4-6 双向免疫扩散实验结果示意图
A. 已知抗体;a、b. 阳性对照;c～f. 被检材料

(2) 抗原浓度与沉淀形状的关系:两相邻抗原浓度相同,形成对称相融合的沉淀线;如果两抗原浓度不同,则沉淀线不对称,移向低浓度的一边。

(3) 温度对沉淀线的影响:在一定范围内,温度高扩散快。通常反应在 0～37℃下进行。在双向扩散时,为了减少沉淀线变形并保持其清晰度,可在 37℃下形成沉淀线,然后置于室温或冰箱(4℃)中为佳。

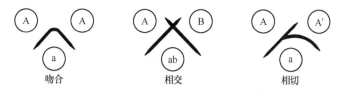

图 4-7 抗原特异性与沉淀线形状的关系

a、b 为抗体；A、A′、B 为抗原；A、B 完全不同；A、A′部分相同

（4）琼脂浓度对沉淀线形成速度的影响：一般来说，琼脂浓度越大，沉淀线出现越慢。

（5）参加扩散的抗原与抗体间的距离对沉淀线形成的影响：抗原、抗体相距越远，沉淀线形成的越慢，所以在微量玻片法时，孔间距离以 0.25～0.5cm 为好，距离远影响反应速度。当然孔距过近，沉淀线的密度过近，容易发生融合，有碍对沉淀线数目的确定。

（6）时间对沉淀线的影响：沉淀线形成一般在 1～3h 出现，14～21h 出现的数目最多。玻片法可在 1～2h 出现，一般观察 72h，放置过久可出现沉淀线重合或消失。

**【思考题】**

1. 分析并记录双向琼脂扩散实验结果及其影响因素。

2. 双向免疫扩散实验主要用于哪些方面？

3. 为什么抗原、抗体要选择适当比例？

# 实 验 三　对 流 免 疫 电 泳

**【实验目的】**

1. 掌握用已知抗原或抗体测定受检血清中有无某种抗体或抗原，以协助临床诊断或供流行病学调查研究。

2. 掌握对流免疫电泳的实验原理、方法和实用意义。

**【实验原理】**

对流免疫电泳是在琼脂扩散基础上结合电泳技术而建立的一种简便而快速的方法。此方法能在短时间内出现结果，故可用于快速诊断，其敏感性比双向扩散实验高 10～15 倍。血清蛋白在 pH8.6 条件下带负电荷，所以在电场作用下都向阳极移动。而抗体分子在这样的 pH 条件下只带微弱的负电荷，且由于它的分子质量较大（为 γ 球蛋白），所以在电场作用下向阳极移动较慢。更重要的是抗体分子受电渗作用影响较大，且电渗作用大于它本身的迁移率。所谓电渗作用是指在电场中溶液对于一个固定固体的相对移动。琼脂是一种酸性物质，在碱性缓冲液中进行电泳时，它带有负电荷，而与琼脂相接触的水溶液就带正电荷，这样的液体便向阴极移动。抗体分子就是随着带正电荷的液体向阴极移动的。而一般的蛋白质（如血清抗原）也受电渗作用的影响，使泳动速度减慢，但它的电泳迁移率远远大于电渗作用。这样抗原和抗体就达到了定向对流，在两者相遇且比例合适时便形成肉眼可见的沉淀线。现以甲胎蛋白的检测为例。

**【实验材料】**

1. 诊断血清　兔抗人免疫血清。

2. 待检血清　人血清。

3. 阴性对照血清。

4. pH8.6 离子强度 0.05mol/L 巴比妥缓冲液。

5. 缓冲琼脂板　将纯化的琼脂用 pH8.6 离子强度 0.025 的巴比妥缓冲液(用 0.05mol/L 的巴比妥缓冲液稀释 1 倍即可)配成 1.5% 的琼脂,加入 0.01%～0.02% 硫柳汞防腐,保存冰箱内备用。

6. 电泳仪。

7. 其他　生理盐水、打孔器、微量进样器。

【实验方法】

1. 琼脂板的制备根据需要可选用大玻板(6cm×9cm)和小玻片两种。大玻板约需琼脂 10ml,小玻片约需 3.5ml,凝固后按图 4-8 打孔,方法参见第四章第二节琼脂扩散试验。

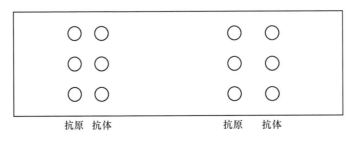

抗原　抗体　　　　抗原　抗体

图 4-8　对流免疫电泳抗原孔及抗体孔位置示意图

2. 加样　左侧孔内加患者血清(原血清及 10 倍稀释血清各占一孔),右侧内加抗血清,每片应有阳性对照。

3. 电泳　用国产普通电泳仪。其内加 0.05mol/L pH8.6 的巴比妥缓冲液,加至电泳槽高度的 2/3 处,注意两槽内液面尽量水平。将加好样品的玻板置于电泳槽上,抗原端接负极,抗体端接正极,用 2～4 层滤纸浸湿做盐桥,滤纸与琼脂板连接处为 0.5cm。以板的宽度计算电流,以板的长度计算电压。要求电流量为 2～3mA/cm,即大板为 20mA,小板为 10mA。电压为 4～6V/cm。通电 45min～2h 后观察结果。

【实验结果】

在黑色背景上方,用散射光多个角度观察,在对孔之间有白色沉淀线即为阳性,阳性对照应出现明显的白色沉淀线。如果两极的沉淀条纹不清晰,于 37℃ 保温数小时可增强沉淀条纹的清晰度。

【注意事项】

影响结果的因素有如下几个方面。

(1) 抗原抗体的比例:抗原抗体比例合适时容易出现沉淀带,反之不易发生。当抗体浓度恒定时,被检血清含甲胎蛋白浓度高时,做 10 倍、20 倍或更高倍数稀释可以提高阳性率。随稀释度的增加,抗原抗体的比例发生变化,沉淀线由靠近抗血清孔逐步移向两孔中间,并可出现不典型的沉淀线如弧形、八字须形、斜线形,这些也是阳性,应予以注意。

(2) 几组电泳缓冲液中,其电泳结果以巴比妥钠-盐酸缓冲液灵敏度最高,巴比妥-巴比妥钠次之,Tris 缓冲液更差。

(3) 电压与电流偏小时则电泳时间需要长些;电压电流增大时,电泳时间可缩短。但电压过高则孔径变形,电流过大抗原抗体蛋白易变性,干扰实验结果。一般选择 5V/cm,电泳时间改为 1.5h。

**【思考题】**

1. 此实验中,抗体为什么会泳向阴极?
2. 此实验中,抗原为什么会泳向阳极?
3. 影响对流免疫电泳的因素有哪些?

# 实验四 免疫电泳

**【实验目的】**

1. 掌握用已知抗原或抗体测定受检血清中有无某种抗体或抗原,以协助临床诊断或供流行病学调查研究。
2. 掌握免疫电泳的实验原理、方法和实用意义。

**【实验原理】**

免疫电泳实验是先将抗原物质在琼脂凝胶中做电泳分离,然后于凝胶槽中加入抗体血清。使抗原抗体进行双向扩散,在比例适宜部位形成特异的抗原抗体复合物沉淀弧线。每条沉淀弧线代表一组抗原抗体复合物,故可用于抗原成分分析;且可以根据其迁移率与抗体所出现的特异反应进行鉴定。

**【实验材料】**

1. 待检标本(抗原) 正常人血清。
2. 抗体 正常人血清的家兔免疫血清。
3. 1.5%离子琼脂(用巴比妥缓冲液配制)。
4. 电泳仪。
5. 0.05mol/L pH8.6 巴比妥缓冲液。
6. 其他 湿盒、载物玻片、直径 3mm 打孔器,20mm×2mm 玻璃铸型,微量进样器。

**【实验方法】**

1. 取载物玻片 7.5cm×2.5cm 加上 3.5ml 的 1.5%琼脂凝胶,制成 2cm 厚的琼脂板。
2. 按图 4-9 位置,在琼脂板未凝固时,放入抗血清槽铸型,注意勿使铸型全部浸入琼脂中,待凝固时再打孔。

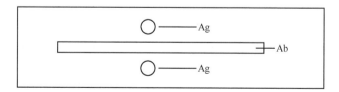

图 4-9 免疫电泳抗原孔和抗体槽位置示意图

3. 加待检标本 用微量进样器往孔中加 1~5μl。
4. 电泳 电压 9~7V/cm,泳动 15~20h。
5. 电泳后取出抗血清槽铸型,加入抗血清,进行双扩散,一般 24h 内沉淀弧全部出现。

【实验结果】

观察结果描绘、拍照或进行染色,染色后的标本便于结果分析及保存。

【思考题】

1. 叙述免疫电泳技术的基本原理。

2. 常用的免疫电泳技术有哪些?试从中选择一种技术并说明如何进行血清中 M 蛋白的鉴定与分型。

# 实验五　免疫比浊法

【实验目的】

1. 掌握用已知抗体测定受检血清中某种抗原,以协助临床诊断或供流行病学调查研究。

2. 掌握免疫比浊法的实验原理、方法和实用意义。

【实验原理】

抗原抗体在特殊缓冲液中快速形成抗原抗体复合物,使反应液出现浊度。当反应液中保持抗体过量时,形成的复合物随抗原量增加而增加,反应液的浊度亦随之增加,与一系列的标准品对照,即可计算出待检物的含量,此即为免疫比浊测定的基本原理。在介质溶液中,抗原与特异性抗体在一定条件下才能形成复合物,一定的条件包括:①对抗体的要求,作为体液或组织中蛋白质种类很多,若要快速特异检测,要求有单价特异抗体才能与抗原形成复合物。对于某一种特定的蛋白质,有其特异抗体才能与该蛋白质抗原结合,形成免疫复合物进行定量,若抗体不纯,混杂有另一种或两种少量的抗体,这种免疫复合物就不是单一复合物而是混合物,结果偏高。②抗原抗体比例适当,因免疫复合物形成有三个阶段,第一阶段是初步形成抗原抗体二元复合物;第二阶段是复合物交联成大的网格状结构;第三阶段是复合物聚合产生絮状沉淀。只有在抗原与抗体等价即无过剩抗体时,复合物的结合与解离才处于平衡状态,其混浊程度达到高峰。当一束入射光照射液相中上述条件下形成的免疫复合物时,一部分光被免疫复合物粒子吸收,一部分光透过,还有一部分光被免疫复合物粒子散射。利用比浊仪在光源的光路方向上测量透射光强度与入射光强度的比值或吸光值,来判断待测抗原的量,此法称为透射比浊法(turbidimetry)。如果是在光源光路的一定角度(如 70°)测量散射光的强度,光电池上的电信号和散射光强度成正比,经微电脑转换成被测抗原的含量,此法称为散射比浊法(nephelometry)。在抗体过量时,随抗原量的增加而复合物形成也增加,其测定只能在反应曲线的左侧进行(图 4-10)。③一般要求溶液中有非离子性亲水多聚体促进免疫复合物的形成,如聚二乙醇 6000 等。溶液 pH 以 6.5～8.0 之间为宜。载脂蛋白有形成两性螺旋片的特性,对脂质(特别是磷脂)有高度亲和力,与脂质结合后有时会掩盖抗原位点或构象改变,可以部分或完全丧失对抗血清的特异反应。为此,载脂蛋白检测过程中有必要先暴露抗原位点,所用试剂有表面活性剂、尿素、盐酸胍和吐温等解离蛋白剂,或用四甲基脲脱脂或有机溶剂脱脂等暴露抗原决定簇等方法,血清脂蛋白颗粒中的载脂蛋白,能在短时间内形成抗原抗体复合物进行定量;④抗原不能过量,因为抗原过量,抗原抗体复合物形成不但不增加,反而会减少,光散射或光吸收减少,检测结果反而偏低。

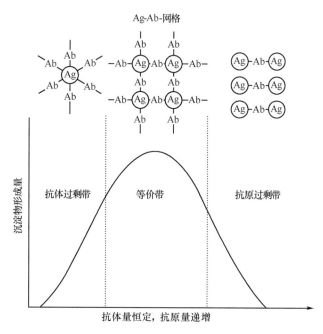

图 4-10 抗原抗体反应曲线(海德堡曲线)

在免疫比浊过程中,由于抗原抗体结合的三过程,从而导致光密度与浓度之间不呈线性关系,一般是三次方程曲线关系。若将抗原与抗体两个变量之间的变动特征恰当地反映出来,需要经过三次方程拟合成近似直线化的曲线方程,再进行运算,免疫比浊中,采用终点法或速率法,用 5 个或 7 个不同梯度进行定标,经三次曲线方程求出一条能反映真实情况的浓度与光密度的关系曲线方程,才能作为定量的工作曲线。

以血清 $ApoAI(B_{100})$ 透射比浊测定法为例,有两种方法可供选择,一种是手工操作,另一种是生化分析仪测定。基本原理均如下:血清 $ApoAI(B_{100})$ 和抗人 $ApoAI(B_{100})$ 特异性结合生成抗原抗体复合物,通过测定反应体系的光密度来确定血清 $ApoAI(B_{100})$ 的量。即脂蛋白抗原在溶液中与相应特异抗体形成抗原抗体复合物的混浊颗粒,分散于溶液介质中,在一定波长下测定其混浊程度,进行 $ApoAI(B_{100})$ 的定量测定。

下面以手工操作法为例进行实验。

【实验材料】

温州伊利康试剂:

1. Apo 缓冲液(RI),含 4% 的 PEG6000 和表面活性剂。

2. 羊抗人 $ApoAI(B_{100})$ 抗体液(RII):临用前取抗血清 $200\mu l$,加 0.9% 的 NaCl 液 $700\mu l$,混匀,待用,置冰箱 1 周内有效。

3. $ApoAI(B_{100})$ 参考血清(RIII)。

【实验方法】

1. 按 ApoAI 抗血清液或 $ApoB_{100}$ 抗血清 $100\mu l$,加相应的 Apo 缓冲液 $900\mu l$ 的比例混合成单一试剂(Apo 抗体液)。最好临用前配制当天用量。

2. 各试剂用量如表 4-4。

表 4-4　免疫比浊法各管所加成分及相应体积（ml）

| 成分 | ApoA I | | | ApoB$_{100}$ | | |
| --- | --- | --- | --- | --- | --- | --- |
| | 标准管 | 测定管 | 空白管 | 标准管 | 测定管 | 空白管 |
| 参考血清 | 5 | | | 5 | | |
| 待测血清 | | 5 | | | 5 | |
| ApoA I 抗体液 | 1 | 1 | 1 | | | |
| ApoB$_{100}$抗体液 | | | | 1 | 1 | 1 |

混匀各管，37℃保温 10min，波长 340nm，于半自动分析仪上先吸入空白管液，再吸入标准管，仪器根据光密度及参考值得出一换算系数，再吸入测定管，仪器内根据光密度及系数进行运算，打印结果。

3. 定标方法　根据免疫比浊法原理，应取多点（3～9 点），按 $y=a+bx+cx^2+dx^3$ 的 3 次方程回归曲线进行定标，制作参考工作曲线。

（1）校正工作曲线的绘制：配制抗血清稀释工作液，按 R I 试剂 0.9ml，加 R II 试剂 100$\mu$l 的比例（Apo 抗体液）混匀，待用。

制备 5 点校正液，取 R III（参考血清），用 0.9% 生理盐水倍比稀释成 5 个浓度，第 5 管为原参考血清浓度，其他 4 管分别为第 5 管的 1/2、1/4、1/8、1/16（或浓度为 0 即 0.9% 的 NaCl）。如表 4-5 所示制备各点校正液。

混匀各管，置 37℃ 水浴保温 10min，按程序上机做工作曲线。

表 4-5　标准曲线制备的各管（点）浓度（ml）

| 管号 | 1 | 2 | 3 | 4 | 5 |
| --- | --- | --- | --- | --- | --- |
| 1 号管（0） | 5 | | | | |
| 2 号管（1/8） | | 5 | | | |
| 3 号管（1/4） | | | 5 | | |
| 4 号管（1/2） | | | | 5 | |
| 5 号管（1/1） | | | | | 5 |
| Apo 抗体液 | 1 | 1 | 1 | 1 | 1 |

（2）标本测定：吸待测血清（测定管）5$\mu$l，加上述稀释抗血清工作液 1.0ml，于 37℃ 水浴保温 10min，上机读数，打印结果。

（3）如测定值超过工作曲线上限值，仪器会打印显示"过高"，此时，将待测标本稀释一倍再测。

（4）每批号的抗血清应作一次多点定标，即测定标本的抗血清应与定标的抗血清是同一批号抗血清。

【实验结果】

根据结果做工作曲线，检测出样本中待检蛋白的含量。

【注意事项】

从理论上考虑任何一种生化测定方法的试剂，临用时混合最好，可以消除试剂各种成分的自身化学变化和相互影响。而在实际工作中，是不可能的，只能是将几种不会起化学反应而又无相互影响的试剂配制成 2～4 种,临用时按一定比例配制使用。

【思考题】

1. 试述免疫比浊法的原理、方法。
2. 影响免疫比浊法的因素有哪些?

(宋银宏)

# 第三节　免疫标记技术

免疫标记技术(immunolabelling technique)是指用荧光素、放射性核素、酶、化学发光剂或电子致密物质(胶体金、铁蛋白)等作为标记物,标记抗体或抗原后进行的抗原抗体反应。本技术不影响抗原抗体反应的特异性,也不改变标记物本身的特性。其最突出的特点是既结合了抗原抗体反应的高特异性和标记技术的高灵敏度,而且能进行定性、定量和定位测定,易于操作并适合自动化检测,因而广泛应用于各种微量或超微量物质的分析鉴定和定量检测。根据标记物质和检测方法的不同,免疫标记技术可分为荧光免疫技术、放射免疫技术、酶免疫技术、免疫金标记技术和化学发光免疫技术等。

## 实 验 一　酶 免 疫 技 术

酶免疫技术是一种把抗原抗体反应的特异性和酶对底物的高效催化作用相结合的免疫检测技术。将酶与抗体或抗原用交联剂连接起来,此种酶结合物能与相应的抗原或抗体发生特异性结合,形成抗原-抗体-酶大分子复合物,当加入相应的酶底物时,底物被酶催化生成有色产物,根据反应体系的颜色变化和呈色深浅推断待检抗原或抗体的有无(定性)或含量(定量)。酶免疫技术可分为酶免疫组织化学技术和酶免疫测定两种类型,前者用于组织切片或其他标本中抗原的定位检测,后者用于体液中可溶性抗原或抗体的定性和定量测定。酶免疫测定又分为均相酶免疫测定和异相酶免疫测定,均相代表性技术有酶放大免疫测定技术和克隆酶供体免疫分析。异相酶免疫测定又分为液相和固相酶免疫测定,其中固相酶免疫测定的代表性技术有酶联免疫吸附试验(enzyme linked immunosorbent assay,ELISA)、酶联免疫斑点试验(ELISPOT)和免疫印迹技术等。

## 一、酶联免疫吸附试验

【实验目的】

掌握 ELISA 的原理,熟悉其操作方法。

【实验原理】

ELISA 是酶免疫测定中应用最广的技术。先将已知的抗体或抗原吸附于固相载体(聚苯乙烯微量反应板)表面,使抗原抗体反应在固相表面进行,通过洗涤将液相中多余的游离反应物去除;再加入酶标记的抗体或酶标记的抗抗体,形成抗体-抗原-酶标抗体复合物或抗原-抗体-酶标抗抗体复合物,此为双抗体夹心法或间接法;最后加入酶作用的底物,产生颜色反应,根据显色的深浅判定待测抗原或抗体的有、无或含量。ELISA 的检测方法很多,常见的有双抗体夹心法、间接法、竞争法和捕获法等,其中双抗体夹心法和间接法分别是检测抗原和抗体最常用的方法。本试验以双抗体夹心法检测乙型肝炎病毒表面抗原(HBsAg)为例(图 4-11)。

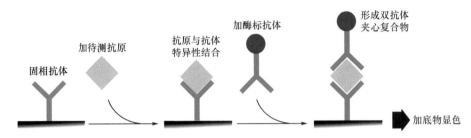

图 4-11　酶联免疫吸附试验原理示意图(双抗体夹心法)

**【实验材料】**

1. 包被缓冲液　0.05mol/L pH9.6 碳酸盐缓冲液。

2. 封闭液　5% 脱脂乳-PBS 溶液,pH7.4。

3. 稀释液　PBS-1% BSA,pH7.4。

4. 洗涤液　PBS-0.05% Tween20,pH7.4。

5. 辣根过氧化物酶(HRP)底物溶液　TMB-过氧化氢尿素溶液。

6. 终止液　2mol/L $H_2SO_4$ 溶液。

7. 酶标板　聚苯乙烯塑料板,作固相载体用。

8. 抗 HBsAg 抗体　包被固相用,为单克隆抗体。

9. 酶结合物　HRP 标记的抗 HBsAg 抗体。

10. 对照血清　临床标本筛选获得 HBsAg 阳性血清和阴性对照血清,空白对照可用稀释液代替。

以上试剂和材料目前多采用商品化 HBsAg 诊断试剂盒,包括:微孔反应板(为可拆式反应板条)、酶结合物、阳性对照、阴性对照、浓缩洗涤液、显色剂 A、显色剂 B、终止液。

11. 待检血清。

12. 酶标仪、37℃恒温箱、4℃冰箱、微量移液器、吸水纸、塑料洗瓶等。

**【实验方法】**

1. 包被　将抗 HBsAg 抗体用包被缓冲液稀释至工作浓度,按每孔 100μl 包被酶标板,置湿盒 4℃过夜。

2. 洗板　次日弃去孔内液体,在吸水纸上拍干,用洗涤液注满各孔,静置 3min 后弃去,再在吸水纸上拍干,如此反复洗涤三次。

3. 封闭　每孔加入封闭液 200μl,置湿盒 37℃封闭 1h 或 4℃过夜。

4. 洗板　同步骤 2 洗板三次。

注:如使用商品化试剂盒,以上步骤已完成,故可省略。

5. 加样　加入稀释的待检血清,每孔 100μl,每份标本加 2 孔。同时设阳性对照、阴性对照和空白对照(生理盐水或稀释液)。置湿盒 37℃孵育 1h。

6. 洗板　同步骤 2 洗板三次。

7. 加酶结合物　加入最适稀释度的 HRP 标记的抗 HBsAg 抗体,每孔 100μl,置湿盒 37℃孵育 30~45min。

8. 洗板 同步骤 2 洗板三次。

9. 加底物溶液 每孔加入临时配制的邻苯二胺底物溶液 $100\mu l$,37℃ 避光孵育 15min。

10. 终止反应 每孔加入 2mol/L $H_2SO_4$ $50\mu l$ 终止反应。

11. 测定 用酶标仪单波长 450nm 或双波长 450nm/630nm 测定各孔 OD 值(用单波长测定时需用空白对照孔调零),在 30min 内完成测定;也可肉眼观察颜色反应作定性。

【实验结果】

1. 肉眼判断 终止反应后,立即以白色背景直接用肉眼观察判断结果:阳性对照孔应呈明显黄色或橘红色,阴性对照孔和空白对照孔应无色,说明试验成立。待检血清孔显色深于阴性对照孔可判为 HBsAg 阳性,无色为阴性结果。

2. 酶标仪测定

(1) COV(Cut off Value)值计算:COV＝阴性对照 OD 均值×2.1

注:阴性对照 OD 值小于 0.05 以 0.05 计算,大于 0.05 按实际 OD 值计算。

(2) 结果判断:待测样品孔 OD 值大于或等于 COV 值判为 HBsAg 阳性;小于 COV 值判为 HBsAg 阴性。

【注意事项】

1. 标本 血清是 ELISA 最常用的标本,应尽量避免溶血,以减少非特异性显色;检测标本宜新鲜,以防被细菌污染产生假阳性反应;不能及时检测的血清标本应置－20℃低温保存。

2. 试剂 包被缓冲液、稀释液、洗涤液等可提前配制成 10 倍浓缩的液体,以方便平时使用及保存;使用的蒸馏水或去离子水应为新鲜或高质量的,不合格的蒸馏水可使空白值升高;从冰箱中取出的试剂在使用前应先平衡至室温,并检查是否变质;抗体制剂应避免反复冻融,防止效价降低。

3. 加样 加样时应将所加液体加在孔的底部,避免加在孔壁上部,并避免溢出,不可出现气泡;加样头均为一次性使用,禁止在未充分洗涤或消毒不完全时使用,以免交叉污染。

4. 温育 加样后酶标板应及时温育;温育常采用的温度有 37℃、室温、4℃等,37℃ 是 ELISA 常用的孵育温度,也是大多数抗原抗体反应的最适温度;保温容器最好是恒温水浴箱,可使温度迅速达到平衡;酶标板上应加盖以免孔内液体蒸发,也可将酶标板放在底部垫有湿纱布的湿盒中。

5. 洗涤 洗涤是 ELISA 操作中的关键步骤,其目的是洗去反应液中没有与固相抗原或抗体结合的物质以及在反应中非特异性吸附于固相载体的干扰物质。洗涤的次数一般为 3～4 次,有时需 5～6 次,每次浸泡的时间一般为 2～3min。

6. 加底物显色 底物溶液现配现用,加底物应避光显色,显色时间不宜太长,以免本底偏高。

【思考题】

1. 试述 ELISA 的原理及操作方法。

2. ELISA 操作中的关键步骤是什么?

3. ELISA 中封闭的目的是什么?

# 二、酶联免疫斑点试验

**【实验目的】**

掌握酶联免疫斑点试验(enzyme linked immunospot assay,ELISPOT)的基本原理,熟悉 ELISPOT 的操作方法。

**【实验原理】**

在基质为塑料板底或 PVDF 膜及硝酸纤维素膜的 96 孔培养板上,直接包被特异性单克隆抗体(即捕获抗体),用于捕获细胞分泌的细胞因子,封闭过夜后,加入待检测的细胞进行体外培养,同时加入相应的特异性抗原或非特异性有丝分裂原进行刺激培养,24～48h 后,T 细胞分泌的各种细胞因子(如 IL-2、IL-4、IL-10 及 IFN-γ 等)当即被位于细胞下方膜上的单克隆抗体所捕获,随后漂洗除去细胞,包被检测抗体,被捕获的细胞因子可以与生物素标记的检测抗体结合,然后用酶标亲和素与生物素结合进行化学酶联显色,使得在 PVDF 膜上形成一个个大小不一的圆形斑点。每一个斑点对应分泌细胞因子的一个细胞,称斑点形成细胞(spots forming cells,SFC),斑点多少可以在酶联免疫斑点自动图像分析仪上进行自动化计数或在显微镜下人工计数。统计膜上的斑点数目除以加入孔内的细胞总数,可计算出阳性细胞的比例。本试验以 ELISPOT 检测 IFN-γ 为例说明(图 4-12)。

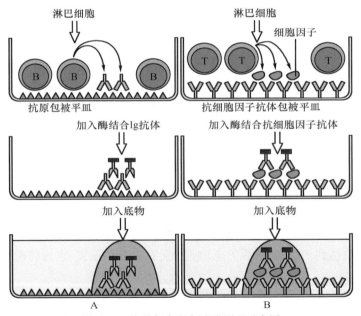

图 4-12　酶联免疫斑点试验原理示意图

A. 检测 B 细胞特异性抗体;B. 检测 T 细胞产生的细胞因子

**【实验材料】**

1. 70%乙醇溶液。

2. 细胞培养液　RPMI-1640。

3. 包被稀释液　0.01mol/L,pH7.4 PBS,高压灭菌。

4. 洗涤液　0.01mol/L,pH7.4 PBS-0.05% Tween20(PBST)。

5. 封闭液　含 10%胎牛血清(fetal calf serum,FCS)的培养基。

6. 淋巴细胞分离液。

7. 捕获抗体 IFN-γ 单克隆抗体、生物素化 IFN-γ 单克隆抗体、碱性磷酸酶标记的链霉亲和素。

8. 碱性磷酸酶的底物溶液 BCIP/NBT，有成套商品出售，或自行配制。

9. 无菌 ELISPOT 板、超净工作台、$CO_2$ 细胞培养箱、倒置显微镜、酶联免疫斑点自动图像分析仪。

**【实验方法】**

1. ELISPOT 板包被抗体（严格注意无菌操作）

（1）取 ELISPOT 板，每孔加入 $100\mu l$ 70% 乙醇溶液，室温下处理 10min。

（2）弃去孔内酒精，每孔加入 $100\mu l$ PBS，洗涤三次。

（3）用灭菌 PBS 稀释 IFN-γ 单克隆抗体，终浓度为 $10\mu g/ml$，每孔加入 $100\mu l$，盖上盖板，置 4℃ 孵育过夜。

（4）倾倒包被液，每孔加入 $100\mu l$ PBS，洗涤三次。最后一次，在灭菌的吸水纸上扣干。

（5）每孔加入 $200\mu l$ 含 10% FCS 的培养液进行封闭，盖上盖板，室温孵育 2h，4℃ 保存备用。

2. 接种细胞，加入刺激物，培养（严格注意无菌操作）

（1）细胞准备：外周血单个核细胞（PBMC）的分离参见第四章第五节实验二，用细胞培养液稀释至 $1\times10^5\sim2\times10^6/ml$。

（2）倾倒封闭液，无须洗板。每孔加入 $100\mu l$ 已准备好的细胞，细胞总数在 $1\times10^5\sim5\times10^5/$孔。试验组孔加入细胞和刺激物 PHA（终浓度 $1\sim4\mu g/ml$），阴性对照只加细胞不加刺激物，背景对照仅加无菌的细胞培养液。初次进行试验，应做刺激物浓度梯度和（或）细菌计数梯度预试验。

（3）加完样品后，盖上盖板，放入 $CO_2$ 培养箱，37℃ 培养 16～24h。

3. 检测（不再需要无菌操作）

（1）倾倒孔内的细胞和培养液，每孔加入 $200\mu l$ 冰冷的去离子水，4℃ 冰浴 10min（低渗法裂解细胞）。每孔加入 $100\mu l$ PBST 洗涤三次，最后一次，在吸水纸上扣干。

（2）每孔加入 $100\mu l$ 用 PBS-1% BSA 稀释好生物素化 IFN-γ 单克隆抗体，盖上盖板，37℃ 孵育 1.5h。倾倒液体，每孔加入 PBST 洗涤三次，最后一次，在吸水纸上扣干。

（3）每孔加入 $100\mu l$ 用 PBS-1%BSA 稀释好的碱性磷酸酶标记的链霉亲和素，盖上盖板，37℃ 孵育 1h。倾倒液体，每孔加入 PBST 洗涤三次，最后一次，在吸水纸上扣干。

（4）每孔加入 $100\mu l$ BCIP/NBT 底物溶液，合盖，室温孵育 5～20min。待斑点生长到合适的大小之后，用去离子水冲洗各孔，终止显色过程。

（5）漂洗完毕，在吸水纸上拍干板子上的剩余液体，室温干燥 ELISA 板，在倒置显微镜下观察结果或使用自动酶联免疫斑点图像分析仪进行分析。

**【实验结果】**

斑点计数可用倒置显微镜或自动酶联免疫斑点图像分析仪分析。有效斑点为中间致密外周带晕的圆形或不规则形斑点，大小不一，有时相连的数个斑点可融合为一个，计数时不易判断数量，通过自动酶联免疫斑点图像分析仪对斑点分析后可得出较准确的结果。图 4-13 为 ELISPOT 技术检测分析人淋巴细胞分泌 IFN-γ 的结果。

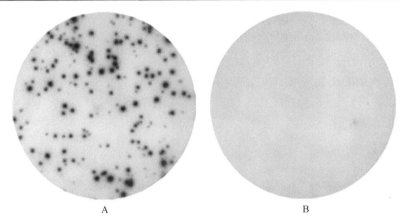

图 4-13　ELISPOT 技术检测分析人淋巴细胞分泌 IFN-γ 的结果

A. 接受刺激剂的细胞，可见散在的黑色斑点，每个斑点是激活的淋巴细胞分泌的待测
细胞因子区域，代表一个活性淋巴细胞；B. 未接受刺激细胞对照，未见明显斑点

**【注意事项】**

1. 包被、封闭和细胞培养等过程必须严格注意无菌操作。

2. 为保证结果的准确性，建议做双复孔或三复孔。推荐设定以下对照。

(1) 阳性对照：用重组的细胞因子或确定能分泌该种细胞因子的细胞。

(2) 阴性对照：用相同数量的未刺激细胞。

(3) 背景对照：用无菌的细胞培养液。

(4) 检测抗体对照：用 PBS 代替检测抗体。

3. 细胞数量必须适中，太多会造成斑点过密甚至融合，无法计数；太少则不能显现可见斑点。一般细胞数量控制在 $1 \times 10^4 \sim 1 \times 10^5$ 个/孔。

4. ELISPOT 检测的是每一个分泌细胞因子的活细胞，在培养过程中，任何移动、震动（包括开关培养箱门）都会导致细胞在培养板上的移动，从而得到不规则斑点或者斑点花纹，影响最终结果。因此，细胞在 ELISPOT 培养板孵育的过程中，应注意保持培养板的静置，不应对其移动。

5. 洗涤要充分，否则背景增高。

6. 显色过程需避光。

7. 试验完成后，不要在超过 37℃ 的环境中干燥 ELISPOT 培养板，以防 PVDF 膜产生皱褶或碎裂。

**【思考题】**

1. ELISPOT 与 ELISA 有何区别？ELISPOT 有何优势？

2. 用一种抗原免疫小鼠后，如何用 ELISPOT 技术检测小鼠脾脏中的抗体形成细胞？

（邱文洪　周小鸥）

# 实验二　荧光免疫技术

荧光素是一种能吸收激发光的光能产生荧光，并能作为染料使用的有机化合物，亦称荧光色素或荧光染料。目前用于标记抗体的荧光素主要有异硫氰酸荧光素（fluorescein isothiocyanate,FITC)、藻红蛋白(phycoery thrin,PE)等,它们在激发光的作用下可直接发出荧光,前者发黄绿色荧光,后者发红色荧光。

荧光免疫技术(immuno fluorescence technique)是将抗原抗体反应的特异性与荧光技术的敏感性相结合,以荧光素作为标记物,与已知的抗体(或抗原)结合,然后将荧光素标记的抗体作为诊断试剂,用于检测和鉴定未知的抗原。在荧光显微镜下,可以直接观察呈现特异荧光的抗原抗体复合物及其存在部位。

荧光免疫技术包括荧光抗体技术和荧光免疫测定两大类。荧光抗体技术是用荧光抗体对细胞、组织切片或其他标本中的抗原或抗体进行鉴定和定位检测,可在荧光显微镜下直接观察结果,或是应用流式细胞仪进行自动分析检测。荧光抗体技术的主要类型有直接法、间接法和双标记法等。荧光免疫测定主要有时间分辨荧光免疫测定和荧光偏振免疫测定等。

# 一、荧光免疫直接法检测 B 淋巴细胞抗原识别受体

## 【实验目的】

掌握直接法检测 B 细胞抗原识别受体(SmIg)的原理,了解其操作方法。

## 【实验原理】

SmIg 是 B 淋巴细胞的抗原识别受体,也是 B 淋巴细胞的特异性表面标志。用荧光素标记的羊(或兔)抗人 Ig 抗体与活淋巴细胞共同孵育,则荧光抗体与 B 淋巴细胞表面的 SmIg 相结合,在荧光显微镜下可见 B 细胞膜上呈现荧光,以此可鉴定 B 淋巴细胞。

## 【实验材料】

1. 肝素抗凝血、淋巴细胞分层液[密度:(1.077±0.001)g/L]。
2. 异硫氰酸荧光素(FITC)标记的羊(或兔)抗人 Ig 抗体。
3. 含 5% 胎牛血清的 Hank's 液。
4. 0.4% 台盼蓝染液。
5. 离心机、荧光显微镜、细胞计数器、试管、离心管、EP 管、毛细吸管、载玻片、盖玻片等。

## 【实验方法】

1. 取肝素抗凝血 2ml,常规方法分离外周血单个核细胞(详见第四章第五节实验二),用含 5% 胎牛血清的 Hank's 液配成 $1.5 \times 10^6$/ml 的淋巴细胞悬液。细胞悬液需用台盼蓝染色检测活力,活淋巴细胞数应高于 95%。

2. 在 EP 管内加入淋巴细胞悬液 $100\mu l$ 及 1:16~1:8 稀释的 FITC 标记的兔抗人 Ig 抗体 $100\mu l$,振荡混匀后,置 4℃冰箱作用 30min。荧光抗体每次使用前需经高速 10000r/min 离心 30min,以去除可能聚合的 Ig。

3. 加入含 5% 胎牛血清的 Hank's 液 2ml,混匀,1500r/min 离心 10min,倾弃上清液。重复洗涤 3 次。

4. 镜检前倾弃上清液,吸取细胞沉淀液,滴加于清洁载玻片上,置荧光显微镜下观察。

5. 在荧光显微镜下,先用普通光源计数视野中淋巴细胞总数,每份标本计数至少 200 个淋巴细胞,然后用荧光光源计数荧光阳性细胞,并算出百分率。

## 【实验结果】

细胞膜表面荧光染色阳性者(黄绿色)为 B 细胞,正常人外周血淋巴细胞中 B 细胞占 15%~30%。

B 细胞常在细胞膜上呈现明亮的黄绿色斑点状或半月状(帽状)荧光,有时亦可见到整个细胞膜四周呈现环状荧光。细胞悬液中混杂的多型核白细胞有时亦呈片状或均匀的荧光染色。

## 【注意事项】

1. 荧光抗体应高效价、高特异性与高亲和力,避光保存于 4℃,避免反复冻融。
2. 活淋巴细胞数至少在 95% 以上。
3. 细胞浓度以 $1.5 \times 10^6$/ml 为宜,过多或过少均影响细胞计数。
4. 淋巴细胞活力易受多种因素影响,荧光较易淬灭,一般在 2h 内观察。
5. 要注意排除各种干扰因素产生的内源性自发荧光和外源性非特异性荧光。

## 【思考题】

荧光免疫技术直接法的优点和缺点各是什么?

# 二、间接荧光免疫法检测抗核抗体

## 【实验目的】

掌握间接荧光免疫法检测抗核抗体的原理,了解其操作方法。

## 【实验原理】

自身免疫性疾病如系统性红斑狼疮患者血清中可出现抗细胞核抗体(anti-nuclear antibody,ANA)。以小鼠肝细胞、Hep-2 细胞等作为抗原基质,加入患者待检血清,若待检血清中含有 ANA(第一抗体),则 ANA 可与细胞中的核抗原结合形成抗原抗体复合物,再与随后加入的荧光素标记的抗人 IgG 抗体(第二抗体)结合,在荧光显微镜下观察可见到细胞核区出现典型的荧光图像。

## 【实验材料】

1. 待检血清　系统性红斑狼疮患者血清。
2. 抗核抗体间接免疫荧光法检测试剂盒　有商品供应,试剂盒包括:
(1) 抗原膜片:如小鼠肝细胞、Hep-2 细胞抗原载片等,用密封袋包装。
(2) 阳性对照:也可用已知 ANA 阳性血清作对照。
(3) 阴性对照:也可用正常人血清作对照。
(4) 异硫氰酸荧光素(FITC)标记的抗人 IgG。
(5) pH7.4 的 0.01mol/L PBS。
(6) 甘油缓冲液:9 份甘油加 1 份磷酸盐缓冲液,混匀。
(7) 加样板、吸水纸、封皮纸、盖玻片等。
3. 荧光显微镜、微量加样器等。

## 【实验方法】

1. 将试剂盒从冰箱中取出并恢复至室温(18~25℃)。

2. 将用 PBS 稀释的待检血清(稀释度 1:100)25μl 滴加于加样板反应区,避免气泡出现。取出抗原膜片,将其覆盖在加样板上并确保与待检血清接触,置室温放置 30min。

3. 用 PBS 流水冲洗抗原膜片,再浸入 PBS 中漂洗 5min。

4. 将 FITC 标记的抗人 IgG 25μl 滴加至另一加样板的反应区。取出抗原膜片,迅速擦去背面和边缘的水分并立即盖在加样板上,确保抗原膜片与荧光标记抗体接触良好,置室温放置 30min。

5. 同上洗涤,取出抗原膜片,擦去背面和边缘的水分,滴加甘油缓冲液,盖以盖玻片,于荧光显微镜下观察。

6. 本标本染色的同时应设立阳性对照和阴性对照。

【实验结果】

细胞核发黄绿色荧光为阳性染色细胞,不发荧光为阴性。抗原膜片中出现阳性染色细胞为 ANA 阳性,否则阴性。阳性待检血清可进一步稀释后测定效价。

根据细胞核着染荧光的图像(图 4-14),ANA 阳性可分为:①均质型,整个细胞核显示均匀一致的亮绿色荧光;②斑点型,细胞核内荧光呈点状或线状分布;③周边型,核周围呈亮绿色荧光光带;④核仁型,荧光着色主要在核仁区;⑤混合型,有两种以上的核染色;⑥着丝点型,用 Hep-2 细胞作抗原片可检出。

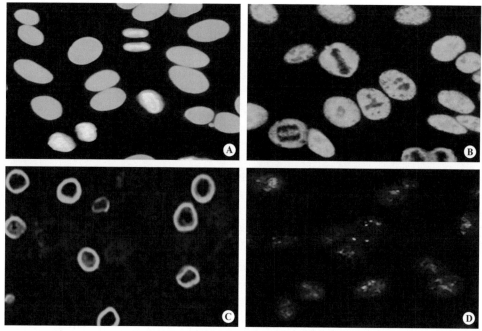

图 4-14  间接免疫荧光法检测抗核抗体
A. 均质型;B. 斑点型;C. 核膜型;D. 核仁型

【注意事项】

1. 待检血清应新鲜,或放−20℃保存。4℃保存 1 周后,阳性血清效价会降低。试验时应将待检血清稀释至正常人血清 ANA 水平的上限(具体稀释倍数参见试剂盒说明书要求)。

2. 抗核抗体的靶抗原无种族、种属的特异性,故抗原片多采用动物细胞,但不同来源的细胞核内抗原的种类和量不同,故检测结果有所差异。

3. 标本在进行荧光染色后应及时观察,一般在 1h 内完成。

4. 核染色图谱只有相对的参考意义,必要时应进一步作特异性抗核抗体的检查。

**【思考题】**

间接荧光免疫法检测抗核抗体与其他方法比较有什么特点?

# 三、间接荧光免疫法检测人外周血 T 淋巴细胞亚群

**【实验目的】**

掌握间接荧光免疫技术的原理,了解利用该法检测人外周血 T 淋巴细胞亚群的操作过程。

**【实验原理】**

人外周血中的 T 淋巴细胞,根据其表面 CD 分子的不同分为 CD3 阳性的总 T 细胞、CD4 阳性的辅助性 T 细胞和 CD8 阳性的杀伤性 T 细胞。当鼠抗人 CD(CD3/CD4/CD8)单克隆抗体(一抗)加到淋巴细胞悬液中时,一抗与淋巴细胞表面的 CD 分子结合,再加入荧光素标记的羊(或兔)抗鼠 IgG(二抗),二抗与一抗 Fc 段结合,即形成 T 细胞--一抗-荧光素标记二抗复合物。在荧光显微镜下,结合有荧光素标记抗体的细胞在黑暗背景下发出荧光,凡是呈现特异性荧光的细胞即为阳性细胞,计数阳性细胞,从而确定 T 细胞各亚群的百分率。

**【实验材料】**

1. 肝素抗凝血、淋巴细胞分层液(密度:$1.077\pm0.001$g/L)。

2. 鼠抗人 T 淋巴细胞 McAb:CD3、CD4、CD8 单克隆抗体。

3. 异硫氰酸荧光素(FITC)标记的羊(或兔)抗鼠 IgG 抗体。

4. 含 5% 胎牛血清的 Hank's 液。

5. 离心机、荧光显微镜。

6. 试管、离心管、EP 管、毛细吸管、载玻片、盖玻片等。

**【实验方法】**

1. 取肝素抗凝血 2ml,常规方法分离外周血单个核细胞(详见第四章第五节实验二),用含 5% 胎牛血清的 Hank's 液配成 $1.5\times10^{6}$/ml 的淋巴细胞悬液。

2. 将淋巴细胞悬液加入 4 个 EP 管内,每管 $100\mu l$。3000r/min 离心 10min,弃上清液。

3. 在第 1~3 管内分别加入抗 CD3、CD4、CD8 单克隆抗体各 $25\mu l$,第 4 管为阴性对照,加入其他无关抗体。振荡混匀,置 4℃ 冰箱内作用 30min。

4. 每管加入含 5% 胎牛血清的 Hank's 液 $200\mu l$,振荡混匀,1500r/min 离心 10min,弃上清液。重复洗涤 3 次。

5. 每管加入 1:20 稀释的 FITC 标记羊(或兔)抗鼠 IgG $50\mu l$,振荡混匀,置 4℃ 冰箱避光作用 30min。再同上洗涤 3 次。

6. 倾弃上清液,每管加入含 5% 胎牛血清的 Hank's 液 $50\mu l$ 振荡混匀后,各管取一滴细胞悬液于载玻片上,覆以盖玻片在荧光显微镜下观察。

**【实验结果】**

在荧光显微镜下可见到细胞膜上呈现环状或斑点状黄绿色明亮荧光的淋巴细胞,即为

荧光阳性细胞。分别计数 200 个淋巴细胞,根据其中有荧光的淋巴细胞数目,计算荧光阳性细胞的百分率。

正常人外周血 T 淋巴细胞亚群的正常值为:CD3$^+$ T 细胞 70%～80%、CD4$^+$ T 细胞 40%～60%、CD8$^+$ T 细胞 20%～30%,CD4$^+$ T 细胞与 CD8$^+$ T 细胞的比值为 2∶1。

**【注意事项】**

1. 在离心洗涤时要防止淋巴细胞丢失。
2. 抗体与细胞孵育时应在 4℃或冰上,避免非特异性结合。
3. 荧光染色后一般在 1h 内完成,时间过长,会使荧光减弱。
4. 各 T 淋巴细胞亚群的正常范围随各实验室的实验方法、条件的不同稍有差异。

**【思考题】**

该试验中最后结果的观察可以用流式细胞仪进行检测吗?

# 实验三 免疫金标记技术

免疫金标记技术(immunogold labelling technique)是以胶体金作为示踪物质,应用于抗原抗体反应的一种新型免疫标记技术。在还原剂的作用下,氯金酸(HAuCl$_4$)可聚合成特定大小的金颗粒,并由于静电作用而成为稳定的胶体状态,故称胶体金。胶体金与抗原或抗体等大分子物质的结合物即为免疫金,其制备原理为蛋白质被吸附到胶体金颗粒表面而结合的过程。由于金颗粒具有较高的电子密度,当金标蛋白在相应的配体处大量聚集时,肉眼可见红色或粉红色斑点,因而用于定性或半定量的快速免疫检测。在临床检验的应用中,主要技术类型有斑点金免疫渗滤试验和斑点金免疫层析试验。

## 一、斑点免疫金渗滤试验

斑点免疫金渗滤试验(dot immunogold filtration assay,DIGFA)是利用微孔滤膜的可滤过性,使抗原抗体反应和洗涤在一渗滤装置上以液体渗滤过膜的方式迅速完成。其基本原理是先将抗原或抗体点加在固相载体硝酸纤维素(NC)膜上,制成抗原或抗体包被的微孔滤膜并贴置于吸水材料上,实验时,依次在膜上滴加待检标本、免疫金及洗涤液等,并与 NC 膜上的相应抗体或抗原发生反应,过量试剂很快渗入吸水材料中。抗原抗体反应后,形成的大分子胶体金复合物在膜上呈现红色斑点,即获得阳性结果。该试验操作简便快速,废弃物少,除试剂盒外不需要任何仪器设备,已成为床边检验(point of care test,POCT)的主要方法之一。

DIGFA 有两种方法类型,即双抗体夹心法测抗原、间接法测特异性抗体。本试验以双抗体夹心法测尿液中 HCG 抗原。

**【实验目的】**

掌握 DIGFA 的原理,了解其操作方法。

**【实验原理】**

将抗 α-HCG 单克隆抗体点加在硝酸纤维素膜中央,并为膜所吸附。滴加待检尿液标本,当滴加在膜上的标本液体渗滤过膜时,标本中所含的 HCG 抗原则被膜上的抗 α-HCG 所捕获并与之特异性结合,其余无关蛋白等则滤出膜片。其后滴加的金标抗 β-HCG 单克

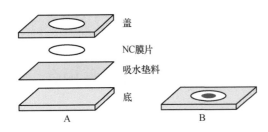

图 4-15 斑点金免疫渗滤试验装置
及结果示意图
A. 装置分解图；B. 阳性结果

隆抗体在渗滤中也与已结合在膜上的 HCG 抗原特异性结合。再加洗涤液洗去未结合的金标抗 β-HCG 单克隆抗体。因胶体金本身呈红色，阳性反应即在膜中央呈现红色斑点。斑点呈色的深浅与尿液标本中 HCG 量呈正相关(图 4-15)。

【实验材料】

1. 待检标本　孕妇尿液。

2. 检测试剂盒　本法临床上均有现在试剂盒供应，该试剂盒主要组成有：

(1) 滴金反应板：即渗滤装置，由塑料小盒、吸水垫料和点加了抗 α-HCG 单克隆抗体的 NC 膜片三部分组成。

(2) 免疫金复合物：即金标抗 β-HCG 单克隆抗体。

(3) 洗涤液。

(4) 抗原参照标准液：即 HCG。

3. 一次性滴管。

【实验方法】

1. 将滴金反应板平放于实验台上，小孔分别标记 T(测试孔)和 R(参照孔)。

2. 用塑料滴管加三滴待检尿液于 T 孔中央，加三滴抗原参照标准液于 R 孔中央，待完全渗入。

3. 各孔内滴加金标抗 β-HCG 单克隆抗体三滴，待完全渗入。

4. 各孔内滴加洗涤液三滴，待完全渗入。

5. 观察结果。

【实验结果】

1. 抗原参照标准液孔膜中央应有清晰的淡红色斑点显现。

2. 若待检标本滴加孔膜中央无红色斑点显现为阴性反应。

3. 若待检标本滴加孔膜中央出现淡红色或红色斑点为阳性反应，且斑点呈色的深浅相应地提示阳性强度(抗原浓度的高低)。

【注意事项】

1. 注意试剂盒的贮存、使用温度及保存时间。

2. 正确操作，注意滴加的尿液标本量和参照标准液量应尽量一致，滴加金标抗 β-HCG 单克隆抗体时液滴内不应含有气泡。

【思考题】

1. DIGFA 的主要优点是什么？

2. 如何对 DIGFA 进行质量控制？

# 二、斑点免疫金层析试验

斑点免疫金层析试验(dot immuno gold chromatography assay，DIGCA)也是以硝酸纤

维素(NC)膜为载体,将多个试剂组合于一个约 6mm×70mm 的试纸条上,试纸条的两端附有吸水材料,成为单一试剂条。检测标本加在试纸条的一端,通过微孔滤膜的毛细管作用使样品溶液向另一端泳动,犹如层析一般。该试验的特点是单一试剂,一步操作,且干燥包装的试剂条可在室温保存 1 年以上,也是床边检验(point of care test,POCT)的主要方法之一。

DIGCA 多用于检测抗原,也可用于检测抗体,常见的方法类型有双抗体夹心法测抗原、竞争法测小分子抗原、间接法测抗体。本试验以双抗体夹心法测定尿液中 HCG 抗原。

**【实验目的】**

掌握胶体金免疫层析试验的原理,了解其操作方法。

**【实验原理】**

试纸条上端(A 处)和下端(B 处)分别粘贴吸水材料,将免疫金复合物(金标抗 α-HCG 单克隆抗体)干片粘贴在纸剂条近下端(C 处),紧贴其上的硝酸纤维素膜条上有两个反应区域,即测试区(T 处)和质控参照区(R 处),分别包被抗 β-HCG 单克隆抗体和抗小鼠 IgG。测定时将试纸条下端浸入尿液标本中,下端吸水材料即吸取液体标本向上端移动,流经 C 处时,使干片上的免疫金复合物复溶,并带动其向膜条渗移。若标本中有待测特异性抗原(HCG),则与免疫金复合物中的抗体结合,形成金标抗 α-HCG 单克隆抗体-HCG 复合物,当其移至测试区时即被固相抗 β-HCG 单克隆抗体捕获,形成金标抗 α-HCG 单克隆抗体-HCG-抗 β-HCG 单克隆抗体复合物,至此,金标抗体被固定于测试区,膜上显示红色反应线条,呈阳性反应。过剩的金标抗 α-HCG 单克隆抗体则继续前行,移至参照区时被固相抗小鼠 IgG 捕获(免疫金复合物中的单克隆抗体为小鼠 IgG),显示红色质控线条。反之,阴性标本则无反应线条,而仅显示质控线条(图 4-16)。

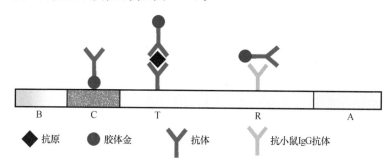

图 4-16　斑点金免疫层析试验原理示意图

**【实验材料】**

1. 待检标本　孕妇尿液。

2. "一步金法"早早孕检测试纸条,有商品供应。

3. 一次性尿液收集杯等。

**【实验方法】**

1. 将试纸条与尿样标本恢复至室温(20~30℃)。

2. 从原包装铝箔袋中取出试纸条(在 1h 内应尽快使用),将试纸条按箭头方向插入尿液标本中。

3. 至少 5s 后取出平放于整洁的台面上,也可以不取出,一直放在尿杯中直到读出结果。

4. 等待反应开始,即试纸条上方质控参照区出现红色质控线条后,5min 内观察结果,10min 后判定无效。

**【实验结果】**

1. 阴性　仅在质控区出现一条紫红色条带,在测试区内无紫红色条带出现,表明未怀孕。

2. 阳性　两条紫红色条带出现,一条位于测试区内,另一条位于质控区,表明已怀孕。

3. 弱阳性　若测试区红色条带明显浅于质控区紫红色条带,表明可疑。2 天后应重新测试,以免漏诊。

4. 无效　质控区未出现紫红色线条带,表明不正确的操作过程或试纸条变质损坏而失效。

**【注意事项】**

1. 试纸条应低温、避光保存,使用前取出恢复至室温。

2. 使用前不要浸湿试纸条或触摸反应膜。

3. 试纸条下端浸入尿液标本中时,注意尿液液面不能超过 MAX 标记线。浸入时间过长或过短也会影响测试结果。

4. 当 HCG 浓度很高时测试线很明显,质控线可能变得很弱,为正常结果。

5. 测试线与质控线均不出现色带时,表明发生检测错误,应重新测试。

**【思考题】**

1. 试比较 DIGFA、DIGCA 和 ELISA 的异同点。

2. 试用 DIGCA 的原理设计一个检测血清中乙型肝炎病毒表面抗原(HBsAg)的试验。

(周小鸥)

# 第四节　补体参与的免疫反应

补体(complement)是广泛存在于人和脊椎动物血清及组织液中的一组经活化后具有酶活性的蛋白质,包括 30 余种可溶性蛋白和膜结合蛋白。在某些激活物的作用下,可发生一系列放大的酶促级联反应,表现出多种生物学活性。

在某些病理情况下,血清补体含量和活性可发生变化,因此,临床上动态观察血清总补体活性和补体各成分的变化,对某些疾病的诊断、预后判断等具有一定意义。利用补体激活后的各种生物学功能(如溶细胞效应及免疫黏附等),可进行有关实验,涉及补体的实验方法大致可分为两类:①有补体参与的用已知抗体(或抗原)检测相应抗原(或抗体)的实验;②直接检测补体活性的实验。

补体对热不稳定,经 56℃加热 30min 就可使其失去活性。各种动物血清中,以豚鼠的补体含量为最高,成分较全,效价稳定,采用方便,因而常将豚鼠的全血清作为补体来使用。

## 实验一　补体溶血试验

**【实验目的】**

掌握补体溶血反应的原理,了解补体溶血反应的操作方法,观察补体的溶细胞作用。

**【实验原理】**

作为抗原的红细胞与相应抗体结合后,在有电解质存在时,形成免疫复合物,若同时加入动物新鲜血清,则补体可被免疫复合物激活,导致红细胞溶解破坏,产生溶血现象,称为溶血试验(hemolysis test)。

**【实验材料】**

1. 抗原 2%绵羊红细胞(SRBC)。

2. 抗 SRBC 抗体 即溶血素,将绵羊红细胞多次免疫同一异种动物(如家兔),可使之产生以 IgG 为主的特异性抗体,获取血清后用生理盐水稀释至试验所需溶血单位浓度。

3. 补体 豚鼠新鲜血清,用生理盐水稀释至试验所需溶血单位浓度。

4. 生理盐水、小试管、吸管、试管架、恒温水浴箱等。

**【实验方法】**

1. 取小试管 4 支,标好管号后,按表 4-6 加入各成分。

表 4-6 补体溶血试验加样程序

| 成分 | 试管号 | | | |
|---|---|---|---|---|
| | 1 | 2 | 3 | 4 |
| 2%绵羊红细胞(ml) | 0.5 | 0.5 | 0.5 | 0.5 |
| 溶血素(2U) | 0.5 | 0.5 | — | — |
| 补体(2U) | 0.5 | — | 0.5 | — |
| 生理盐水(ml) | 0.5 | 1.0 | 1.0 | 1.5 |

2. 将上述 4 支试管摇匀后置于 37℃水浴箱中,30min 后观察并记录结果。

**【实验结果】**

1. 试管内溶液呈红色透明,管底无细胞沉淀,为溶血。试管内溶液呈混浊或管底有细胞沉淀,为不溶血。

2. 第 1 号管(试验管)因含有红细胞抗原、抗体及补体,结果应为溶血。第 2、3、4 号管(对照管)因缺乏溶血素和(或)补体,结果均应为不溶血。

**【注意事项】**

1. 作为补体的豚鼠血清要新鲜,否则会降低其活性。

2. 未经洗涤的绵羊红细胞置于 4℃冰箱可保存 1 周,制备 2% SRBC 时应洗涤三次后,用压积红细胞现场配制。

3. 溶血素和补体的效价应在试验前进行滴定,找出最合适的浓度。

4. 试验所用的玻璃器皿一定要清洁干燥。

5. 加样要准确,吸管不能混用,结果观察时应轻拿轻放。

**【思考题】**

1. 请解释补体溶血试验的原理。

2. 补体溶血试验有什么用途?

3. 属于固有免疫系统的补体是否参与适应性免疫?请举例说明。

# 实 验 二　血 清 总 补 体 活 性 测 定

## 【实验目的】

掌握血清总补体活性测定的原理,了解血清总补体活性测定的方法。

## 【实验原理】

绵羊红细胞(抗原)与相应抗体(溶血素)结合形成复合物后,激活血清中的补体,导致红细胞溶解,即产生溶血现象。当反应体系中红细胞和溶血素一定时,溶血程度与总补体活性呈正相关,但并非直线关系。以溶血程度为纵坐标,补体量为横坐标绘图,可得到典型的S形曲线(图4-17)。曲线两端平坦,补体量的增减对溶血程度影响不大,而在曲线中段(约30%～70%溶血范围)斜度最陡,几乎成一直线,补体量稍有变动就会对溶血程度产生明显影响。在 50% 溶血(complement hemolysis 50%,CH50)时,其溶血程度与补体量的关系最为敏感,近似直线关系,故以 CH50 作为反应判定终点。以 50% 溶血所需要的最小补体量为一个 CH50 U,可计算出待测血清中总补体溶血活性,以 CH50 U/ml 表示。人血清总补体活性正常值为 50～100 U/ml。

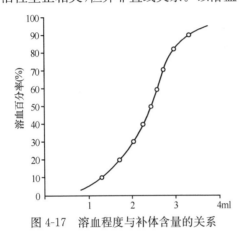

图 4-17　溶血程度与补体含量的关系

## 【实验材料】

1. 待检血清　取新鲜血分离血清,应注意无污染、无溶血、无乳糜,不超过 2h。

2. 2%绵羊红细胞(SRBC)悬液　新鲜脱纤维绵羊血或 Alsever 液保存的 SRBC,以 10 倍体积生理盐水洗涤三次,前两次每次 2000r/min 离心 5min,末次 2500r/min 离心 10min,取压积红细胞用巴比妥缓冲液配成 2%SRBC 悬液。

3. 溶血素(抗 SRBC 抗体)　按效价用巴比妥缓冲液稀释至 2U,如效价为 1:4000,使用时稀释成 1:2000。

4. pH7.4 巴比妥缓冲液。

5. 生理盐水、试管、吸管、试管架、离心机、721 分光光度计、比色杯、恒温水浴箱等。

## 【实验方法】

1. 稀释待检血清　取待检血清 0.2ml,加 pH7.4 巴比妥缓冲液 3.8ml,使血清稀释度为 1:20。

2. 配制 50%溶血标准管　取 2%绵羊红细胞悬液 2ml 加蒸馏水 8ml,混匀使完全溶血,即 100%全溶血管。取全溶血管上清液 2ml 加巴比妥缓冲液 2ml,混匀后即为 50%溶血标准管。

3. 取洁净干燥试管 10 支,编好管号后,按表 4-7 加入各成分。第 10 管为不溶血对照管。

4. 将管内各成分摇匀,置 37℃水浴箱中水浴 30min 后,2500r/min 离心 5min。

表 4-7　血清总补体活性(CH50)测定加样程序

| 成分 | 试管号 | | | | | | | | | |
|---|---|---|---|---|---|---|---|---|---|---|
| | 1 | 2 | 3 | 4 | 5 | 6 | 7 | 8 | 9 | 10 |
| 1:20 稀释血清(ml) | 0.10 | 0.15 | 0.20 | 0.25 | 0.30 | 0.35 | 0.40 | 0.45 | 0.5 | — |
| pH7.4 巴比妥缓冲液(ml) | 1.40 | 1.35 | 1.30 | 1.25 | 1.20 | 1.15 | 1.10 | 1.05 | 1.00 | 1.50 |
| 2U 溶血素(ml) | 0.5 | 0.5 | 0.5 | 0.5 | 0.5 | 0.5 | 0.5 | 0.5 | 0.5 | 0.5 |
| 2% 绵羊红细胞(ml) | 0.5 | 0.5 | 0.5 | 0.5 | 0.5 | 0.5 | 0.5 | 0.5 | 0.5 | 0.5 |
| 50% 溶血相应总补体活性(U/ml) | 200 | 133 | 100 | 80 | 66.6 | 57.1 | 50 | 44.4 | 40 | — |

注:混匀,37℃水浴 30min,2500r/min 离心 5min 后,观察结果

【实验结果】

将上述离心后的各试验管与 50%溶血标准管进行比较,可以用目测法或比色法。以溶血程度(或吸光度)最接近 50%溶血标准管者为终点管。待检血清的总补体活性按下列公式计算:

$$血清总补体活性(U/ml) = \frac{1}{50\%溶血标准管的血清用量(ml)} \times 稀释倍数$$

假如第 4 管的光密度值最接近 50%溶血标准管,其血清稀释度为 1:20,血清用量为 0.25ml,则该待检血清的总补体活性为(1/0.25)×20＝80U/ml。表 4-7 已列出各试管 50%溶血时的相应总补体活性,从表中可直接查得。

【注意事项】

1. 待检血清必须新鲜,注意冷藏,且稀释准确。

2. 配制 50%溶血标准管的 SRBC 应与试验时所用的 SRBC 为同一批次。

3. 溶血素在使用前要准确滴定,以确定其效价。

4. 试验用玻璃器皿一定要洁净干燥,避免酸、碱或其他因素对结果的影响。

5. 试验管和标准管的口径、厚度、透明度须一致,以免影响结果观察。

【思考题】

1. 为什么血清总补体活性的测定采用 50%溶血程度作为反应判定标准,而不采用 100%溶血程度?

2. 血清总补体活性的测定有哪些临床意义?

3. 血清总补体活性测定操作过程中应注意哪些环节? 为什么?

# 实验三　补体依赖的细胞毒试验

【实验目的】

掌握补体依赖的细胞毒试验的原理,了解其操作方法。

【实验原理】

带有表面抗原的靶细胞(如正常细胞、肿瘤细胞、病毒感染细胞)与相应特异性抗体结合后,在补体参与下,通过经典途径活化补体,引起靶细胞膜损伤,导致细胞膜的通透性增加,进而细胞裂解死亡。染料(伊红-Y、台盼蓝)可通过损伤的细胞膜进入细胞内使细胞着色,故可用于指示死细胞或濒死细胞,而活细胞不着色。此即补体依赖的细胞毒(complement dependent cytotoxicity,CDC)试验。利用 CDC 试验可以检测细胞的膜抗原,也可鉴

定抗体的特异性。例如,在进行同种异体移植时,通过检测淋巴细胞表面的 HLA 抗原或血清中的抗 HLA 抗体,可用于 HLA 定型和 HLA 配型;也可用已知抗 T 淋巴细胞单克隆抗体鉴定 T 细胞亚群;还可用人淋巴细胞作为抗原,检测抗淋巴细胞自身抗体。

本试验利用 CDC 试验,用单克隆抗体检测小鼠 T 淋巴细胞的表面抗原。

**【实验材料】**

1. 抗体　兔抗小鼠 T 细胞表面抗原 CD3 的单克隆抗体。

2. 补体　豚鼠新鲜血清,经小鼠胸腺细胞吸收后,用冷 Hank's 液(含 5%新生牛血清)作 1:3 稀释。

3. 试验动物　4～6 周龄健康小鼠。

4. 染料　1%伊红-Y 染液。

5. 含 5%新生牛血清的冷 Hank's 液、0.8%戊二醛。

6. 解剖器械(眼科剪、眼科镊)、平皿、80～100 目不锈钢筛、5ml 注射器针栓、试管、1ml 吸量管、尖吸管、载玻片、盖玻片等。

**【实验方法】**

1. 小鼠胸腺细胞悬液的制备

(1) 将 4～6 周龄小鼠采用颈椎脱臼法处死,用碘酒、乙醇消毒皮毛。

(2) 用解剖器械打开胸腔,取出胸腺放入已加入约 4ml 冷 Hank's 液的平皿中,在 100 目不锈钢网上用 5ml 注射器针栓研磨,使胸腺细胞释出,并经不锈钢网过滤。

(3) 将细胞悬液放入试管,1000r/min 离心 5min,弃上清液,用 Hank's 液将沉淀的胸腺细胞洗涤两次。

(4) 用 Hank's 液重悬沉淀的胸腺细胞,配成 $1 \times 10^7$/ml 细胞悬液。

2. 取试管 4 支,做好标记后,按表 4-8 依次加入 $1 \times 10^7$/ml 胸腺细胞悬液、抗小鼠 CD3 单克隆抗体(最适稀释度)、Hank's 液及 1:3 补体,混匀,37℃水浴 30min。

**表 4-8　补体介导的细胞毒试验各管加样程序**(ml)

| 试验材料 | 试验管 | 补体对照管 | 细胞对照管 | 抗体对照管 |
| --- | --- | --- | --- | --- |
| $1 \times 10^7$/ml 小鼠胸腺细胞 | 0.1 | 0.1 | 0.1 | 0.1 |
| 抗 CD3 单克隆抗体(最适稀释度) | 0.1 | — | — | 0.1 |
| Hank's 液 | — | 0.1 | 0.2 | 0.1 |
| 1:3 补体* | 0.1 | 0.1 | — | — |
| 1%伊红-Y 染液# | 0.1 | 0.1 | 0.1 | 0.1 |
| 0.8%戊二醛△ | 0.1 | 0.1 | 0.1 | 0.1 |

注:* 混匀,置于 37℃水浴 30min;# 混匀,置于室湿 2min;△混匀,固定 1min

3. 取出后每管加入 1%伊红-Y 染液 0.1ml,混匀,室温放置 2min。

4. 每管加入 0.8%戊二醛 0.1ml,重新混匀,固定 1min。

5. 各试验管分别在一张载玻片上滴片,加盖玻片镜检。先在低倍镜下观察,再用高倍镜观察,比较各管中细胞死活情况。

**【实验结果】**

活细胞形态正常,不着色,折光性强;死细胞肿胀变大,呈红色,无光泽。

高倍镜下计数 200 个细胞,计算其中死细胞的百分数。计算公式如下:

$$死细胞百分数 = \frac{试验管死细胞百分数 - 对照管死细胞百分数}{100\% - 对照管死细胞百分数} \times 100\%$$

**【注意事项】**

1. 制备胸腺细胞速度要快,且需在冰浴中进行操作,以保持细胞活力。

2. 抗胸腺细胞 CD3 单克隆抗体和补体的稀释度,要按效价在预试验中确定。

3. 试验器材要洁净,试剂配制要准确,避免各种可能影响试验结果的干扰因素。

4. 若细胞对照管死细胞百分数超过 5%,试验需重新做。

5. 结果观察时,镜检操作要熟练、准确、快速,放置时间过长,着色细胞会增多,导致假阳性反应。

**【思考题】**

1. 补体依赖的细胞毒试验的原理和用途是什么?

2. 试验过程中需注意哪些事项? 为什么?

(周小鸥)

# 第五节　免疫细胞的分离与纯化

用体外方法对机体各种免疫细胞分别作鉴定、计数和功能测定,是观察机体免疫状态的一种重要手段。为此,需将各种免疫细胞从血液或脏器中分离出来。免疫细胞主要包括淋巴细胞、巨噬细胞、中性粒细胞等。由于检测的目的和方法不同,分离细胞的需求和技术要求也不同。有的仅需分离白细胞,有的则需分离单个核细胞,其中含淋巴细胞和单核细胞,有的则需分离 T 细胞和 B 细胞以及其亚群。分离细胞选用的方法应力求简便可行,并能获得高纯度、高获得率、高活力的细胞。分离细胞群的原则:一是根据各类细胞的大小、沉降率、黏附和吞噬能力加以区分;二是按照各类细胞的表面标志,包括细胞表面的抗原和受体,加以选择性分离。

# 实验一　自然沉降法分离外周血白细胞

**【实验目的】**

1. 了解正常人外周血白细胞分离的原理。

2. 学会用自然沉降法分离外周血白细胞的方法。

**【实验原理】**

正常人外周血液中红细胞与白细胞的比例约为 6000:1～1000:1,两类细胞的密度不同,其沉降速度也不同。通常可用两种方法进行正常人外周血白细胞分离:自然沉降法和聚合物加速沉降法。

自然沉降法是利用血细胞自然沉降率差异进行正常人外周血白细胞分离的方法。采集血液后,应注意及时抗凝。操作原则是将含抗凝血的试管直立静置室温 30～60min 后,血液分成明显三层,上层为淡黄色血浆,底层为红细胞,紧贴红细胞层上面的灰白层为白细胞,轻轻吸取,即得富含白细胞的细胞群,离心洗涤后,加入少量蒸馏水或含氯化铵的 Gey

溶液,经短时间的低渗处理,使红细胞裂解,经过反复洗涤可得纯度较高的白细胞悬液。

聚合物加速沉降法是利用高分子质量的聚合物如明胶、右旋糖酐、聚乙烯吡咯烷酮等使红细胞凝集成串,加速红细胞沉降,使之与白细胞分离。本法的细胞获得率比自然沉降法高。

**【实验材料】**

1. 试管、毛细吸管、水平离心机等。

2. 抗凝剂(肝素)、无钙镁离子的 Hank's 溶液、细胞培养液等。

**【实验方法】**

1. 取受检者静脉血 5ml,放入加有抗凝剂的试管中,轻轻混匀。

2. 将试管直立静置于室温或 37℃ 温箱中 30～60min,待红细胞自然沉降。此时可见试管中的悬液分三层,上层为淡黄色血浆,底层为红细胞,在紧贴红细胞层上面,有一呈灰白色的白细胞与血小板层(正常人外周血白细胞)。

3. 用毛细管吸取位于红细胞层上面的富含白细胞的细胞悬液,移入另一试管中。

4. 在沉淀细胞中加入 5 倍以上体积的无 $Ca^{2+}$、$Mg^{2+}$ 的 Hank's 液(或 PBS),混匀,以水平离心机 2000r/min 离心 10min,弃上清液,同法再洗涤两次。

5. 沉淀细胞用适量含 10%～20% 灭活小牛血清的 Hank's 液、RPMI-1640 培养液或其他细胞培养液重悬,计数,配成所需的细胞浓度的悬液,一般常用 $2×10^6/ml$。

**【实验结果】**

1. 观察白细胞形态、计数。

2. 所得白细胞可用于细胞的分类鉴定、计数及各种功能测定。

**【注意事项】**

1. 红细胞的沉降率随室温不同而不同,亦随个体差异而不同,故形成红细胞界面所需时间可能会因不同血样和室温变化而不同。

2. 采用自然沉降法,时间不可太长,形成清晰的红细胞界面即可,否则会丢失大量的白细胞。

3. 该方法白细胞的获得率较低,细胞成分亦比较复杂。离心洗涤后加入少量蒸馏水或含氯化铵的 Gey 溶液,经短时间的低渗处理,使红细胞裂解,经过反复洗涤可得纯度较高的白细胞悬液。

**【思考题】**

外周血液中白细胞分离的原理是什么?

# 实验二　密度梯度离心法分离外周血单个核细胞

**【实验目的】**

1. 了解密度梯度离心法分离外周血单个核细胞的原理。

2. 学会用密度梯度离心法分离外周血单个核细胞的方法。

**【实验原理】**

血液中各有形成分的密度存在差异,红细胞密度为 1.093,粒细胞密度为 1.092,淋巴细胞和单核细胞的密度为1.076~1.090,血小板密度为1.030~1.035。人外周血单个核细胞(peripheral blood mononuclear cell,PBMC)分离常用的方法之一是聚蔗糖-泛影葡胺(ficoll-hypaque)分层液(又称淋巴细胞分层液)密度梯度离心法。利用密度为1.077±0.001近于等渗的淋巴细胞分层液作密度梯度离心时,各种血液成分将按密度梯度重新聚集。血浆和血小板由于密度较低,故悬浮于分层液的上部;红细胞与粒细胞由于密度较大,故沉于分层液的底部;单个核细胞(PBMC)密度稍低于分层液,位于分层液界面上,这样就可获得PBMC,从而达到分离的目的。

【实验材料】

1. 刻度离心管、吸管、试管、毛细吸管、载玻片、盖玻片、离心机等。

2. pH7.2 Hank's液、肝素、生理盐水溶液、淋巴细胞分层液。

【实验方法】

1. 采集静脉血2ml,注入盛有肝素的无菌小瓶中(每1ml全血用0.1ml 125~250U/ml肝素溶液抗凝),加盖后立即轻轻摇匀,使血液抗凝。

2. 用吸管加入2ml的室温Hank's液,使血液等倍稀释,可降低红细胞的凝聚,提高分离效果。

3. 吸取淋巴细胞分层液2ml置于15ml离心管中,然后将离心管倾斜45°角,将稀释血液在距分层液界面上1cm处沿试管壁缓慢加至分层液上面,应注意保持两者界面清晰,勿使血液混入分层液内。

4. 将离心管置于水平式离心机内,在室温下以2000r/min离心20min。离心后,管内可分为以下四层:上层为血浆、血液稀释液及绝大部分血小板;下层为红细胞及粒细胞;中层为细胞分层液;分层液与血浆交界部位混浊的灰白色层即为单个核细胞层(图4-18)。

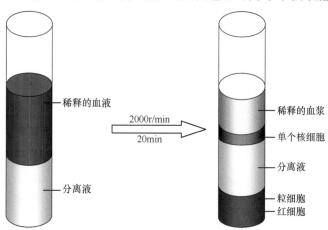

图4-18　Ficoll-Hypaque分离液分离血液成分示意图

5. 用毛细吸管轻轻插入灰白色层,沿管壁轻轻吸出灰白色的单个核细胞,移入另一支离心管中;或先吸去上层的血浆、稀释液及血小板,再用另一支毛细吸管仔细吸取单个核细胞。既要尽量吸取所有单个核细胞,又要避免吸取过多的分层液或血浆,以免混入其他细胞成分。

6. 将所得到的PBMC悬液用5倍体积的Hank's或RPMI-1640洗涤两次,以1500r/min在室温下(18~25℃)离心10min,可去掉大部分混杂的血小板。

7. 用完全 RPMI-1640 定容细胞,计数细胞后再调整细胞所需浓度。一般健康成人血可分离出 $1 \times 10^6 \sim 2 \times 10^6$ 个/ml 单个核细胞。

8. 用台盼蓝染液染色检查所分离的细胞活性　取两滴细胞悬液加一滴 2‰ 台盼蓝染液,5~10min 后,取样涂片高倍镜检。

**【实验结果】**

活细胞不着色,死细胞染成蓝色,体积膨大。计数 200 个细胞,计算活细胞百分率,一般活细胞的比例应在 95% 以上。

细胞计数方法　用毛细吸管吸取被稀释的血液,沿计数板与盖玻片的边缘充入计数室内,静置 1~2min 后,低倍镜下观察。将计数室四角 4 个大方格内的全部白细胞依次数完,注意位于左线和上线的白细胞计算在内,位于右线和下线者则不计算在内。计算公式:

$$白细胞个数/mm^3 = X/4 \times 20 \times 10$$

式中 $X$ 为四角 4 个大方格内的全部白细胞总数(一个大方格面积为 $1mm^3$ ), $X/4$ 为一个大方格内的白细胞数,20 为稀释倍数,10 为血盖片与计数板的实际高度为 $1/10mm$,乘 10 后为 1mm。简化后白细胞个数/$mm^3 = X \times 50$。

**【注意事项】**

1. 试验所用玻璃器皿应该洁净。如果制备的单个核细胞悬液用于细胞培养时,上述操作过程都要在无菌条件下进行,所用器材、试剂都应为无菌。

2. 实验中的细胞获得率与室温及分层液比重等有关。分层液应避光 4℃ 保存。

3. 往淋巴细胞分层液中加入稀释全血时,不得将血液冲入分离液中,须保持两层液体的清晰界面。

4. 分离 PBMC 后,检测细胞存活率的步骤不能省略,活细胞数过低会影响某些试验的正常进行。

**【思考题】**

1. 如何检测细胞获得率和淋巴细胞纯度?

2. 密度梯度离心法分离获得的 PBMC,其中含有大量的单核细胞,如何去除这些单核细胞?

# 实验三　尼龙棉柱法富集外周血 T 淋巴细胞

**【实验目的】**

了解尼龙棉柱法富集外周血 T 淋巴细胞的原理。学会用尼龙棉柱法富集外周血中的 T 淋巴细胞。

**【实验原理】**

T 淋巴细胞、B 淋巴细胞、巨噬细胞等对尼龙毛(nylon wool,聚酰胺纤维)有不同的黏附特性。B 细胞、巨噬细胞可黏附于尼龙纤维的表面,而 T 细胞的黏附能力较弱,从而可将 T 细胞分离出来。

**【实验材料】**

尼龙棉、50ml 注射器、烧杯、离心机、蒸馏水、0.2mol/L 盐酸、RPMI-1640 培养液、小牛血清、冰生理盐水。

**【实验方法】**

1. 尼龙棉柱的制备　取尼龙棉 50g 浸泡于装有 0.2mol/L 盐酸的烧杯中,加热至沸腾 10min 后用大量蒸馏水漂洗 10 遍以上,洗净后将尼龙棉平摊在铺有纱布的方盘内,37℃温箱干燥 3 天后,贮藏于带盖的方盘内备用。将尼龙毛任意撕开,梳整,使其松散均匀,取 50ml 注射器,拔去注射器芯,并在注射器头部套上一段带有夹子(作阀门用)的胶管,用小镊子将松散的尼龙毛填塞于注射器内约 20ml 的位置。将制备好的尼龙棉柱灭菌处理。

2. 分离细胞

(1) 将含 20％小牛血清 RPMI-1640 培养液预热至 37℃,并将其倒入尼龙棉柱中,关闭阀门静置 10min。打开阀门放掉细胞培养液,清洗几次,约用去 50ml 培养液。

(2) 将待分离的细胞液用预温的培养液配制成 $5×10^7/ml$ 的悬液,加入尼龙棉柱中,使之没过尼龙棉柱。盖上注射器,37℃温育 45～60min 后打开阀门缓慢放出,流速每分钟一滴,再用预温的 20％小牛血清 RPMI-1640 培养液洗脱 2 次,流速 1 滴/s。收集流出液,1000r/min 离心 10min,收集沉淀物,获得 T 淋巴细胞。

(3) 然后用冰生理盐水洗脱 2 次,边洗边用注射器芯挤压,洗脱液中富含 B 淋巴细胞、单核-吞噬细胞等。

**【实验结果】**

将 T、B 淋巴细胞分别以 1500r/min 离心,重悬,计数。T 细胞纯度可达 80％～90％,B 细胞纯度可达 70％～80％。

**【注意事项】**

1. 应根据富集的细胞数量选择所用的尼龙棉柱,一般地,要分离少于 $1.5×10^8$ 个细胞,需用 12ml 尼龙棉柱;要分离 $1.5×10^8$～$3.0×10^8$ 个细胞,需用 20ml 尼龙棉柱;要分离 $4×10^8$ 个细胞,需用 25ml 尼龙棉柱。

2. 此法 T 细胞回收率约为 20％～30％,纯度可达 80％～90％。

3. T 细胞也常有一部分被吸附,吸附的多少与尼龙毛的质量和装柱的松紧有关。

**【思考题】**

尼龙棉柱法富集外周血 T 淋巴细胞的原理是什么? 如何进一步分离出 B 细胞和单核-巨噬细胞?

# 实验四　小鼠腹腔巨噬细胞的制备

**【实验目的】**

1. 掌握小鼠腹腔巨噬细胞的获取方法。

2. 了解小鼠腹腔细胞及巨噬细胞的作用及用途。

**【实验原理】**

单核-巨噬细胞参与机体固有免疫应答,作为桥梁连接机体固有免疫应答和适应性免疫应答。单核-巨噬细胞的分离和检测对评估机体的免疫功能和应用单核细胞进行免疫干预具有重要意义。从小鼠腹腔可获得大量的以巨噬细胞为主的腹腔细胞,是免疫学研究中常用的单核-巨噬细胞来源。利用 37℃预温 RPMI-1640 培养液冲洗腹腔,可诱导腹腔巨噬细胞游出进入洗液;由于单核巨噬细胞具有强烈黏附塑料器皿的特性,可将抽出腹腔的巨噬细胞置入冰上预冷的容器,并用预冷 PBS 缓冲液洗涤,防止细胞在操作过程中损耗,在获得腹腔细胞后,可利用贴壁法去除非贴壁细胞而富集巨噬细胞。如需要更多量的巨噬细胞,可通过预先向小鼠腹腔注射刺激剂降植烷(pristane)或无菌液状石蜡等诱导腹腔炎症,从而促使巨噬细胞大量渗出。

**【实验材料】**

1. 6~8 周龄雌性小鼠。

2. RPMI-1640 培养液、胎牛血清、PBS(无 $Ca^{2+}$、$Mg^{2+}$)。

3. 小鼠腹腔注射刺激剂 pristane 或无菌液状石蜡。

4. 0.4％台盼蓝染液、温控低速离心机、显微镜、细胞计数板、离心管、6 孔塑料培养板、50ml 塑料针筒、剪刀与镊子等。

**【实验方法】**

1. 取 6~8 周龄雌性小鼠,用 75％乙醇溶液消毒皮肤,腹腔注射 pristane(或无菌液状石蜡)0.5ml,3~4 天后收集腹腔细胞。如要收集腹腔静止巨噬细胞,则不注射刺激剂。

2. 小鼠颈椎脱臼处死,75％乙醇溶液浸泡 3~5min,取出小鼠,置于无菌纸上,腹面朝上固定小鼠,在小鼠腹部中央用眼科剪剪一横向切口,并向头尾两侧撕开,完全暴露腹膜。

3. 用 50ml 注射器吸取 20ml 37℃预温的 RPMI-1640 培养液,一手持镊子轻轻提起腹壁,另一手持注射器将针尖刺入腹腔。向腹腔推入 10ml RPMI-1640 培养液,轻弹小鼠腹部,将针尖进至肝肾隐窝最低点,回吸洗液,如此迅速反复冲洗腹腔 5 次后,尽量将洗液抽出。

4. 迅速将洗液转移至预先置于冰上的 50ml 离心管内,1000r/min 4℃离心 5min,弃上清液。

5. 用 PBS 洗涤细胞三次,每次 1000r/min 4℃离心 5min。

6. 弃上清液,用预冷的含有 10％胎牛血清的 RPMI-1640 培养液重悬细胞至 $2×10^5$/ml。

7. 贴壁法富集巨噬细胞:

(1) 按 $4×10^5$/cm$^2$将腹腔细胞接种于 6 孔塑料培养板,37℃ 5％$CO_2$培养 2h。

(2) 轻摇培养板,吸取培养上清液,用 37℃预温的 RPMI-1640 培养液轻轻吹洗培养孔三次。

(3) 用冰上预冷的 PBS(无 $Ca^{2+}$、$Mg^{2+}$)冲洗培养孔,将贴壁细胞冲洗下来,迅速置入冰上预冷的离心管中,1000r/min 4℃离心 5min,弃上清液。

(4) 用预冷的含有 10％胎牛血清的 RPMI-1640 培养液重悬细胞至所需浓度备用,并用台盼蓝染色计算细胞活力。

**【实验结果】**

1. 观察巨噬细胞形态。

2. 计算巨噬细胞活力。在镜下观察计数 200 个巨噬细胞,并记下未被台盼蓝染色的细胞总数。

巨噬细胞活力＝未被台盼蓝染色的细胞总数/200 个巨噬细胞×100％

**【注意事项】**

1. 雌性小鼠 6~8 周最适用。雄性小鼠肠壁脂肪多,不利于腹腔液收集。

2. 在冲洗过程中应小心,以免刺破血管或肠壁,血液流入腹腔液。

3. 吸出的腹腔液应洗后再贴壁,否则有血浆膜形成,影响贴壁。

4. 贴壁巨噬细胞分离有较多方法,如利多卡因孵育等,细胞分离后用台盼蓝染色检测巨噬细胞活力。

5. 在腹腔细胞冲洗、洗涤以及重悬的操作过程中,注意实验器材和溶液的预冷,防止巨噬细胞贴附于实验器皿而导致细胞损耗。

6. 炎性巨噬细胞的制备可用 pristane 或无菌液状石蜡等注入小鼠腹腔诱导腹腔炎症,4 天后同法收集腹腔细胞,每只小鼠腹腔细胞产量可以增加到 $3 \times 10^7$ 个细胞左右。需指出的是炎性巨噬细胞的功能活性与正常腹腔巨噬细胞有很大差异。

【思考题】

1. 在免疫学研究中,腹腔来源巨噬细胞有何用处?

2. 获得单核-巨噬细胞有哪些途径?

（梅　钧）

# 第五章　医学免疫学综合性实验

## 第一节　特异性抗体的制备

抗原与抗体的相互作用是免疫学检测的基础,抗体作为重要免疫分子,已广泛用于科学研究、临床诊断、治疗及预防中。在免疫学检测中,抗体的质量直接关系到实验方法的特异性和灵敏度。因此,高质量的抗体应该具备高特异性、高亲和力和高效价等特性。制备高质量的抗体必须有理想的免疫原、正常的动物和科学的免疫方法。

免疫学检测中常用的抗体主要有来自于免疫动物的多克隆抗体(抗血清)和采用杂交瘤技术制备的单克隆抗体。本节分别介绍这两类抗体的制备方法。

## 实验一　抗原与免疫血清的制备

### 【实验目的】

掌握免疫原和佐剂的制备方法;熟悉免疫血清制备的基本过程;了解动物实验的基本知识。

### 【实验原理】

将抗原物质经适当途径,按照预先制定的免疫方案免疫动物,经过一定时间,可刺激机体产生特异性抗体并释放入血液,当血中抗体达到一定效价时采血,分离血清,即为特异性免疫血清(又称为抗血清)。因抗原具有多种表位,可激活多个克隆的 B 细胞活化产生抗体,因此,这种免疫血清又称为多克隆抗体。优质免疫血清的产生,主要取决于抗原的纯度和免疫原性,动物应答的能力以及免疫程序(如免疫途径、抗原剂量、注射次数、时间间隔、有无佐剂等因素)。本实验分别以绵羊红细胞(SRBC)和纯化的人 IgG 作为免疫原,以家兔为免疫动物,制备兔抗羊红细胞免疫血清(也称为溶血素)和兔抗人 IgG 免疫血清。

### 【实验材料】

1. 健康成年家兔,雄性,体重 2～3kg;健康成年绵羊。

2. 阿氏液、生理盐水、纯化人 IgG(10mg/ml)、羊毛脂、液状石蜡、卡介苗(BCG)(75mg/ml)、碘酒、75％乙醇溶液。

3. 剪刀、镊子、无菌注射器(2ml、50ml)及针头(6 号、9 号)、量筒、无菌毛细滴管、无菌试管、离心管、三角烧瓶(200ml)、动物固定架、手术器械一套、塑料放血管等。

### 【实验方法】

## 一、兔抗羊红细胞免疫血清(溶血素)的制备

1. 抗原制备

(1) 用碘酒和75％乙醇溶液消毒绵羊皮肤,从绵羊颈静脉抽取血液,注入含有等量阿氏液的三角烧瓶内,混匀。分装后置4℃冰箱内,可使用3周。

(2) 无菌取上述绵羊血于离心管中,用无菌生理盐水洗涤红细胞,2000r/min 离心 5min,弃上清液和白细胞层,再用无菌生理盐水重悬 SRBC,2000r/min 离心 5min,重复三

次。最后一次离心 10min，以使血细胞沉积于管底，弃去上清液。

（3）根据红细胞压积，用生理盐水配成 20%SRBC 悬液。

2. 免疫动物

（1）选择健康雄性家兔 2～3 只，在耳静脉处采血 1ml，分离血清，与羊红细胞做凝集试验，测定有无凝集素，如无或仅有微量时，该动物即可用于免疫。

（2）用羊全血和 SRBC 悬液按照表 5-1 中所列方案免疫家兔。

表 5-1 兔抗羊红细胞免疫血清的制备免疫方案

| 免疫日期 | 第 1 天 | 第 3 天 | 第 5 天 | 第 7 天 | 第 12 天 | 第 15 天 |
|---|---|---|---|---|---|---|
| 免疫途径 | 皮内注射 | 皮内注射 | 皮内注射 | 皮内注射 | 耳静脉注射 | 耳静脉注射 |
| 免疫原剂量(ml) | 全血 0.5 | 全血 1.0 | 全血 2.0 | 全血 1.0 | 20%悬液 1.0 | 20%悬液 2.0 |

（3）试血：于末次注射后第 7 天，经耳静脉采血 1ml，分离血清，用试管凝集试验滴定溶血素效价，若效价在 1:2000 以上，即可使用；若效价不够高，可追加免疫 1～2 次，再用同法进行效价测定。

3. 分离血清

（1）采用颈动脉放血法收集血液于无菌三角烧瓶中，凝固、贴壁后再置 4℃冰箱过夜，血凝块收缩后吸取上层澄清的血清。也可用玻璃棒将血凝块与容器壁剥离，以获取更多血清。

（2）将采集的血清经 2500r/min 离心 10min，收集上层血清，弃沉淀。免疫血清经鉴定或纯化后，小量分装，−20℃以下冻存。

# 二、兔抗人 IgG 免疫血清的制备

1. 抗原制备

（1）佐剂的制备：称取羊毛脂 8g，放入无菌研钵，逐滴加入优质液状石蜡 57ml，沿一个方向边滴边研磨。研磨均匀后，分装于有盖试管或疫苗瓶中（每瓶 10ml），高压灭菌（8 磅 20min）后，置 4℃冰箱备用。次日观察是否分层，如果仍均匀黏稠，即成为弗氏不完全佐剂（FIA）。将 FIA 预温（60℃ 30min），取一定量于无菌研钵内，在无菌条件下一边研磨，一边滴加卡介苗，通常每毫升 FIA 加卡介苗 2.5mg。研磨时按一个方向进行，研磨完毕置冰箱过夜，如果不分层即可使用，此为弗氏完全佐剂（FCA）。

（2）取纯化的人 IgG 5ml（10mg/ml）注入无菌的研钵中，逐滴加 5ml FCA 或 FIA，依一个方向研磨直到形成均匀性的乳状液，用无菌滴管取一滴于冷水面上，不散开呈"油包水"状，即达到合格要求的 FCA 抗原（FCA-IgG）或 FIA 抗原（FIA-IgG）。

2. 免疫动物

（1）选择体重适宜的健康雄性家兔 2～3 只，剪去家兔两后脚掌及背部部分兔毛，用碘伏、乙醇消毒皮肤。

（2）第一次免疫：用 2ml 注射器吸取 FCA 乳化的抗原（FCA-IgG）1.2ml，于家兔每侧脚掌皮下及背部皮下多点注射，每点各注射 0.1～0.2ml。

（3）第二次免疫：间隔 10～14 天后于皮下注射等量 FIA-IgG。

（4）间隔 10～14 天后，静脉注射 5mg 不加佐剂的抗原（人 IgG）。

（5）末次注射后 10～14 天，从耳静脉采血 1ml 并分离血清，用双向免疫扩散试验测定免疫血清的抗体效价。效价在1:16以上,即可放血收集血清。若效价达不到要求,可由静脉追加注射1～2次IgG,每次5mg,再采血测定抗体效价,效价达到要求立即放血。

3. 分离血清　方法与"兔抗羊红细胞免疫血清的制备"相同。

**【实验结果】**

收获的血清应无菌,且无溶血现象。兔抗SRBC免疫血清的溶血效价应高于1:2000;兔抗人IgG免疫血清的效价应高于1:16。

**【注意事项】**

1. 抗原制备、免疫动物及采集血清等过程应注意无菌操作。

2. 再次注射免疫原时,要防治过敏反应发生。

3. 红细胞及细菌等颗粒性抗原比较容易诱导免疫应答,可直接用来免疫动物;而蛋白质等可溶性抗原则需要加入免疫佐剂,充分乳化,否则不易免疫成功。

4. 免疫的途径、次数、间隔时间因抗原性状不同而异,应合理设计免疫方案,并根据具体情况加以调整。

**【思考题】**

1. 为什么制备兔抗SRBC免疫血清的过程与制备兔抗人IgG免疫血清不同?

2. 本次实验所提及的佐剂有哪两类? 有何差异? 各有何用途?

# 实验二　免疫血清的鉴定及纯化

一般情况下,制备的免疫血清必须经鉴定和纯化后才能应用于免疫学实验或免疫治疗。免疫血清的鉴定应根据抗原的性质、种类不同,选择适当方法进行。如抗羊红细胞免疫血清的鉴定可用凝集反应和补体溶血反应;而兔抗人IgG免疫血清的鉴定可选用双向免疫扩散试验、ELISA法、SDS-PAGE凝胶电泳等方法。抗体的纯化也有多种方法,通常应根据抗体的特点、纯度要求和实验室具体条件加以选择。常用的方法有盐析法、凝胶过滤、离子交换层析、亲和层析以及高效液相色谱等方法。

## 一、兔抗SRBC免疫血清(溶血素)的鉴定

**【实验目的】**

掌握兔抗SRBC免疫血清鉴定的原理;熟悉该方法的操作及结果判断。

**【实验原理】**

SRBC作为颗粒性抗原在体外与其相应抗体(兔抗SRBC免疫血清)结合,可出现肉眼可见的凝集块,即凝集试验阳性,说明免疫血清中含有特异性抗SRBC抗体。当SRBC在试管中与其相应免疫血清结合后,在补体作用下,将导致SRBC裂解,发生免疫溶血反应。当反应体系中的SRBC和补体一定时,溶血反应程度与免疫血清中的抗体(溶血素)效价成正比,此即为补体溶血试验,借此可测定溶血素的效价。

**【实验材料】**

1. 兔抗羊红细胞免疫血清　即实验一制备的免疫血清。

2. 1%SRBC悬液(抗原)。

3. 豚鼠新鲜血清(补体)。

4. 生理盐水、无菌试管、无菌吸管、试管架、恒温水浴箱、载玻片等。

【实验方法】

1. 取载玻片一张,在其两端分别加生理盐水和免疫血清各一滴,后各加入一滴羊红细胞,轻摇载玻片 1～2min,若生理盐水侧红细胞仍均匀混浊,而在免疫血清侧红细胞凝聚成团,出现小颗粒,即为凝集试验阳性,说明免疫血清中含有抗羊红细胞抗体。

2. 在玻片凝集试验阳性基础上,用补体溶血试验测定免疫血清的效价。

(1) 稀释溶血素。取 12 支小试管分成 3 排,每排 4 只,并列于试管架上,加入生理盐水,第 1 排第 1 管 0.5ml,第 2 排第 1 管 0.75ml,第 3 排第 1 管 1ml,其他各管均加入 0.25ml。将溶血素做 1:100 稀释后,分别取 0.25ml 加入第 1 排第 1 管,第 2 排第 1 管,第 3 排第 1 管,即成 1:300、1:400、1:500 稀释之溶血素,然后每排试管再进行倍比稀释(图 5-1)。

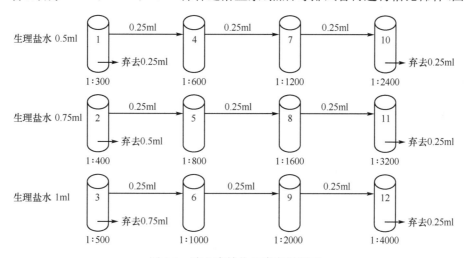

图 5-1　溶血素效价的滴定稀释图

1～3 管各加 1:100 溶血素 0.25ml,4～12 管各加生理盐水 0.25ml

(2) 另设第 13 号对照管,然后按表 5-2 加入各成分,混匀后置 37℃水浴箱 30min,观察结果。

表 5-2　溶血素效价的滴定

| 试管 | 生理盐水(ml) | 溶血素 0.25ml | 1%SRBC(ml) | 补体 1:30(ml) | 假定结果 |
|---|---|---|---|---|---|
| 1 | 0.5 | 1:300 | 0.25 | 0.5 | 完全溶血 |
| 2 | 0.5 | 1:400 | 0.25 | 0.5 | 完全溶血 |
| 3 | 0.5 | 1:500 | 0.25 | 0.5 | 完全溶血 |
| 4 | 0.5 | 1:600 | 0.25 | 0.5 | 完全溶血 |
| 5 | 0.5 | 1:800 | 0.25 | 0.5 | 完全溶血 |
| 6 | 0.5 | 1:1000 | 0.25 | 0.5 | 完全溶血 |
| 7 | 0.5 | 1:1200 | 0.25 | 0.5 | 完全溶血 |
| 8 | 0.5 | 1:1600 | 0.25 | 0.5 | 完全溶血 |
| 9 | 0.5 | 1:2000 | 0.25 | 0.5 | 完全溶血 |
| 10 | 0.5 | 1:2400 | 0.25 | 0.5 | 大部分溶血 |
| 11 | 0.5 | 1:3200 | 0.25 | 0.5 | 半溶血 |
| 12 | 0.5 | 1:4000 | 0.25 | 0.5 | 不溶血 |
| 13 | 1.25 | — | 0.25 | — | 不溶血 |

**【实验结果】**

观察溶血现象,以呈现完全溶血的血清最高稀释度为溶血素效价,如表 5-2 中溶血素效价为 1:2000。

**【注意事项】**

1. 试验所有补体应采用豚鼠新鲜血清。

2. 补体性质极不稳定,需对试验条件和各个环节加以严格控制。

**【思考题】**

1. 兔抗 SRBC 免疫血清的鉴定为什么采用玻片凝集试验?

2. 溶血素效价的滴定采用哪种方法? 应注意哪些事项?

3. 兔抗人 IgG 免疫血清的鉴定为什么采用双向免疫扩散法?

# 二、免疫血清的纯化

去除杂抗体的方法有亲和层析法和吸附剂方法等。提取某一类抗体或抗体片段的方法较多。纯化方法的选择及确定不同纯化方法的组合,应根据产品的最终用途和各实验室条件来确定。现介绍硫酸铵分级沉淀法加 Sephadex G 凝胶过滤法纯化兔抗人 IgG 抗血清中的 IgG 类抗体。

**【实验目的】**

熟悉免疫血清纯化方法的原理;了解抗体的纯化方法和步骤。

**【实验原理】**

高浓度的盐离子在蛋白质溶液中可与蛋白质竞争水分子,从而破坏蛋白质分子表面的水化膜,使其溶解度降低,并从溶液中沉淀析出。各种蛋白质的溶解度不同,因而可利用不同浓度的盐溶液来分级沉淀不同的蛋白质(免疫球蛋白),这种方法称为盐析。盐浓度通常用饱和度来表示。硫酸铵因其溶解度大,温度系数小和不易使蛋白质变性而应用最为广泛。

一般认为,在 pH7.0 时,50%饱和硫酸铵溶液可将所有的 5 类 Ig 沉淀出来;33%饱和度时,大部分 IgG 可沉淀出来;40%饱和度时,沉淀物得率最高,但含 IgM、IgA 等球蛋白部分增多。利用盐析法提取的蛋白质为粗提的 IgG,只能用于一般实验。若要获得纯化的 IgG,必须经凝胶过滤、离子交换层析或亲和层析等提纯。

**【实验材料】**

1. 饱和硫酸铵溶液 称取$(NH_4)_2SO_4$(AR)400g,以 70~80℃蒸馏水 500ml 溶解,用磁力搅拌器充分搅拌 20min,趁热过滤。冷却后以浓氨水(15N $NH_4OH$)调整 pH 至 7.4。室温保存。

2. 兔抗人 IgG 免疫血清。

3. 0.1mol/L pH7.4 磷酸盐缓冲液(含 0.2g/L 叠氮钠)。

4. 生理盐水、蒸馏水。

5. 器材 普通冰箱、离心机、电磁搅拌机、紫外分光光度计、扭力天平、粗天平;透析袋、尼龙绳、细竹棒、精密 pH 试纸(pH5.5~9.0)、眼科镊子、小剪刀、烧杯、量筒、吸管、滴管、灭菌小瓶、试管等。

**【实验方法】**

1. 盐析过程

(1) 取免疫血清 10ml，加等量生理盐水（或 0.1mol/L pH7.4 PBS）稀释，置磁力搅拌器上，边搅拌边逐滴加入饱和硫酸铵 20ml，至 50％饱和度。静置 30min 或置 4℃冰箱过夜。

(2) 10000r/min，4℃离心 10min，将上清液（含白蛋白）弃去，沉淀物（含球蛋白）加 20ml 生理盐水（或 0.1mol/L pH7.4 PBS）溶解。

(3) 于上述提取物生理盐水溶液中加入饱和硫酸铵溶液 10ml，至饱和度达 33％，10000r/min，4℃离心 10min，弃上清液。

(4) 按同样方法用 33％饱和硫酸铵再提取 1 次。

(5) 将末次离心沉淀物加 4ml 生理盐水（或 0.1mol/L pH7.4 PBS）溶解，装入透析袋。

2. 透析除盐 将透析袋置入大烧杯中，蒸馏水 4℃下透析 4h，换用生理盐水（或 0.1mol/L pH7.4 PBS）透析 48h，此过程应反复换液数次，以除去其中所含的硫酸铵。置 -20℃保存。

3. 蛋白含量测定 将透析袋内样品取少许做适当倍数稀释后，以紫外分光光度计测蛋白含量。计算方法如下：

$$蛋白含量(mg/ml) = (1.45 \times OD_{280nm} - 0.74 \times OD_{260nm}) \times 样品稀释度$$

注：式中 1.45 和 0.74 为常数，nm 为波长。

**【实验结果】**

用双向免疫扩散法或免疫电泳法测定纯化抗体活性、效价和纯度。

**【注意事项】**

1. 通常将血清以生理盐水或 0.1mol/L pH7.4 PBS 做倍比稀释后再行盐析。

2. 全部试验操作应在 20℃ 以下温度环境中进行，最好在 4℃ 条件下操作，以防 Ig 变性。

3. 各种蛋白质的沉淀要求不同的离子强度。例如硫酸铵饱和度不同，析出的成分就不同。饱和度为 50％时，大多数拟球蛋白和少量白蛋白析出；饱和度为 33％时，γ 球蛋白被析出。

4. 透析液内 $NH_4^+$ 的检测可用萘氏试剂，如产生黄色沉淀，说明仍有 $NH_4^+$ 存在。

**【思考题】**

1. 盐析法提取免疫球蛋白的原理是什么？

2. 盐析法提取免疫球蛋白应注意什么？

# 实验三 单克隆抗体的制备

**【实验目的】**

掌握单克隆抗体制备的原理。熟悉单克隆抗体制备的基本过程。了解单克隆抗体制备的实验方法、步骤。

**【实验原理】**

单克隆抗体（McAb）是由 B 细胞杂交瘤产生的只识别抗原分子上一种抗原决定簇的抗

体分子。单克隆抗体制备成功的关键步骤之一,是采用特殊的选择培养基——HAT 培养基筛选杂交瘤细胞。这种培养基是在常用的细胞培养基内添加了三种特殊成分:次黄嘌呤(hypoxanthine,H)、氨基蝶呤(aminopterin,A)和胸腺嘧啶(thymidine,T)。氨基蝶呤是叶酸的拮抗物,可以阻断细胞中 DNA 的生物合成,如果细胞中具有次黄嘌呤鸟嘌呤磷酸核糖转化酶(HGPRT)和胸腺嘧啶激酶(TK),就会利用培养基中的次黄嘌呤和胸腺嘧啶,通过核酸代谢的补救途径(salvage pathway)合成 DNA。脾细胞虽具有 HGPRT 和 TK,能合成 DNA,但在体外不能长期增殖而死亡;小鼠骨髓瘤细胞虽具有在体外培养基中无限增殖的能力,但由于缺乏 HGPRT 和 TK,在 HAT 培养基中不能合成 DNA,即不能生存而死亡;只有脾细胞和骨髓瘤细胞的融合细胞具有两种亲本细胞的特征,既具有脾细胞的HGPRT 和 TK 利用次黄嘌呤和胸腺嘧啶合成 DNA 能力,又具有骨髓瘤细胞无限增殖能力,才能在 HAT 培养基中生长繁殖。

通过 HAT 培养基筛选获取的杂交瘤细胞,在微量培养板中继续用 HAT 培养基培养,并检测各孔产生的特异性抗体。选择抗体阳性孔的细胞通过有限稀释法进行克隆化,制成单个细胞并培养,则在此单克隆细胞的培养液中即可得到只针对某一单个抗原决定簇的单克隆抗体。将筛选的融合细胞注入原纯系小鼠腹腔中,则在腹水中可获得大量的单克隆抗体。

**【实验材料】**

1. 乙肝病毒表面抗原(HBsAg)市售。

2. Balb/c 鼠 5～8 周龄,雌性。

3. 细胞　取对数生长期的小鼠骨髓瘤细胞 SP2/0。

4. 试剂　RPMI-1640 培养液、优质新生牛血清、青霉素、链霉素、HT 适应性培养基、HAT 选择性培养基、细胞融合剂聚乙二醇(PEG)、细胞冻存液。

5. 仪器　$CO_2$ 培养箱、超净工作台、倒置显微镜、精密天平、普通冰箱、低温冰箱、液氮罐、离心机、高压灭菌器或烤箱、细菌滤器。

6. 器材　剪刀、镊子、眼科剪刀、眼科镊子、止血钳、医用黏合剂或万能胶、小鼠解剖台板、血球计数板、1ml 和 10ml 吸管、毛细吸管、1ml 和 10ml 注射器、4 号和 7 号针头、微量加样器及配套尖头、盐水瓶及橡皮塞(分装和配置培养液用)、烧杯(超净工作台中盛装废液)、96 孔、48 孔、24 孔细胞培养板、细胞培养瓶、15ml 和 50ml 无菌锥形底带盖塑料离心管等。

**【实验方法】**

1. 抗原的制备　就杂交瘤技术本身而言,需要制备高纯度的免疫原和抗原。抗原的物理性质不同,免疫效果也不同。颗粒性抗原免疫性较强,不加佐剂就可获得很好的免疫效果。而可溶性抗原,如本试验采用的乙肝病毒表面抗原(HBsAg),免疫原性弱,一般要加佐剂,常用弗氏完全佐剂和弗氏不完全佐剂。

2. 免疫动物　选用 5～8 周龄,雌性 Balb/c 小鼠 4～5 只,按以下方案进行免疫:

(1) 初次免疫,HBsAg 每只 5～50μg,加弗氏完全佐剂皮下多点注射,0.2ml/点,共 0.8～1ml,间隔 3 周。

(2) 第二次免疫,剂量、途径同上,加弗氏不完全佐剂,间隔 3 周。

(3) 第三次免疫,剂量同上,不加佐剂,腹腔注射,5～7 天后采血测其效价,检测免疫效果。间隔 2～3 周。

（4）加强免疫，剂量每只 $50\mu g$，腹腔或静脉注射。

（5）2～3 天后，杀死小鼠，取脾制备脾细胞悬液。

3. 饲养细胞制备　在杂交瘤细胞筛选、克隆化和扩大培养过程中，加入饲养细胞是十分必要的。常用的饲养细胞有小鼠腹腔巨噬细胞（较为常用）、小鼠脾脏细胞或小鼠胸腺细胞等。小鼠腹腔巨噬细胞的制备见第四章第五节实验四。

4. 骨髓瘤细胞的准备　骨髓瘤细胞系应和免疫动物属于同一品系。常用的骨髓瘤细胞系有 NS1、SP2/0、X63、Ag8.653 等。

骨髓瘤细胞的培养可用一般的培养液，如 RPMI-1640、DMEM 培养基。一般需要优质的小牛血清，浓度一般在 10%～20%，细胞的最大密度不得超过 $1\times10^6/ml$。

细胞融合前将对数生长期的骨髓瘤细胞从培养瓶移出置于离心管，用 RPMI-1640 培养液洗三次（每次 1000r/min，离心 5min）。用 RPMI-1640 培养液重悬细胞，计数。

5. 免疫脾细胞悬液的制备　取免疫动物的脾脏，制备脾细胞悬液，调整细胞浓度至 $1\times10^8/ml$ 备用。

6. 细胞融合　细胞融合是使淋巴细胞与骨髓瘤细胞发生融合，形成杂交瘤细胞。细胞融合有三种方法，即物理方法、化学方法、生物学方法。本试验采用化学方法——聚乙二醇（PEG）融合法。

（1）将制备的对数生长期骨髓瘤细胞与脾细胞按 1:10 或 1:5 的比例混合于 50ml 离心管内（$1\times10^8$ 脾细胞 $+1\times10^7$ 骨髓瘤细胞）。用 RPMI-1640 培养液洗细胞二次，1500r/min，离心 8min。

（2）倾倒弃去上清液，保持管口向下，此时最好用灭菌滤纸贴近管口，尽可能地吸尽残留液体，以免影响 PEG 的浓度。

（3）轻轻弹击离心管底，使沉淀细胞略为松动。第二次离心完成前，应于超净工作台内准备好 37℃水浴，并将 PEG 和 RPMI-1640 培养液预温至 37℃。

（4）在室温下融合：

1）将预温的 PEG 与等量 RPMI-1640 培养液混合制成 50%PEG，将含骨髓瘤细胞与脾细胞的离心管置 37℃ 水浴中，用 1ml 吸管吸取 50%PEG（按 $1\times10^8$ 个脾细胞加 0.8ml PEG），边轻轻旋转离心管，边将 PEG 滴加入离心管内，先慢后快，PEG 平均在 1min 内加完。

2）继续轻轻旋转试管搅拌 1.5min，然后 5min 内由慢至快加入 10ml 预温至 37℃ 的 RPMI-1640 培养液，此时搅拌要温和。具体加法：第 1 分钟加 1ml；第 2 分钟加 1ml，第 3 分钟加 1.5ml，第 4 分钟加 1.5ml，第 5 分钟内加完剩下的 5ml RPMI-1640 培养液。最后补加 RPMI-1640 培养液至 40ml，1000r/min 离心 5min。

3）弃上清液，用 6ml 左右 HAT 培养液将细胞小心吹散，切记不能用力吹打，以免使融合在一起的细胞散开。根据所用 96 孔培养板的数量，将细胞移入准备好的 HAT 培养液瓶（按 96 孔板每孔 $2\times10^5$ 个免疫脾细胞计算 HAT 培养液需要量，每块 96 孔板 10ml）。

4）融合后的细胞悬液加入含有饲养细胞的 96 孔板，100g/孔，置 37℃、5%CO₂ 培养箱中培养。

（5）融合细胞观察及换液：融合后应每日观察细胞生长情况。骨髓瘤细胞多在融合后 2～3 天内明显退化，细胞缩小，核浓缩、碎裂。巨噬细胞增生、肥大，并吞噬细胞碎片。第 4～5天可见兜隆状的小堆杂交瘤细胞生长。此时应观察判断每孔细胞克隆情况（每孔杂交瘤克隆数量),并做好标记与记录。

一般用 HAT 选择培养液维持培养 2 周后,当确认骨髓瘤细胞全部死亡后(融合后 5～7 天),用毛细吸管或微量加样器移出 0.1～0.15ml HAT 培养液,换成同量 HT 培养液,再维持培养 2 周后,改用一般培养液。

7. 抗体的检测　当杂交瘤细胞布满孔底面积 1/2 时,即可开始检测上清液中的特异性抗体,筛选出所需要的杂交瘤细胞系。检测抗体一般在第二次换液的 3 天之后,即融合后第 10～15 天进行。

应该根据抗原的性质、抗体的类型不同,选择不同的筛选方法,常用的方法有免疫酶技术、免疫荧光、放射免疫测定、化学免疫发光分析、间接血凝试验、免疫转印等。

8. 杂交瘤细胞的克隆化　克隆化是指将特异性抗体阳性孔进行克隆化。克隆化的方法有多种,如软琼脂法、有限稀释法、显微操作法及荧光激活细胞分离仪技术等,本试验采用应用最广的有限稀释法。

该法无需特殊设备、操作简便,并且克隆化效率高。

(1) 按前述方法准备饲养细胞,用 HT 培养液接种到 96 孔板,每孔 0.1ml。

(2) 计算阳性孔细胞数,并调整细胞数至 $1 \times 10^3$～$5 \times 10^3$/ml。

(3) 取 130 个细胞放入 6.5ml 含饲养细胞完全培养液,即细胞数为 20 个/ml,按 $100 \mu l$/孔加 A、B、C 三排,每孔为 2 个细胞。余下 2.9ml 细胞悬液补加 2.9ml 含饲养细胞的完全培养液,细胞数为 10 个/ml,按 $100 \mu l$/孔加 D、E、P 三排,每孔为 1 个细胞。余下 2.2ml 细胞悬液补加 2.2ml 含饲养细胞的完全培养液,细胞数为 5 个/ml,按 $100 \mu l$/孔加 G、H 两排,每孔为 0.5 个细胞。

(4) 培养 4～5 天后,在倒置显微镜下可见到小的细胞克隆,补加完全培养液 $200 \mu l$/孔。

(5) 第 8～9 天时,肉眼可见细胞克隆,及时进行抗体检测,扩大培养,必要时可行再克隆。

9. 细胞冻存与复苏

(1) 细胞冻存:将待冻存细胞悬液计数后离心(1000r/min,5min),用冻存液(含 20% DMSO 的胎牛血清)将细胞悬浮,以 $1 \times 10^6$/ml 细胞浓度移入细胞冷冻管。将冷冻管放入小盒内,置 -70℃低温冰柜或液氮罐蒸汽室内过夜,次日将冷冻管移入液氮中。

(2) 细胞复苏:将冷冻管从液氮中取出,立即放在准备好的 38～40℃水浴中,使之迅速融化。然后将细胞移至离心管中,用培养液离心洗涤 1 次,弃上清液,加入培养液,移入细胞培养瓶,置 $CO_2$ 培养箱培养。

10. 单克隆抗体的鉴定

(1) 抗体特异性的鉴定:用免疫原与制备的单克隆抗体进行抗原抗体反应,已确定其特异性。除此之外,还须用与其免疫原成分相关的其他抗原进行交叉试验。抗体特异性的鉴定方法可用 ELISA、IFA 法、间接血凝和免疫印迹技术等,同时还需做免疫阻断试验等。

(2) 杂交瘤细胞染色体的检查:采用秋水仙素裂解法进行。

(3) 单克隆抗体的类、亚类的鉴定:一般采用购买的兔抗鼠 IgG、IgM、IgA 抗体和标准抗亚类(IgG1、IgG2a、IgG2b、IgG3)抗体进行测定,常用的方法是双向琼脂扩散法或夹心 ELISA 法。

(4) 抗体的效价测定:可采用凝集反应、ELISA 或放射免疫测定。不同的测定方法效价不同。培养上清液的效价远不如腹水的效价高。采用凝集反应,腹水效价可达 $5 \times 10^4$。

而采用 ELISA 检查,腹水效价可达 $1.0 \times 10^6$。McAb 的效价以培养上清和腹水的稀释度表示。

(5) McAb 识别抗原表位的鉴定:用生物传感器、竞争结合试验测相加指数的方法测定 McAb 所识别抗原位点,确定 McAb 的识别的表位是否相同。

(6) McAb 亲和力的鉴定:用生物传感器、ELISA 或 RIA 竞争结合试验来确定 McAb 与相应抗原结合的亲和力。

11. 单克隆抗体的大量制备　单克隆抗体的大量制备主要采用动物体内诱生法和体外培养法。

(1) 体内诱生法:取 Balb/c 小鼠,首先腹腔注射 0.5ml 液状石蜡或降植烷进行预处理。1~2 周后,腹腔内接种杂交瘤细胞。杂交瘤细胞在小鼠腹腔内增殖,并产生和分泌 McAb。约 1~2 周,可见小鼠腹部膨大。用注射器抽取腹水,即可获得大量单克隆抗体。

(2) 体外培养法:将杂交瘤细胞置于培养瓶中进行培养。在培养过程中,杂交瘤细胞产生并分泌 McAb,收集培养上清液,离心去除细胞及其碎片,即可获得所需要的 McAb。但这种方法产生的抗体量有限。近年来,各种新型培养技术和装置不断出现,大大提高了抗体的生产量。

【注意事项】

1. 整个 McAb 制备过程均需严格无菌操作,防止污染,包括细菌、真菌和支原体的污染。

2. 在融合细胞观察时,细胞培养板应轻拿轻放,以免克隆细胞分散造成判断错误。

3. 应选用优质胎牛血清,在细胞融合前用所选的牛血清试培养骨髓瘤细胞,以确定选用的牛血清无污染、对骨髓瘤细胞无毒性。

4. 应防止原分泌抗体的杂交瘤细胞变为阴性细胞。分泌抗体的杂交瘤细胞可因细胞污染,或非抗体分泌细胞克隆竞争性生长,从而抑制了抗体分泌细胞的生长,也可能发生染色体丢失或突变。因此要大量保持和补充液氮冻存的细胞,定期进行再克隆,定期对杂交瘤细胞培养物进行抗体检测。

【思考题】

1. 小鼠脾细胞和骨髓瘤细胞融合后可存在哪几种细胞? 通过 HAT 培养基筛选后可筛选出哪种细胞?

2. HAT 培养基的成分有哪些? 简述其作用原理。

3. 简述小鼠单克隆抗体制备的主要步骤。

(梅　钧)

# 第二节　免疫印迹

## 实验　免疫印迹技术

免疫印迹法(immunoblotting)又称 Western 印迹法(Western Blot),是一项结合了凝胶电泳与固相免疫的检测技术,它将生物大分子物质(如核酸或蛋白质)通过电泳分离后原位转移至固相载体上,再应用酶免疫、放射免疫等技术进行免疫学检测。免疫印迹法能对分子大小不同的蛋白质进行分离并确定其分子质量,常用于检测多种病毒抗体或抗原。免疫印迹法结合了 SDS-PAGE 的高分辨力和 ELISA 法的高特异性和敏感性,是一种有效的分析手段,不仅广泛应用于分析抗原组分及其免疫活性,还可用于疾病的诊断。其中抗原经电泳转移在硝酸纤维素膜上后,将膜切成小条,配合酶标抗体及显色底物制成的试剂盒可方便地在实验室中供检测用。根据出现显色线条的位置可判断有无针对病毒的特异性抗体。在艾滋病病毒感染中此法常作为确诊试验。

典型的印迹实验包括三个步骤:①蛋白质的电泳分离;②将电泳后凝胶上的蛋白质转移至固体膜上,用非特异性,非反应活性分子封闭固体膜上未吸附蛋白质区域;③免疫学检测。

# 一、蛋白质的电泳分离

常用 SDS-聚丙烯酰胺凝胶电泳(SDS-PAGE)分离蛋白质。该技术由于无电渗、样品用量少($1\sim100\mu g$)、分辨率高、凝胶机械强度大、重复性好等优点受到广泛的应用。此外,由于 SDS-聚丙烯酰胺凝胶电泳通常在不连续缓冲系统中进行,其电泳缓冲液的 pH 与离子强度不同于制胶缓冲液,当两电极间接通电流后,凝胶中形成移动界面,并带动加入凝胶的样品中所含的 SDS 多肽复合物向前推进。样品通过高度多孔性的浓缩胶后,复合物在分离胶表面聚集成一条很薄的区带。由于不连续缓冲系统具有把样品中的成分全部浓缩于很小体积的能力,从而极大地提高了 SDS-聚丙烯酰胺凝胶电泳的分辨率。

**【实验目的】**

以聚丙烯酰胺为支持物,在电场的作用下,依据分子质量和电荷的差异有效地分离各种蛋白质样品。

**【实验原理】**

强阴离子去污剂 SDS 一旦与蛋白质结合后,蛋白质分子即带上大量的负电荷,在达到饱和的状态下,每克多肽约结合 1.4g 去污剂。同时 SDS 还可以使蛋白质的结构变得疏松,形态趋于一致,从而多肽结合 SDS 的量基本上与多肽的分子质量成正比,而与序列无关,因此 SDS 多肽复合物在聚丙烯酰胺凝胶电泳中的迁移率反映了多肽分子质量的大小。借助已知分子质量的参照样本,则可测算出多肽链的分子质量。

**【实验材料】**

1. 垂直板电泳槽和电泳仪(如 DYY-Ⅲ型电泳装置,北京市六一仪器厂制造)。

2. 配制 30% 丙烯酰胺溶液:

| | |
|---|---|
| 丙烯酰胺 | 9.0g |
| N,N'-亚甲双丙烯酰胺 | 1.0g |

加蒸馏水 80ml,磁力搅拌至完全溶解后定容至 100ml,滤纸过滤,4℃避光保存。

3. 分离胶缓冲液(1.5mol/L Tris-HCl 缓冲液,pH8.8)  称取 Tris 18.2g 溶于 80ml 蒸馏水,以 1mol/L HCl 滴定至 pH8.8,加水定容至 100ml,4℃保存备用。

4. 浓缩胶缓冲液(1mol/L Tris-HCl 缓冲液,pH6.8)  Tris 12.0g 加蒸馏水 80ml,完全溶解后调定 pH 至 6.8,再加水至 100ml,4℃保存。

5. 10% 过硫酸铵(APS)  APS 1.0g 溶于 10ml 蒸馏水中,4℃保存,每次使用前新鲜配制。

6. 10%十二烷基硫酸钠(SDS) SDS 2.0g 加蒸馏水 20ml,磁力搅拌至完全溶解,室温保存。

7. 5×电泳缓冲液

| | |
|---|---|
| Tris | 15.1g |
| 甘氨酸 | 94g |
| 10%SDS | 50ml |

加蒸馏水至 800ml,完全溶解后定容至 1000ml,室温保存备用,使用时稀释 5 倍。

8. 样品缓冲液

| | |
|---|---|
| 蒸馏水 | 4.0ml |
| 浓缩胶缓冲液 | 1.0ml |
| 甘油 | 0.8ml |
| 10% SDS | 1.6ml |
| 2-巯基乙醇 | 0.4ml |
| 0.05%酚蓝 | 0.2ml |

9. TEMED(N,N,N′,N′-四甲基乙二胺) TEMED 通过催化过硫酸铵形成自由基而加速丙烯酰胺和双丙烯酰胺的聚合。

10. 考马斯蓝染色液

| | |
|---|---|
| 甲醇 | 50ml |
| 考马斯蓝 R-250 | 0.2g |
| 醋酸 | 10ml |

加蒸馏水至 100 ml,室温保存。

11. 脱色液

| | |
|---|---|
| 甲醇 | 5.0ml |
| 醋酸 | 7.0ml |

加蒸馏水至 100ml,室温保存备用。

12. 加样器和吸头等。

【实验方法】

1. 制胶

(1) 洗净两块玻璃板,吹干备用。

(2) 根据垂直电泳槽说明书安装玻璃板,并固定在灌胶支架上。

(3) 分别在临用前配制 15%分离胶和 5%浓缩胶。

按表 5-3 中比例配制浓缩胶和分离胶。

表 5-3 分离胶和浓缩胶的配制方法

| 成分 | 分离胶(15%) | 2 倍体积的浓缩胶(5%) |
|---|---|---|
| ddH₂O(ml) | 1.19 | 1.43 |
| 30%丙烯酰胺(ml) | 1.40 | 0.416 |
| 4×Tris-Cl/SDS(pH8.8)(ml) | 0.875 | — |
| 4×Tris-Cl/SDS(pH6.8)(ml) | — | 0.625 |
| 10%APS(μl) | 30 | 25 |
| TEMED(μl) | 1.9 | 2.5 |

（4）灌制分离胶：将配好的分离胶加入玻璃平板夹层中，直至液面达到距梳子下缘线
1cm 处，灌完后在其上面加入蒸馏水。覆盖一层水可防止氧扩散进入凝胶而抑制聚合反应。

（5）灌制浓缩胶：分离胶聚合后，可在水与凝胶界面间有一清晰的折光线，倾去顶层的
蒸馏水，用纸巾将水吸干。同样的方法加入浓缩胶，然后将梳子插入夹层的浓缩胶液体中，
必要时，再补加浓缩胶液体充盈剩余空间。室温下聚合 30～45min。

2. 制备样品及加样

（1）蛋白样品与 SDS-PAGE 上样缓冲液混合，在涡旋器上混匀，沸水中煮 10min。然后
12000rpm 离心 1min。

（2）小心拔出梳子。

（3）加样：依次加入蛋白样品或 Marker，使其慢慢沉于底部，每孔上样量≤20μl。

3. 电泳

（1）配 500ml 电泳缓冲液，先加入上槽，剩余加入下槽（注意必须淹没下板导线）。

（2）接上导线，接通电源，恒流 10～15mA（两块胶时可用 30mA），开始电泳，电泳方向
是从负极向正极泳动。电泳 5～6h，直至染料前沿下到凝胶末端 1cm 处，（约 4h）即停止
电泳。

4. 固定和染色

（1）从电泳装置上卸下玻璃板，放入一瓷盘中，用一带长针头的注射器吸取若干毫升电
泳缓冲液，将针头缓慢插入一玻璃板与凝胶之间，小心不要将凝胶刺破，沿玻璃板从左至右
注入电泳缓冲液，将玻璃板与凝胶分开。靠近左边切去一角以标明凝胶的位置。

（2）如果要先检查电泳结果再进行下一步转膜常使用考马斯蓝进行染色，考马斯蓝可
以分辨 1μg 左右的条带，是最经济适用的蛋白 PAGE 胶电泳染色方法。可是由于考马斯蓝
染色经过固定后不可逆结合，会干扰后面的 Western Blot 实验，很多人会选择省略掉这一
步，所以也可以采用同样的样品跑两块胶，一块染色，另一块转膜。另外一种比较经济实惠
的方法是：丽春红 S 直接染色转移膜，检测转膜效果，充分脱色后不干扰 Western 结果。丽
春红的检测灵敏度和考马斯蓝差不多。

（3）如不需做考马斯蓝染色亦可直接进行免疫检测。

【注意事项】

1. 分离胶中加入少量甘油可增加胶的柔韧性，使胶不易破裂。

2. 配制胶液时，最后加 APS 和 TEMED，加入后立即使胶液充分混合，但要防止剧烈
摇晃而产生气泡。

3. 丙烯酰胺具有神经毒性，实验中应戴手套操作。

4. 待分离样品的质、量直接影响电泳效果，如：若电泳出现波浪线，则说明上样量过多，
应减少上样量；若样品中含盐浓度过高，应先透析，以便除掉盐分；若样品黏度过大（如细胞
蛋白质），最好先用超声波破碎染色体 DNA 后再电泳。

5. TEMED 对黏膜和上呼吸道组织及皮肤有很大的破坏作用，操作时应该十分小心。

# 二、蛋白质从凝胶转移到膜上

电泳后蛋白质样品转移的方法，包括半干式转移、湿式转移等。各种转移方法原理相
似，都是将膜与凝胶放在中间，上下加滤纸数层，做成"三明治"样的转移单位，并且保证带

负电的蛋白质向阳极转移,即膜侧连接阳极或面向阳极,连接方式如图 5-2 所示。

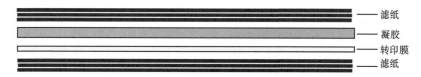

图 5-2 转移单位示意图

目前常用的为电泳印迹法,这种方法是用有机玻璃板将凝胶和硝酸纤维素膜制成"三明治"样,而后浸入两个平行电极中的缓冲液中进行电泳,选择适当的电泳方向就可以使蛋白质离开凝胶结合在硝酸纤维素膜上。这种方法的主要优点是转印迅速、完全。印迹中常用的固相支持物为硝酸纤维素膜(nitrocellulose membrane,NC 膜)、尼龙膜和聚亚乙烯双氧化物膜(PVDF 膜)。其中 NC 膜因其具有成本低廉、膜不需要活化、结合能力强、背景清晰,能进行多次免疫检测并可用常规染色法等优点尤为常用。转移到 NC 膜上的蛋白在合适的条件下可以稳定保存很长时间,但是纯 NC 膜比较脆,容易卷,不适合用于需要多次重复清洗的用途。选择 NC 膜时要注意的是选择合适的孔径,通常相对分子质量＞20000(1D＝1)以上的大分子蛋白用 0.45μm 孔径的膜,＜20000 时建议选择 0.2μm 孔径的膜,如果＜7000 时最好选择 0.1μm 孔径的膜。另外由于 NC 膜上结合的蛋白会因为一些去污剂而被代替,因此在封闭时最好使用较温和的 Tween 20,而且浓度不要超过 0.3%。尼龙膜软且结实,较硝酸纤维素膜易操作,具有与蛋白质或蛋白质-去污剂混合物有很高的结合力,因此灵敏度高,但背景也高,且由于其高电荷密度使对其非结合区进行封闭较为困难。PVDF 膜在制备多肽供蛋白质化学分析中较为常用。

以下主要介绍以 NC 膜为固相载体的转印法。

**【实验目的】**

将 PAGE 胶中的蛋白质转移到 NC 膜上。

**【实验原理】**

与凝胶相比,固相载体更容易与各种探针发生化学或免疫学反应,且转移后的固相载体经处理后,用适当的溶液漂洗,置于含有底物或探针的溶液里孵育,可与相应的探针反应,显出谱带。

**【实验材料】**

1. 电转缓冲液

| | | |
|---|---|---|
| Tris 碱 | 48mmol/L | 5.8g |
| 甘氨酸 | 39mmol/L | 2.9g |
| SDS | 0.037%（W/V） | 0.37g |
| 甲醇 | 20% | 200ml |
| 蒸馏水 | | 加至 1000ml |

2. 六张吸水纸(Whtaman 3MM)和一张 NC 膜
3. 电转移装置

**【实验方法】**

蛋白质的半干电转移

1. 取下 SDS-PAGE 凝胶放入平皿中。

2. 按凝胶面积裁剪六张 Whatman 3MM 滤纸及 NC 膜,然后滤纸、NC 膜及凝胶用电转缓冲液浸泡 10min。

3. 在转移电泳槽内,依次放入三层滤纸-凝胶-NC 膜-三层滤纸,注意将 NC 膜的粗糙面贴在胶面上,每层之间都不能有气泡。

4. 检查滤纸、凝胶及 NC 膜的大小,剪去多余部分。

5. 将滤纸-凝胶-NC 膜-滤纸的复合体一起放入转移电泳槽中,使凝胶位于阴极,NC 膜向阳极。注入电转缓冲液,淹没凝胶。

6. 接通电源,以 $0.8mA/cm^2$ 和 100V,转印 45min～1.5h。印迹电泳一般使用高电流,低电压。转印时间不宜太长,否则易引起干胶。

7. 通过预染蛋白 marker 判断转移是否成功。

**【注意事项】**

1. 操作时要戴手套,油污或其他蛋白质可阻碍蛋白质与 NC 膜结合。滤纸剪成适当大小。如果滤纸与凝胶的边缘重叠,电流将短路而绕过凝胶,使转印不能有效进行。一个可行的办法是使膜的面积稍大于凝胶,使凝胶通过膜与滤纸分开。

2. 转印膜用前需在转移缓冲液中平衡 10～15min,滤纸用前须在转移缓冲液中浸湿。

3. 滤纸、膜、凝胶及三层滤纸须依次放好。每放一层都应注意排出气泡。如有气泡,可用光滑的玻璃棒或试管在各表面缓慢滚动,予以排除。假如有微小的气泡残留,电泳时局部温度升高,气泡膨胀会严重影响印迹结果。

4. 如待分析的蛋白质分子质量大,转移时间也需延长。

如果要先检查电泳及转膜的结果再进行下一步试验可使用丽春红 S 直接染色转移膜,检测转膜的效果,丽春红的检测灵敏度和考马斯蓝差不多且丽春红 S 充分脱色后不干扰 Western 结果。

**附:印迹膜蛋白丽春红染色方法**

**【实验材料】**

1. 2%丽春红 S 浓贮存液(3-羟基-4-[2-磺基-4-硫代-苯偶氮基]-2,7-萘二磺酸)   溶于 30%三氯醋酸和 30%磺基水杨酸中。贮存液可在室温下稳定存放 1 年以上。

2. PBS 溶液

| | |
|---|---|
| 磷酸二氢钾($KH_2PO_4$) | 0.2g |
| 磷酸氢二钠($Na_2HPO_4 \cdot 12H_2O$) | 2.89g |
| 氯化钾(KCl) | 0.20g |
| 氯化钠(NaCl) | 8.00g |
| 双蒸水(压力蒸汽灭菌) | 1000ml |

$1.034 \times 10^5 Pa$ 高压下蒸汽灭菌 20min,室温保存。

**【实验方法】**

1. 在染色之前,先配制丽春红 S 的应用液。即将 2%丽春红 S 浓贮存液用水 1:10 稀释即成为应用液。

2. 用丽春红 S 应用液将 NC 膜洗一次。

3. 加入新鲜稀释的丽春红 S 应用液,并在室温下搅动 5～10min。

4. 将 NC 膜放入 PBS 中漂洗数次,每次 1～2min,并更换 PBS。

5. 根据需要将转印部位和分子质量标准位置进行标记。

# 三、免疫学检测

在转印后分离的蛋白质条带肉眼仍不可见,须以固相载体上的蛋白质或多肽作为抗原,与对应的抗体起免疫反应,再与酶或同位素标记的第二抗体起反应,经过底物显色或放射自显影以检测电泳分离的特异性目的基因表达的蛋白成分。可利用本身标记的抗体与膜上特异性抗原结合,直接来检测抗原,但更常用的是,使用的抗体是非标记的,而用标记的二抗来进行抗原定位。常用的标记方法为酶联免疫吸附法,一般是用辣根过氧化物酶或碱性磷酸酶。

【实验目的】

通过抗体与硝酸纤维素膜上特异性的抗原结合来定位抗原,并确定抗原的分子质量。

【实验原理】

利用抗原抗体结合的特异性,将印有蛋白质条带的硝酸纤维素膜(相当于包被了抗原的固相载体)依次与特异性抗体和酶标二抗作用后,加入能形成不溶性显色物的酶反应底物,使区带染色。阳性反应的条带清晰可辨,并可根据 SDS-PAGE 时加入的分子质量标准,确定各组分的分子质量。

【实验材料】

1. PBS

| | |
|---|---|
| $KH_2PO_4$ | 0.2g |
| $Na_2HPO_4 \cdot 12H_2O$ | 2.89g |
| KCl | 0.20g |
| NaCl | 8.00g |
| 双蒸水(压力蒸汽灭菌) | 1 000ml |

$1.034 \times 10^5 Pa$ 高压下蒸汽灭菌 20min,室温保存。

2. 封闭液(常用 5% 的脱脂奶粉封闭印迹膜上的非特异性吸附蛋白质的位点,防止抗原抗体结合中非特异性的反应)。

3. 1%BSA-PBS。

4. 一抗试剂和辣根过氧化物酶或碱性磷酸酶标记的二抗试剂。

5. 碱性磷酸酶底物溶液  常用 NBT(氮蓝四唑)溶液。

(1) NBT 溶液:在 10ml 70% 的二甲基甲酰胺中溶解 0.5g NTB。

(2) 碱性磷酸酶缓冲液(AP buffer):100mmol/L NaCl;5mmol/L $MgCl_2$;100mmol/L Tris-HCl(pH9.5),置密闭容器中保存,此溶液稳定。

(3) BCIP(5-溴-4-氯-3-吲哚磷酸)溶液:在 10ml 70% 二甲基甲酰胺中溶解 0.5g 的 BCIP。

6. 辣根过氧化物酶底物溶液  用 9ml 的 0.01mol/L Tris-Cl(pH7.6)溶液中溶解 6mg 3-3′-二氨基联苯胺(TMB)。此溶液须在临用时配制。

【实验方法】

1. NC 膜在含 5% 脱脂奶粉的 PBS 封闭液中 4℃过夜或 37℃封闭 2h。

2. 弃去封闭液,用含 0.2% 吐温的 PBS 溶液洗膜,每次 10min,洗 3 次。

3. 用含 1%BSA 的 PBS 稀释一抗,将 NC 膜与一抗在万向摇床上孵育 1h。也可以在 4℃孵育过夜。

4. 用含 0.2% 吐温的 PBS 溶液洗膜,每次 10min,洗 3 次。

5. 加入二抗,在万向摇床上孵育 1h。

6. AP buffer 洗膜 1 次。

7. 显色 配 10ml AP buffer + 66$\mu$l NBT + 33$\mu$l BCIP 显色液,显色至蛋白条带出现,倾去显色液,用蒸馏水终止显色。

8. 由于过氧化酶染色的蛋白条带经日光照射数小时后颜色便褪掉了,所以如果想作为永久试验记录,最好拍摄照片保存。

**【注意事项】**

1. 封闭 Western 的灵敏度某种程度上受限于封闭做的好不好。脱脂奶是最常用的配方,但是用这种封闭剂由于里面可能有痕量的生物素和碱性磷酸酶,可能造成背景污染而不适合生物素-亲和素的检测方法,脱脂奶也不适合碱性磷酸酶检测(AP)方法。现在 HRP 是越来越普遍的选择。但是叠氮钠(NaN$_3$)对辣根过氧化物酶(HRP)有灭活作用,如果用 HRP 检测系统则封闭液最好不要加叠氮钠。如果选用 AP 作为显色方法,封闭时就要选择 Tris 缓冲体系。

2. 抗体的选择 一抗一般只要是说明书上注明的单克隆抗体就可以用于免疫印迹法,但是经过 SDS-PAGE 变性胶电泳的蛋白质可能由于原来的识别位点构象发生改变而不被识别,因此多抗虽然不如单抗专一性高,但是更容易得到结果。一般一抗最好选择源于兔或者小鼠,因为后继的检测试剂盒一般都是针对兔鼠的居多,因而选择范围更大通用性也更强。一抗、二抗的稀释度、作用时间和温度对不同的蛋白要经过预实验确定最佳条件,可以根据说明书上建议的 WB 稀释度附近做 2~3 个梯度,如果是用化学发光法检测,由于灵敏度高而建议将稀释度再放大一些。

3. 标记的选择 Western Blot 一般都选择酶促作为检测方法。HRP 的显色底物有 DAB、4-CN、CN/DAB、AEC 和 TMB 等。TMB 是最常用的底物,可以和 HRP 作用形成褐色不溶性产物,灵敏度高,特异性好,缺点就是需要现配现用,有致癌的潜在可能,操作时要小心仔细,且显色后光照数小时会褪色,不能永久保存,需要拍照记录。TMB 的信噪比高,成分安全,特别合适于灵敏度要求高的免疫印迹,但是也要避免由于灵敏度过高而引起的高背景,因此可以相应地延长封闭的时间和注意洗涤的次数。

4. 抗体反应在封口塑料袋内进行,一定要挤出袋内的所有气泡,否则会导致抗体结合不均匀。

5. 操作要轻柔,戴手套。在整个操作中,转移膜始终要在液体中,不能干燥。

**【思考题】**

1. 什么是 Western Blot? 该实验的基本原理是什么?

2. 免疫印迹试验主要分哪几个部分?

(李曼君)

# 第三节　免疫细胞的检测

# 实验一　E玫瑰花环试验

免疫细胞在正常分化成熟的不同阶段以及活化过程中,其细胞膜表面会出现或消失一些表面标记,这些表面标志被称为白细胞分化抗原(即CD分子)。CD分子常作为各类免疫细胞的表面标志用于免疫细胞的鉴定和分离,同时还可以用于检测在不同状态下某类免疫细胞数量的变化,反映机体免疫功能状态,有助于研究某些疾病的发病机制,为疾病的诊断和治疗提供依据。

T细胞受到抗原或丝裂原等刺激后,会发生一系列形态、功能的变化,并表达不同的CD分子。CD2分子又叫淋巴细胞功能相关抗原2或绵羊红细胞受体,可表达于所有外周血T细胞,但正常B细胞不表达。CD58也叫淋巴细胞功能相关抗原3,是表达于人的红细胞和绵羊红细胞表面的CD2的天然配体,可介导绵羊红细胞与人T细胞形成玫瑰花环。所以常用E玫瑰花环试验分离并检测T淋巴细胞,通过计数花环形成率,从而了解机体红细胞免疫的状态和辅助诊断某些疾病。E花环试验的方法很多,这里仅介绍微量全血法。

【实验目的】

掌握E玫瑰花环试验的原理;了解E玫瑰花环试验的结果及临床意义。

【实验原理】

人成熟T细胞表面具有CD2分子又叫绵羊红细胞(SRBC)受体,能结合绵羊的红细胞而形成花环,在一定实验条件下将淋巴细胞与SRBC混合,SRBC即与T细胞表面的SRBC受体结合形成花环,经密度梯度离心,花环形成细胞因比重增大而沉于管底,与其他细胞分离;染色后计数花环形成百分率,即可鉴定和计数人外周血T细胞百分率。该法常作为衡量人细胞免疫功能状态的一个指标。

【实验材料】

1. 试管、滴管、吸管、橡皮头、盖玻片、载玻片等。

2. 红细胞裂解液　常用Tris-NH$_4$Cl缓冲液[三羟甲基氨基甲烷(Tris)1.3mg、NH$_4$Cl 3.735mg,加灭菌双蒸水至500ml,用1mol/L的HCl调整pH至7.2,4℃保存备用]。

3. 无钙镁磷酸盐缓冲液(无钙镁PBS,pH为7.2～7.4)。

4. 1%绵羊红细胞。

5. 1%亚甲蓝(美蓝)染色液　取抗酸染色用的亚甲蓝液,用生理盐水稀释5～10倍备用。

6. 10%灭活的小牛血清。

【实验方法】

1. 常规消毒,耳垂或指尖取血0.1ml血液,放到4ml Tris-NH$_4$Cl缓冲液中充分混匀。

2. 37℃水浴5～10min,必要时用吸管轻轻吹打,使红细胞溶解。

3. 2000r/min离心5min,弃上清后加PBS液3ml混匀,离心500r/min,10min,同法洗涤两次,末次弃上清后加PBS液0.2ml,充分混匀,获细胞悬液。

4. 在以上细胞悬液中加入1%SRBS悬液及去除抗SRBC抗体的小牛血清各0.2ml,

混匀。

5. 将上述混悬液平分两管，放置 37℃水浴 15min。

6. 离心 500～1000r/min，5min。一管直接观察 Ea 花环百分数；另一管放 4℃冰箱过夜，次日计数总 E 花环形成百分数。

7. 计数 200 个淋巴细胞中形成花环的百分数。淋巴细胞呈淡蓝色，凡结合 3 个或 3 个以上 SRBC 者为阳性花环形成细胞。

**【实验结果】**

高倍镜检查，淋巴细胞周围黏附有 3 个以上 SRBC 者即为花环阳性细胞。共计数 200 个淋巴细胞，计算出花环形成细胞百分率，以确定 T 细胞的百分率。

因实验室条件不一致及个体差异，测得的正常值范围颇宽，一般来说，成年健康人外周血中总 E 花环形成细胞约占淋巴细胞总数的 60%～80%，平均 65% 左右；Ea 花环约为 30% 左右。

**【注意事项】**

操作过程中动作应轻柔，避免打散已形成的花环。

**【思考题】**

1. T 细胞表面有哪些表面标志？
2. E 玫瑰花环试验的原理。

# 实 验 二　T 淋 巴 细 胞 亚 群 的 检 测

淋巴细胞可分为 T 细胞、B 细胞、NK 细胞等。T 细胞和 B 细胞还可进一步分为若干亚群，它们在功能和表面标志上各不相同。根据 T 细胞表面的分化抗原不同，可将 T 细胞分为 CD4$^+$T 细胞和 CD8$^+$T 细胞。早期检测 T 细胞亚群采用 E 花环形成试验，目前主要采用免疫细胞化学技术和流式细胞术。

## 一、碱性磷酸酶-抗碱性磷酸酶免疫细胞化学法

已知抗原与相应抗体结合后会形成抗原抗体复合物，这种复合物在显微镜下是看不见的，如果将特异性抗体与酶结合，再通过相应的底物显色，就可以看见该免疫复合物，从而检测相应的抗原。本文中介绍的碱性磷酸酶-抗碱性磷酸酶免疫细胞化学法（alkaline phosphatase-anti-alkaline phosphatase technique，APAAP 法）就是根据这个原理利用碱性磷酸酶标记已知抗体或抗原，然后与组织细胞在一定条件下反应，如果该组织细胞中有相应的抗原或抗体存在，抗原抗体就会相互结合形成复合物，其中的酶分子遇到相应的底物，就能催化该底物，发生化学反应，产生一定的颜色。该方法敏感性高，标本可长期保存，而且使用一般的光学显微镜就可以观察，所以目前常用于鉴定机体的 T 淋巴细胞亚群。

**【实验目的】**

掌握 APAAP 法的基本原理，熟悉 APAAP 法的操作步骤。

**【实验原理】**

APAAP 法，是一种免疫组化技术，该技术的原理是利用鼠抗人 T 细胞 CD 分子的 McAb 与 T 细胞反应，用羊抗鼠 IgG 搭桥，该 IgG 的一端连接抗 T 细胞的单克隆抗体，另一

端连接 APAAP 复合物,从而将抗 CD 分子的 McAb 与抗碱性磷酸酶抗体-碱性磷酸酶复合物连接,再通过复合物中的碱性磷酸酶催化底物显色来判断 CD 分子的存在,从而确定 T 细胞的各亚群(图 5-3)。

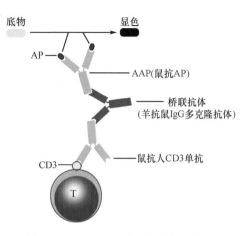

图 5-3 APAAP 桥联酶标法检测原理

**【实验材料】**

1. 待检标本 人外周血单个核细胞(PBMC),制备方法见第四章第五节实验二。

2. APAAP 试剂盒。

3. 鼠抗人 CD3、CD4、CD8 分子的 McAb (一抗),羊或兔抗鼠 IgG(二抗)。

4. TBS 缓冲液(pH7.6 0.05mol/L Tris-HCl) Tris 30.25g,NaCl 40.0g,HCl 11ml,加蒸馏水溶解至 500ml,调 pH 至 7.4~7.6。抗体稀释用含 1% 牛血清白蛋白的 TBS。

5. 碱性磷酸酶(AP)底物 对硝基磷酸盐(PNP)PNP 3mg 溶于 5ml 10% 二乙醇胺缓冲液(二乙醇胺 9.7ml,MgCl$_2$·6H$_2$O 10mg,NaN$_3$ 20mg 溶于蒸馏水,以 1mol/L HCl 调 pH 为 9.8,加水至 100ml),4℃保存。

6. 苏木精复染液 将苏木精 0.1g,钾明矾 5g 和碘酸钠 0.02g 溶于 100ml 蒸馏水中,再加温搅拌溶解,加柠檬酸和水合氯醛,混合后煮沸 5min,冷却后过滤备用。

7. 纯丙酮、坚固红。

8. 试管、吸管、载玻片、显微镜、37℃水浴锅等。

**【实验方法】**

1. 常规法分离 PBMC,用含 10% FCS 的 RPMI-1640 调整细胞浓度为 5×10$^6$/ml。

2. 取 50~100μl 细胞悬液置洁净的玻片上,涂成圆形薄层,充分干燥。

3. 纯丙酮固定 5min,空气中干燥 10min,TBS 浸洗 5min;取出玻片仔细擦干。用蜡笔在细胞周围画一个圆圈做记号。

4. 在圆圈内滴加一抗 20~50μl,放湿盒内 37℃温育 1h 或 4℃过夜。TBS 浸洗 5min,吸干。

5. 加羊抗鼠 IgG(即二抗)10~50μl,放湿盒内 37℃温育 30~60min,TBS 浸洗 5min,吸干。

6. 加 APAAP 复合物 10~50μl,放湿盒内 37℃,30~60min,TBS 浸洗 5min,吸干。

7. 加底物显色液 10~50μl(临用前配制,取底物溶液 1ml 加坚固红 1mg,充分溶解后使用),放湿盒内 37℃温育 30min,TBS 浸洗 5min,擦片。

8. 加苏木精复染 1min,用自来水冲洗。空气中干燥。

**【实验结果】**

高倍镜下观察:以细胞膜上或胞浆着红色为阳性细胞,无色者为阴性细胞,记数 200 个细胞,并计算阳性细胞百分率。人外周血 T 细胞正常参考值:CD3$^+$ T 细胞:60%~80%;CD4$^+$ T 细胞:35%~55%;CD8$^+$ T 细胞:20%~30%;CD4/CD8 比值:1.5~2.0。

**【注意事项】**

1. 一定要擦干细胞周围水分,以防圈内所加试剂流散。

2. 细胞表面抗原的浓度和抗原性以新鲜分离细胞制片、固定为好。

3. 每步洗涤要充分。

【思考题】

什么是 APAAP 法？请说出基本原理。

# 二、流式细胞术检测法

流式细胞术（flow cytometry，FCM）乃是借助荧光活化细胞分选仪（fluorescence-acti-vated cell sorter，FACS）对处在快速直线流动状态中的细胞进行逐个、多参数、快速的鉴定和分选，并进行多参数定量测定和综合分析的技术。样品与经过多种荧光物质标记的抗体反应，因不同荧光物质发射光谱的波长不同，故能同时分析细胞表面多个膜分子表达及其水平。

流式细胞术（FCM）是一种高速度、高灵敏度、高精度和高分辨率的自动分析细胞的高新技术。该技术可以快速、准确、客观，并且同时检测单个微粒（通常是细胞）的多项特性，并加以定量的技术。研究的微粒特性包括多种物理及生物学特征，并加以定量。此外，借助光电效应，微滴通过电场时出现不同偏向，可分类收集所需细胞。该技术具有检测速度快、测量指标多、采集数据量大、分析全面、方法灵活等优势，所以目前已经广泛地应用于免疫学、细胞生物学、生物化学、肿瘤学、血液学等各个科学研究领域。

流式细胞术的原理在于悬浮在液体中的分散细胞一个个地依次通过测量区时，每个细胞由于直径、质量及所带的荧光标记不同，通过测量区时产生不同的电信号。这些信号被信号探测器进行快速的测量、存贮、显示，包括先将欲检测的目的细胞群圈定（即设门），然后将门内的细胞以细胞的前向散射（FSC）或侧向散射（SSC）为横坐标，以荧光信号为纵坐标做一个散点分布图。细胞的一系列重要的物理特性和生化特性就被快速地、大量地测定并分选出来。

本实验主要介绍人外周血免疫细胞表面标志的检测及分析。

外周血淋巴细胞亚群的检测主要用于观察机体的细胞免疫的水平，在临床上可以用来监测 HIV 感染以及移植后的疗效考察，诊断原发性免疫缺陷症以及一些自身免疫性疾病。

【实验目的】

掌握流式细胞术检测法的基本原理及操作步骤；熟悉流式细胞术检测结果的分析。

【实验原理】

T 淋巴细胞表面的 CD 分子与相应荧光素直接标记的鼠抗人 CD 分子的 McAb 结合后，细胞表面形成带有荧光色素的抗原抗体复合物。经激光激发后发出与荧光素相对应的特定波长的荧光，由此通过流式细胞仪可检测结合有荧光素标记的阳性细胞百分率。

【实验材料】

1. 肝素抗凝人全血。

2. 荧光素标记的鼠抗人 CD 分子单克隆抗体　如抗 CD4-FITC、CD8-PE、CD3-PE-Cys。

3. 细胞洗液　含 2%BSA、0.1%NaN$_3$ 的 PBS。

4. 流式细胞术专用红细胞裂解液　KHCO$_3$ 0.50g，NH$_4$Cl 4.15g，EDTA 0.02g，加 ddH$_2$O 至 500ml，高压灭菌，4℃保存。

5. 固定液　25%戊二醛 3.2ml,葡萄糖 2.0g 加无 BSA 的细胞洗液至 100ml。

6. 流式细胞仪、水平离心机、FCM 专用试管、移液器等。

**【实验方法】**

1. 取 $100\mu l$ 全血,加 $10\mu l$ 3 种不同荧光素标记的鼠抗人 CD3、CD4、CD8 McAb,同时设立荧光素标记的同型 Ig 作为阴性对照,室温反应 20min。

2. 加专用裂解液 2ml,溶血 5min;离心 1000r/min,10min 后去上清液。

3. 用 PBS 洗 1 次。

4. 用细胞洗液恢复体积至 0.5ml,加入固定液 $20\mu l$,混匀。

5. 上机检测。

**【实验结果】**

如图 5-4 所示:CD3$^+$ T 细胞占总细胞数 66.82%,其中 CD4$^+$ T 细胞占 51.59%,CD8$^+$ T 细胞占 14.83%。

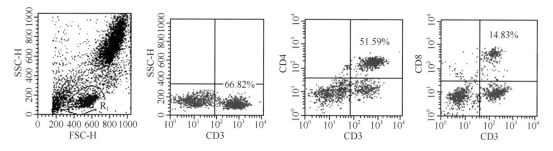

图 5-4　人外周血 CD3$^+$、CD4$^+$、CD8$^+$ T 细胞的二维点阵图(引自司传平《医学免疫学实验》)

**【注意事项】**

1. 流式细胞仪测定前,首先要通过调节电压,将阴性对照细胞的基础荧光阈值调至阴性置信区内,然后对阴性置信区进行界定,大于阴性置信区的荧光信号即为特异性荧光信号。且这个阴性置信区的界定一旦设定,不能随意变动。

2. 确保细胞悬液上机检测前浓度为 $1\times10^6$/ml,细胞浓度过低会直接影响检测结果。

3. 对照样品须采用与抗体来源同型匹配的 Ig 对照。

4. 注意染色后避光,保证细胞免疫荧光的稳定。

**【思考题】**

1. 流式细胞检测技术可以用于哪些方面?

2. 流式细胞技术的实验原理是什么?

3. 如何分析流式细胞仪的检测结果?

# 实验三　淋巴细胞增殖试验

淋巴细胞增殖试验是检测细胞免疫功能的常用技术。淋巴细胞功能测定不仅能够了解机体免疫功能状态,也可以作为免疫缺陷病诊断的主要依据,还是探讨某些疾病的发病机理、疗效判断、疾病转归的辅助诊断方法。刺激淋巴细胞增殖的物质可分为两类:①非特异性刺激物:如各种丝裂原(PHA、ConA、PWM、LPS 等)、抗 CD2、CD3、IgM 等细胞表面标志的抗体以及某些细胞因子等;②特异性刺激物:主要是特异性可溶性抗原和细胞表面抗原。不同刺激物可刺激不同淋巴细胞分化增殖,从而反映不同淋巴细胞群体的功能状态。淋巴细胞增殖反应的测定可采用形态学方法、放射性核素掺入法、比色法和荧光素标记法等方法。

# 一、形态学方法

形态学方法也叫 T 淋巴细胞转化实验。T 淋巴细胞受到丝裂原刺激后,可以转化为淋巴母细胞,这个过程中细胞的形态和结构会发生明显改变,通过染色镜检,可计算出淋巴细胞的转化率。该方法比较简单易行,不需特殊设备,但重复性和客观性较差。

**【实验目的】**

掌握通过刺激淋巴细胞形成淋巴母细胞,从而计算淋巴细胞转化率的实验原理及方法,学会分析试验结果,及分辨几类细胞形态学上的特点。

**【实验原理】**

T 细胞在体外培养时,受到非特异性有丝分裂原[如植物血凝素(Phytohemagglutinin,PHA)、刀豆蛋白 A(ConA)]或特异性抗原刺激后,会转化为淋巴母细胞,从而可见大部分淋巴细胞体积增大,代谢旺盛,蛋白和核酸合成增加,同时细胞核内生成核仁并有部分细胞发生分裂现象,也称为淋巴细胞转化现象。通过染色镜检,可以计算出淋巴细胞的转化百分率,该转化率的高低可以反映机体 T 细胞的功能,从而作为测定机体免疫功能的指标之一。

**【实验材料】**

1. 肝素抗凝新鲜血液　肝素溶液(用生理盐水将肝素配成 125～250U/ml 的溶液,4℃备用)。每毫升全血加 0.1ml 肝素抗凝剂。

2. 丝裂原　目前国内试验中作淋转试验所用 PHA 一般均为粗制品,没有质量标准。原料来源不同,制备条件差异均可影响产品的活力。即使属于同一单位供应,各批产品的活力亦不相同,所以一般要参照说明书而决定其用量。一般每毫升培养液加入 50U/ml 的 PHA 0.1ml 即可。

3. 细胞培养液　含 20% 胎牛血清的 RPMI-1640 培养液。

4. 甲醇固定液。

5. Giemsa-Wright 混合染液。

6. 细胞培养瓶、$CO_2$ 培养箱或恒温培养箱、超净台、离心机、计数器、显微镜、无菌吸管、载玻片等。

**【实验方法】**

1. 无菌取肘静脉血 2ml,放入肝素抗凝管内,并迅速摇匀以免产生凝块,37℃水浴箱内静置 30～60min。

2. 充分混匀后,将试管倾斜 30°放置,则可加速红细胞的沉淀速度。待肉眼观察绝大部分红细胞下沉,即可用无菌尖吸管吸取抗凝血上层富含白细胞的液体移到无菌小试管中,此为淋巴细胞悬液(其中仍含有少量的粒细胞等)。

3. 取 5ml 含有 PHA 的 RPMI-1640 培养液放入细胞培养瓶中,加入步骤 2 所取细胞约

0.5ml。加入培养液中,塞紧瓶口,置 37℃温箱中培养 72h。另取 5ml 含生理盐水 RPMI-1640 培养液加血浆作为对照管,置 37℃温箱中培养 72h。

4. 将培养物摇匀,移入离心管中,1000r/min 离心 10min,弃上清液,用尖吸管吸取沉淀物作推片,干燥后加甲醇固定 3～5min。

5. 在涂片上滴加 Giemsa-Wright 混合染液,盖满血膜,染色 1min 后,再滴加等量的双蒸水稀释后继续染 5～10min,冲洗。

6. 待标本干燥后,在高倍镜下观察涂片的头、体、尾三部分,已转化的淋巴母细胞易集中于尾部和边缘部。

【实验结果】

淋巴细胞的形态学标准:细胞核的大小、核与胞体的比例,胞浆染色性及核的构造与核仁的有无。可见到以下几种类型细胞。

1. 成熟的淋巴细胞　大小基本与未经培养的淋巴细胞一样为 6～8μm,核大类似圆形,均质,用 Giemsa-Wright 染液染色呈深紫色,染色致密,无核仁,核与胞浆比例大。

2. 过渡型淋巴细胞　大小比成熟的淋巴细胞稍大,约 10～20μm,核染色致密,但具有明显的核仁,此为与成熟淋巴细胞鉴别的要点。

3. 淋巴母细胞　细胞体积明显增大,约 20～30μm,形态不整齐,胞浆边缘常有伪足状小突起,胞浆变宽,核与细胞比例变小,胞浆碱性明显增加,胞浆内有时可见小气泡出现。核膜清楚,核染色质疏松呈细网状结构,核内可见 1～4 个核仁。核较成熟淋巴细胞显著增大,核可达 5～12μm,核质疏松,核内有数个明显的核仁和分散的空泡,有的还可看到核分裂象。

4. 网状细胞样淋巴母细胞　细胞轮廓显著增大,其大小约为成熟淋巴细胞数倍以上,形态很不规则,大致呈阿米巴样。原浆嗜碱性不强,看起来有透明感。核质构造呈细网状,核仁明显,有一至数个。

上述所见,是淋巴细胞转化过程中最常见的形态变化,除此以外,还有些淋巴细胞转化后呈多形态样,这些都需在实践中不断总结经验,达到确认无误的程度。总的来说,转化的细胞有以下几点变化:①形态大小变化较成熟淋巴细胞为大,均在 10～15μm 以上;②具有明显的核仁变化,核内的核仁少则 1 个,多则数个以上,这和大淋巴细胞完全不同的,所以在镜下看到有此种变化即可认为是转化的一种显著表现;③胞核和胞浆都增大,尤其胞浆增大后,细胞呈阿米巴样,着色淡染;④转化后细胞内往往见到在核和胞浆有空泡形成,少则 1～2 个多则数十个以上,其数目随转化程度而逐渐增加。

按上述分类检查涂片头、体、尾三部分,计数 200 个淋巴细胞。按下列公式算出淋巴细胞转化率:

$$淋巴细胞转化百分率＝转化的淋巴细胞数/200×100\%$$

在正常情况下,PHA 淋巴细胞转化率为 60%～80%,如为 50%～60% 则偏低,50% 以下则为降低。

【注意事项】

1. 采血,转化培养要注意无菌操作,以防污染。

2. PHA 的加入量要适当,过多或过少都会影响转化率。如 PHA 加入量过多,对细胞有毒性;加入量少,不足以刺激淋巴细胞转化,一般最适浓度为 50～200μg/ml。

3. 培养液　培养液的营养价值越高,转化率相对地较高,转化的淋巴母细胞形态也较典型,核分裂也稍多。所用的培养液内一般含 20％小牛血清,在培养淋巴细胞转化上可取得很好的成绩。

4. 培养时要保证有足够的气体。

5. 镜下计数淋巴细胞转化率应采用随机原则,不能带有主观因素。

【思考题】

1. 淋巴细胞增殖试验的常用刺激物有哪些?

2. 如何区分淋巴细胞和淋巴母细胞?

# 二、³H-TdR 掺入法

T 淋巴细胞在体外培养时,受到有丝分裂原(如 PHA、ConA)或特异性抗原刺激后,在转化为淋巴母细胞的过程中,胞内 DNA 的合成明显增加,此时若在培养体系中加入放射性同位素氚标记的胸腺嘧啶核苷(³H-TdR),可被转化的淋巴细胞摄入而掺入细胞新合成的 DNA 中,所掺入放射性核素的量与细胞增殖水平成正比。借助液体闪烁仪测定淋巴细胞内掺入的 ³H-TdR 的放射活性,可反映细胞的转化程度。该法灵敏可靠,客观精确,应用广泛,但需特殊仪器,易发生放射性污染。

【实验目的】

掌握体外测定淋巴细胞增殖反应的原理,学会使用 β-闪烁仪测定样品的放射活性。

【实验原理】

淋巴细胞受特异性抗原或有丝分裂原刺激后,在转化为淋巴母细胞的过程中,DNA 的合成明显增加。其转化程度与 DNA 的合成呈正相关,此时若将合成 DNA 的前体物质胸腺嘧啶核苷用放射性同位素(³H-TdR)标记,加入到培养体系中,即被转化的淋巴细胞摄取而掺入 DNA 分子内。培养终止后,测定淋巴细胞内掺入的 ³H-TdR 的放射量,就能判断淋巴细胞的转化程度。

以下以微量全血³H-TdR 掺入法为例,而外周血单个核细胞³H-TdR 掺入法与之大致一样,所不同在于用外周血单个核细胞取代肝素抗凝血。

【实验材料】

1. 肝素抗凝人全血。

2. 丝裂原　PHA、Con A、PWM 或其他丝裂原。

3. ³H-TdR($100\mu$Ci/ml)。

4. 5％三氯醋酸溶液、无水乙醇。

5. 闪烁液　PPO(2,5-二苯基噁唑)4g,POPOP〔1,4-双(5-苯基噁唑基-2-苯)〕0.4g 溶于 1000ml 二甲苯中。

6. 玻璃纤维滤纸及负压抽滤装置。

7. 闪烁杯及 β-液体闪烁计数器。

8. 细胞分离培养所需试剂及器材。

【实验方法】

1. 无菌采集静脉血若干毫升,注入盛有肝素的无菌小瓶里(每毫升全血加 0.1ml 125～250U/ml 的肝素溶液),加盖后立即轻轻摇匀,使血液抗凝。

2. 于培养瓶中加入含 $20\%$ 胎牛血清的 RPMI-1640 完全培养液 2ml,然后加入上述肝素抗凝血 $200\mu l$,于试验组中加入丝裂原 $100\mu l$(终浓度 $25\sim50\mu g/ml$),对照组加入生理盐水 $100\mu l$。

3. 加盖,置 37℃,5% $CO_2$ 温箱培养 3 天。

4. 每组加入 $^3H\text{-}TdR$($100\mu Ci/ml$),继续培养 4h。

5. 用细胞收集器将细胞吸附在玻璃纤维滤纸片上,用生理盐水充分洗涤,洗除游离的 $^3H\text{-}TdR$。

6. 滴加 5% 三氯醋酸溶液 $1\sim2ml$ 固定细胞,滴加无水乙醇脱水、脱色。

7. 取出滤膜,将滤纸片 $60\sim80℃$ 烘干后,用镊子按其顺序分别依次放入盛有 4ml 闪烁液的塑料管内。

8. β-闪烁仪自动测定样品 1min,将测定值中读数过高或过低者除去,取其平均值。

【实验结果】

结果以液体闪烁计数器测定每分钟的脉冲数(cpm)表示。取各管测定读数的平均值,即为 0.1ml 血样的脉冲数。全血检测的脉冲数,再按血样淋巴细胞计数结果,校正成每百万淋巴细胞的脉冲数($cpm/10^6$ 淋巴细胞),也可用刺激指数(stimulating index,SI)表示试验结果。为此须在培养时,设同样数量的不加丝裂原的对照培养瓶,试验管脉冲数与对照管脉冲数之比,即为刺激指数。

即:SI＝丝裂原刺激管 cpm 均值/生理盐水对照管 cpm 均值。

【注意事项】

1. 培养细胞时,一般放入 $CO_2$ 培养箱中培养,也可在普通温箱进行培养,但一定要把盖子拧紧,否则结果差别较大。

2. 以 SI 表示结果时,一定要设置相同数量培养管的对照(即不加丝裂原组)。而以 cpm 绝对值表示($cpm/10^6$ 淋巴细胞)则可以不用设对照管。

3. 闪烁液的容水量很低,所以在加入闪烁液之前必须烘干。

【思考题】

1. $^3H\text{-}TdR$ 掺入法的基本实验原理是什么?

2. β-液体闪烁计数器的使用方法?

# 三、MTT 法

MTT 是一种噻唑盐,化学名 3-(4,5-二甲基-2-噻唑)-2,5-二苯基溴化四唑,是一种黄颜色的染料。MTT 法是 Mosmann 1983 年报道的,此后这个方法因其经济、灵敏度高得到了迅速发展。目前该方法已广泛用于一些生物活性因子的活性检测、大规模的抗肿瘤药物筛选、细胞毒性试验以及肿瘤放射敏感性的测定等。在此以小鼠脾细胞悬液为例介绍 MTT 法。

【实验目的】

掌握 MTT 法的基本原理及操作步骤;学习使用酶标仪检测实验结果。

【实验原理】

活细胞线粒体中的琥珀酸脱氢酶能将外源性 MTT 还原为不溶于水的蓝紫色结晶甲臜(formazan)并沉积在细胞中,而死细胞无此功能。甲臜的生成量与细胞的增殖程度呈正相关。而有机溶剂如二甲基亚砜(DMSO)或酸化异丙醇等能溶解细胞中的甲臜,用酶联免疫检测仪在 490nm 波长处(也可用 570nm 波长)测定其光吸收值,可间接反映活细胞数量。在一定细胞数范围内,MTT 结晶形成的量与细胞数成正比。该法操作简便,且无放射性污染。

【实验材料】

1. 小鼠脾细胞悬液(细胞计数后制成 $5 \times 10^6 /ml$)。

2. MTT 用 PBS 配成 5mg/ml 的存储液,过滤除菌,4℃保存。称取 MTT 0.5g,溶于 100 ml 的磷酸缓冲液(PBS)或无酚红的培养基中,用 $0.22\mu m$ 滤膜过滤以除去溶液里的细菌,放 4℃避光保存。

3. 二甲基亚砜(DMSO)。

4. 酶标仪。

5. 丝裂原 PHA、ConA、PWM 或其他丝裂原。

6. 细胞分离培养所需试剂及器材。

【实验方法】

1. 将小鼠颈椎脱臼处死,置 75%乙醇中浸泡 3～5min,无菌取脾。

2. 加入含 10%胎牛血清的 RPMI-1640 液(0.5ml)制成单个细胞悬液。

3. 用含 10%胎牛血清的 RPMI-1640 液调整细胞数至 $5 \times 10^6 /ml$,将小鼠脾淋巴细胞加至 96 孔培养板中,0.2ml/孔,实验分实验组和对照组,每组设 3 个水平孔。每孔分别加入 ConA $5\mu g/ml$,双抗(青霉素和链霉素)100U/ml。置 37℃,5% $CO_2$ 培养箱中。培养 48～72h。

4. 终止培养前,每孔加入 MTT $20\mu l$,混匀后再培养 4～6h。

5. 吸弃上清液,每孔加入溶剂(DMSO)$100\mu l$,稍振荡待甲臜产物充分溶解。

6. 在酶标仪上,选定波长后测定 OD 值。

【实验结果】

结果用刺激指数(stimulating index,SI)来表示。

SI=试验孔 OD 均值/对照孔 OD 均值。

【注意事项】

1. MTT 最好现用现配,过滤后 4℃避光保存 2 周内有效,或配制成 5mg/ml 在 −20℃长期保存,避免反复冻融,最好小剂量分装,用避光袋或是黑纸、锡箔纸包住避光以免分解。尤其当 MTT 变为灰绿色时就绝对不能再用。

2. MTT 有致癌性,使用时应小心。

3. 做 MTT 时要选择适当的细胞接种浓度,不可太多也不可太少。

【思考题】

1. MTT 法的实验原理?

2. MTT 法的试验方法如何?

# 实验四 溶血空斑试验

溶血空斑试验(hemolytic plaque formation test)是 Jerne 于 1963 年设计的用于体外检查和计数某种抗体形成细胞的一种方法。由于溶血空斑试验具有特异性高,筛选力强,可直接观察等优点,故常用来测定免疫细胞的分泌功能,通过检测免疫细胞所分泌的抗体水平,来反映机体免疫功能状态。也可用于通过免疫应答的动力学变化来判断机体的体液免疫功能,探讨药物对机体免疫状态的影响,如寻找抗肿瘤而不抑制机体免疫功能的新抗癌药、化疗药物对机体免疫状态的影响、分析判断化疗效果。

目前有关溶血空斑试验的具体方法很多,现仅将琼脂平板溶血空斑试验的操作方法简介如下。

【实验目的】

掌握溶血空斑试验的原理和用途;熟悉溶血空斑试验的操作方法。

【实验原理】

将绵羊红细胞(SRBC)免疫动物,将 SRBC 和经 SRBC 免疫过的小鼠脾细胞悬液,在 $45\sim48℃$ 混匀,加入琼脂凝胶中。然后加入一定量的补体,经 $37℃$ 温育后,在琼脂层中由于抗体形成细胞(plaque forming cell,PFC)可释放溶血性抗体,并与其周围的 SRBC 结合,在补体参与下导致细胞周围的 SRBC 溶解,形成一个以抗体形成细胞为中心、肉眼可见的圆形透明溶血区,称为溶血空斑。本法参与的抗体主要是 IgM,每个空斑表示一个抗体生成细胞,空斑大小与细胞产生抗体量的多少呈正相关。通过空斑的数量可以进一步反映机体的体液免疫功能。一般测定溶血能力较强的 IgM 抗体时采用直接法,测定溶血能力较弱的 IgG 抗体采用间接法。

【实验材料】

1. 试验动物　小鼠(以纯系小鼠为好),体重 20g 左右,雌雄均可。

2. SRBC 悬液(用 PBS 溶液配制)。

3. 0.01mol/L pH7.2 PBS(含 $Ca^{2+}$、$Mg^{2+}$)　$NaCl$ 18g,$Na_2HPO_4$ 1.23g,$KH_2PO_4$ 0.25g,加蒸馏水至 100ml,此为原液。取原液 50ml,加蒸馏水 950ml,10% $MgSO_4$ 及 1% $CaCl_2$ 各 1ml,调 pH 至 7.2。

4. 补体　豚鼠新鲜血清(用前经靶细胞吸收,1ml 压积 SRBC 加 20ml 补体,置 4℃ 20min,离心取上清液,用 Hank's 液稀释为 1:10)。

5. 琼脂(1.4% 的底层琼脂和 0.7% 的表层琼脂均用 PBS 配置)。

6. 10% 胎牛血清(56℃ 30min 灭活)。

7. DEAE-右旋糖酐　相对分子质量 5 万,用蒸馏水配成 1% 浓度备用(用于阻止琼脂的抗补体作用)。

8. 仪器设备　37℃ 恒温培养箱、显微镜、离心机、刻度离心管、吸管、试管、毛细吸管、培养皿、锥形瓶、注射器等。

【实验方法】

1. SRBC 悬液制备　自绵羊颈静脉取血,注入无菌玻璃瓶内,不停摇动 10min 即得脱纤维绵羊红细胞。取无菌脱纤维绵羊血用无菌生理盐水或磷酸盐缓冲盐水(PBS)洗三次,每次 2000rpm,离心 5min,最后取压积红细胞,悬于 pH7.2 的灭菌 PBS(含 $Ca^{2+}$、$Mg^{2+}$)中,使成为 20% 浓度,或经细胞计数后,调整细胞浓度为 $2×10^9/ml$。

2. 免疫脾细胞悬液的制备　每只小鼠经尾静脉注射 $2×10^9/ml$ SRBC 0.2ml,或腹腔注射 $4×10^8/ml$ SRBC 1ml。免疫 4 天后,将小鼠脱颈椎处死后,取出脾脏,放入含小牛血清的 PBS 溶液的平皿中,漂洗两次;然后在 200 目尼龙网上用 1ml 注射器芯研磨成匀浆状,加入 5～

10ml 的 PBS 冲散细胞使之成均匀悬液,用八层纱布过滤,收集细胞悬液于刻度离心管中,加入 5～10ml 的 10％胎牛血清的 PBS 溶液,1500rpm 离心 5min,反复两次,调整细胞数为 $1×10^7/ml$ (测定直接溶血空斑,用免疫 4 天小鼠;测定间接溶血空斑,用免疫 10 天的小鼠)。

3. 制备底层琼脂平板　目的是为表层琼脂提供一个光滑无毒的平面。用 PBS 溶液配制 1.4％琼脂糖,加热融化后,倾注于直径 7.5cm 的平皿内,每皿 5ml,待其凝固后置 4℃冰箱可保存数天备用。实验前需置 37℃温育 1h。

4. 制备表层琼脂平板　将 0.7％的琼脂融化后,置于 45℃恒温水浴箱中,依次加入以下试剂:①$2×10^9/ml$ SRBC 悬液 0.1ml;②1％DEAE-右旋糖酐 0.05ml;③$1×10^7/ml$ 脾细胞悬液 0.1ml。迅速混匀后,倾注于已铺好底层琼脂的平皿内,使之均匀铺平凝固后,静置约 15min,放 37℃孵育 1～1.5h。

5. 添加补体　将已凝固的平皿中每皿加入 1:10 稀释的豚鼠血清 1～2ml,铺平后,再置 37℃继续孵育 30min 后取出,即出现肉眼可见的溶血空斑。如需计数 PFC,则置于室温 1h,再放入 4℃冰箱过夜,次日倾去表层液体,计数空斑。如需保存,则加入生理盐水或 PBS 配制的 0.25％戊二醛 6ml 加以固定。

【实验结果】

观察时,将平皿对着光亮处,用直接观察或用菌落计数器计数平皿中每个溶血空斑的溶血状况,同时求出每百万个脾细胞内含空斑形成细胞的平均数。但是观察时应该注意区分空斑和气泡等形成的假斑:

空斑:大小均匀,边缘整齐,圆形透明,肉眼勉强可见,镜下可见中心有淋巴细胞。

假斑:可能是气泡、SRBC 没有铺匀、细胞悬液中有细胞团存在所造成。

空斑计数:一般以 3～5 个平皿上的空斑均数为该组的空斑数,然后推算每百万细胞产生的空斑数。如每皿加入细胞数为 $10^6$,出现空斑 50 个,那么每百万细胞产生空斑数为 50 个。分别计算并比较实验组与对照组每百万细胞产生的空斑数。

【注意事项】

1. 实验动物必须选用出生 8～12 周的纯系小鼠,因为杂系小鼠个体差异很大,难以比较。

2. 因为 SRBC 既是免疫原,也是靶细胞,故要求 SRBC 必须新鲜,洗涤不超过 3 次,每次 2000r/min 离心 5min,细胞变形或脆性增大者均不能使用。

3. 倾注表层琼脂时,要充分混匀细胞,但要避免产生气泡。

4. 制备底层琼脂和表层琼脂时,应在水平台上,以保证琼脂表层水平光滑。

5. 采取免疫脾细胞的时间,无论是经尾静脉还是腹腔免疫,均应在免疫 4 天后取脾为宜,过早或过晚空斑都形成极少。

6. 为了保证脾细胞的活力,制备脾细胞过程中所用 PBS(或 Hank's 液),最好临用时才从 4℃冰箱中取出,或整个操作过程应在冰浴中进行。

【思考题】

1. 什么是溶血空斑试验? 它有何用途?

2. 什么因素造成假斑的形成? 如何保证实验结果的准确性?

(李曼君)

# 第四节　非特异性免疫功能的检测

非特异性免疫,又称固有性免疫,是生物体在长期进化中,在与危害机体的病原微生物或其他异物的相互斗争中建立起来的一种天然防护能力,它是体内一切免疫防护力的发展基础。非特异性免疫功能生来就有,可以遗传给后代,作用迅速而对各种病原体或异物无选择性,并且没有免疫记忆。执行非特异性免疫功能的主要有体表屏障(包括皮肤、黏膜以及它们的分泌物,如皮脂腺分泌的不饱和脂肪酸,唾液腺分泌的溶菌酶等),各种体内屏障(如血脑屏障、血胎屏障、血睾屏障等),细胞因素(中性粒细胞、单核-巨噬细胞、NK 细胞等)以及体液因素(补体、溶菌酶、C 反应蛋白等)。本节将介绍一些检测非特异性免疫功能的常用试验。

## 实验一　NK 细胞活性的检测

【实验目的】

掌握 $^{51}$Cr 释放法测定 NK 细胞活性的原理,熟悉 $^{51}$Cr 释放法测定 NK 细胞活性的基本过程。

【实验原理】

NK 细胞是一群 MHC 非限制性杀伤性细胞,有天然杀伤活性,无需抗原致敏,亦不依赖抗体、补体,即可杀伤某些肿瘤细胞或病毒感染的细胞,NK 细胞在免疫监视、免疫防御等方面起重要作用。NK 细胞无塑料表面黏附特性,主要分布于脾和外周血中。检测 NK 细胞活性的方法很多, $^{51}$Cr 释放法是用放射性同位素 $^{51}$Cr 标记的敏感靶细胞(人 NK 细胞的敏感靶细胞为 K562 细胞,小鼠 NK 细胞的敏感靶细胞为 YAC-1 细胞)与 NK 细胞体外培养。靶细胞被破坏后, $^{51}$Cr 释放到培养液中, $^{51}$Cr 的放射性脉冲与 NK 细胞活性成正比,从而测定培养上清液中放射性强度即可判断 NK 细胞活性。

【实验材料】

1. 肝素抗凝人外周血。

2. RPMI-1640 培养液,$Na_2{}^{51}CrO_4$,淋巴细胞分离液(比重 1.077~1.078)。

3. γ 计数仪、塑料组织培养瓶,$CO_2$ 培养箱,倒置显微镜等。

4. 靶细胞　K562 细胞株。

5. 2‰的 SDS 溶液。

6. 离心机、吸管、试管等。

【实验方法】

1. 制备 NK 细胞(效应细胞)悬液　肝素抗凝静脉血用淋巴细胞分离液分离人外周血单个核细胞,用 RPMI-1640 培养液洗涤三次,将其放入塑料组织培养瓶中,室温 1h,除去贴壁的单核细胞后,调整细胞浓度为 $5×10^6/ml$。

2. 标记靶细胞　先用 0.5‰台盼蓝检查 K562 细胞,加入 100mCi $Na_2{}^{51}CrO_4$,混匀,置 37℃水浴 90min,用培养液洗涤三次(1000r/min 离心 10min),除去游离 $^{51}$Cr,并用 RPMI-1640 培养液调整靶细胞浓度为 $5×10^6/ml$,备用。

3. 细胞毒试验　取上述效应细胞和靶细胞进行分组试验。

(1) 自然杀伤组(试验组):于试管中加入效应细胞和靶细胞各 0.2ml,效、靶细胞的比例为 50:1。

(2) 自然释放组:以营养液 0.2ml 代替效应细胞加入标记的靶细胞 0.2ml。

(3) 最大释放组:加入靶细胞 0.2ml,以 2% 十二烷基磺酸钠 0.2ml 代替效应细胞。

4. 活性测定　以上三组试管置 37℃,5% $CO_2$ 培养箱水浴 4h,取出后分别加入冷 Hank's 液 0.6ml 终止反应,1500r/min 离心 5min,分别吸出上清液 0.5ml 至另一清洁试管中,用 γ 计数器测其放射活性(cpm 值)。

【实验结果】

按下式计算 NK 细胞活性:

NK 细胞活性(自然杀伤率%)＝(试验组 cpm－自然释放组 cpm)/(最大释放组 cpm－
自然释放组 cpm)×100%

参考值:NK 细胞活性(自然杀伤率):47.6%～76.8%。

【注意事项】

1. K562 细胞标记后,不宜超过 24h。时间过长死亡细胞多,自然释放数据不可靠。

2. 效、靶细胞比例大于 100:1 时,结果不可靠,不宜采用。

3. 本法灵敏、稳定、重复性好,但易造成放射性污染,还应注意放射防护。

【思考题】

1. $^{51}Cr$ 释放法测定 NK 细胞活性的原理是什么?

2. 影响 $^{51}Cr$ 释放法测定 NK 细胞活性的因素有哪些?

# 实验二　巨噬细胞吞噬功能测定

【实验目的】

掌握巨噬细胞吞噬功能测定的原理,熟悉巨噬细胞吞噬功能测定的方法。

【实验原理】

巨噬细胞承担着吞噬、消除细胞内寄生菌、真菌和清除衰老的自身细胞的职能,它在特异性体液免疫或细胞免疫应答中都有重要作用,所以巨噬细胞的吞噬消化功能,在一定程度上可以反映机体的免疫状态。巨噬细胞对颗粒性抗原有强大的吞噬能力。常用颗粒性抗原如鸡红细胞、白色念珠菌、酵母细胞等与巨噬细胞孵育,检测巨噬细胞的吞噬能力。

【实验材料】

1. 小鼠　健康昆明系小鼠或其他小鼠。

2. 1% 鸡红细胞悬液　取 Alsever 液保存的鸡全血,用生理盐水洗涤三次后,2000r/m 离心 5min,弃上清,按压积比用生理盐水配成 1% 浓度鸡红细胞悬液,约含鸡红细胞 $1×10^6$ 个/ml。

3. 可溶性淀粉肉汤　取可溶性淀粉 6g 加入肉汤培养液 100ml 中,混匀,煮沸灭菌。

4. 75% 酒精棉球,生理盐水,甲醇,瑞氏-吉姆萨染液,无菌注射器,试管、载玻片、显微镜等。

【实验方法】

1. 选择体重 25g 左右小鼠,每只于腹腔注射 6% 淀粉肉汤液 1ml。3 天后给小鼠腹腔注射 1% 鸡红细胞悬液每只 0.5～1ml,轻揉腹部。

2. 注射后 30min,在小鼠腹腔注射生理盐水每只 2ml,轻揉腹部。用无菌注射器吸取小鼠腹腔液(内含巨噬细胞)。

3. 取一滴小鼠腹腔液于载玻片上,制成涂片,晾干后甲醇固定,瑞氏-姬姆萨染色,油镜下观察。

【实验结果】

镜下可见巨噬细胞核呈蓝色,被吞噬的鸡红细胞呈椭圆形,核呈蓝色,而胞浆被染成红色。镜下随机计数 100 个巨噬细胞,同时记录吞噬有鸡红细胞的巨噬细胞数和被吞噬的鸡红细胞总数,计算吞噬百分率和吞噬指数。

$$吞噬百分率=\frac{吞噬鸡红细胞的巨噬细胞数}{100}\times100\%$$

$$吞噬指数=\frac{100\ 个巨噬细胞吞噬的鸡红细胞总数}{100}$$

【注意事项】

1. 涂片的薄厚要适当,否则影响计数。

2. 小鼠腹腔注射时不要刺伤内脏。

3. 如小鼠腹腔液过少,可腹腔注入适量生理盐水揉动后再取。

4. 被吞噬的鸡红细胞时间过长可被消化,时间过短未被吞噬,必须掌握好吞噬作用时间。

【思考题】

1. 简述巨噬细胞吞噬功能测定的基本原理。

2. 巨噬细胞吞噬功能测定有哪些注意事项?

# 实 验 三　中 性 粒 细 胞 吞 噬 功 能 测 定

【实验目的】

掌握中性粒细胞吞噬功能测定的原理,熟悉细菌计数法测定中性粒细胞吞噬功能的检测方法。

【实验原理】

血液中的中性粒细胞通称小吞噬细胞。有强大的吞噬和消化异物的功能,构成机体天然抵抗力。在机体固有免疫和适应性免疫中发挥重要的作用。对中性粒细胞的检测包括运动功能、吞噬功能和杀伤功能的测定。对于感染等疾病有重要的辅助诊断意义。当细菌等抗原异物与中性粒细胞在一定条件下共同孵育后,即可被中性粒细胞吞噬、摄入,通过计算其吞噬百分率和吞噬指数来判断中性粒细胞的吞噬能力。有助于对疑有吞噬细胞功能障碍的疾病做出诊断。

【实验材料】

1. 菌液　无菌生理盐水洗下表皮葡萄球菌普通斜面 18～24h 培养物,经 Mc Farland 比浊法调整浓度至 $5\times10^7/ml$,100℃15min,置 4℃保存备用。

2. 肝素溶液　1000U/ml。

3. 无菌注射器、吸管、小试管、瑞氏染液等。

【实验方法】

1. 无菌采血(耳垂、手指或静脉)0.1～0.2ml,置于含肝素液的小试管中,混匀。

2. 取菌液 0.1ml 与试管内抗凝血混匀,置 37℃30min,每 10min 振摇一次。

3. 吸取白细胞层,推片,自然干燥,瑞氏染液染色后镜检。

【实验结果】

油镜下见中性粒细胞核深染且分叶,胞浆淡红色,细菌呈紫色。随机计数 100～200 个中性粒细胞,分别记录吞噬有细菌的中性粒细胞数和所吞噬的细菌总数。按下列公式计算。

$$吞噬百分率(\%)=\frac{吞噬细菌的中性粒细胞数}{计数的中性粒细胞总数(吞噬的＋未吞噬的)}\times100\%$$

$$吞噬指数=\frac{被吞噬的细菌总数}{吞噬细菌的中性粒细胞数}$$

【注意事项】

1. 人类白细胞的吞噬活性在 37℃时最好,温度过高过低均会降低其吞噬活性。

2. 个体差异、年龄、健康状况的不同,其吞噬能力亦不同。

3. 涂血片时不宜太厚,否则不宜观察。

4. 越接近推片末梢白细胞数越多,计数时应取玻片前、中、后三段计数,以提高准确性。

【思考题】

1. 中性粒细胞吞噬能力增高或降低的意义是什么?

2. 中性粒细胞吞噬率和吞噬指数的意义是什么?

# 实验四　硝基四氮唑蓝还原试验

【实验目的】

掌握中性粒细胞 NBT 还原试验的原理和方法。

【实验原理】

硝基四氮唑蓝(nitroblue tetrazolium,NBT),是一种水溶性的淡黄色活性染料,当其被中性粒细胞的酶还原后,则变为非水溶性的蓝黑色甲臜(formazan)颗粒,沉淀于胞浆内。

当机体受细菌、真菌和寄生虫感染时,中性粒细胞的吞噬能力明显增强,还原 NBT 的能力亦随之增高,但病毒性感染或非感染性疾病则不增高,故可利用 NBT 还原试验作为诊断全身性感染的一种辅助方法,并作为判定中性粒细胞杀菌功能的指标,以诊断吞噬功能缺陷症。一般认为在细菌感染过程中,中性粒细胞能量消耗骤增,氧的消耗量增加,己糖磷酸旁路糖代谢活性加强,葡萄糖分解的中间产物葡萄糖-6-磷酸在此旁路中脱氢氧化而成为戊糖。所脱出的氢被吞入或渗入胞浆内的 NBT 接受,则还原成为点状或块状的蓝黑色甲臜颗粒,沉积于细胞质内。

【实验材料】

1. 0.2% NBT 溶液　取 10mg NBT 置于棕色瓶内,加入 5ml 生理盐水,于室温下摇动 1h,或放 80℃水浴中搅拌或振荡,促其溶解。溶液呈淡黄色,清亮,少量不溶的颗粒静置后沉于瓶底,用时吸上清液。为避免不溶性颗粒(沉渣)影响试验结果,亦可用滤纸过滤,置于

4℃冰箱保存,有效期3~6个月。

2. 0.15mol磷酸盐缓冲液(pH7.2) 取76g $Na_2HPO_4$ 及248g $KH_2PO_4$,加入适量生理盐水,使其容积成500ml,调整为pH7.2;亦可按每毫升磷酸盐缓冲盐水加入1mg葡萄糖。混匀,过滤,113℃高压灭菌20min,分装,置4℃冰箱保存备用。

3. NBT应用液 取上述0.2% NBT溶液与0.15mol磷酸盐缓冲液等量混合。应用时现配。

4. 肝素溶液 每毫升含126U。

5. 1%沙黄水溶液 取沙黄1g,先加入1~2ml 95%乙醇,边振荡边加入98ml蒸馏水,使之逐渐溶解,过滤,滤液分装于玻璃瓶内,室温保存。

6. 甲醇、碘酒、酒精棉球、温箱、显微镜、凹玻片、湿盒、注射器、吸管、毛细滴管、吹风机等。

【实验方法】

1. 取静脉血0.5~1.0ml,每毫升按126U加入肝素抗凝,肝素量不宜过大,否则会引起假阳性反应。

2. 取上述抗凝血0.1ml,加入等量的NBT应用液,放入凹玻片孔中混匀,置湿盒中37℃孵育25min,其间振摇一次,然后放室温15min。

3. 将上述液体取出摇匀,用毛细滴管吸取一滴于玻片的一端作推片,要求推出尾部,推片要厚薄适宜。

4. 立即用吹风机吹干,甲醇固定1~2min,吹干,用1%沙黄水溶液染色5min,自来水冲洗,吹干,油镜观察,计数。

【实验结果】

凡中性粒细胞胞质内含有斑点或块状的甲臜颗粒沉积者为NBT阳性细胞,计算100个中性粒细胞中NBT阳性细胞数,计算NBT阳性百分率。正常参考值范围在10%以下。

【注意事项】

1. 要设对照 NBT还原是吞噬细胞内多种酶引起的,必须用在0℃以下的细胞作为对照,借以排除因细胞溶解或其他原因释放的酶所引起的非特异性反应。

2. 注意吞噬细胞代谢因素对试验结果的影响 因NBT还原与吞噬过程在时间上是一致的,所以要注意掌握染料开始被还原的时间(30min以内),才能得到准确的结果。

3. 要除掉染料中未溶解的颗粒 NBT染料在盐水中不易溶解,故应注意除掉未溶解的染料颗粒,否则被吞噬细胞吞噬,将会影响试验结果。

4. 沉着的甲臜颗粒形状不一,有的呈大块状,有的呈点状或放射状。必须注意,单核细胞还原NBT的能力也很强,不应将其计算在NBT阳性细胞内。因此涂片要涂得较薄,以便清楚地看到甲臜沉着物,并能更好地区别中性粒细胞及单核细胞。计数时,应注意不要将聚集的或破坏的多核白细胞及单核细胞计算在内。

【思考题】

1. NBT还原试验的原理及临床意义是什么?

2. 血液与NBT溶液孵育的时间过长会有什么结果?

(梅 钧)

# 第五节　细胞因子的检测

细胞因子含量检测可应用免疫学测定法(如 ELISA、免疫斑点和放射免疫法等)和流式细胞术测定其浓度,相关章节已经详细介绍。本节主要介绍细胞因子的生物活性检测方法。常用方法有细胞增殖法、靶细胞杀伤法和诱导产物分析法,重点介绍前两种检测细胞因子活性的方法。

不同细胞因子的生物活性各异,例如 IL-2 可促进淋巴细胞增殖,TNF 可杀伤肿瘤细胞等,使用细胞因子能杀伤的靶细胞,或建立只依赖某种细胞因子方可存活的依赖细胞株(依赖株),即只有加入特定细胞因子后才能存活,而通常情况不存活的细胞株。将杀伤的靶细胞或特定的依赖株作为相应指示系统,与标准品对照测定,从而测出样品中细胞因子的活性水平,以活性单位(U/ml)表示。

# 实验一　白细胞介素-2 的生物活性检测

## 【实验目的】

掌握白细胞介素-2(IL-2)生物活性检测的原理,熟悉 IL-2 的诱生及生物活性检测的常用方法。

## 【实验原理】

IL-2 是由活化的辅助性 T 细胞分泌的一种细胞增殖因子,具有促进 T 细胞增殖和维持 T 细胞体外长期生长的作用。检测其生物学活性,可以间接了解辅助性 T 细胞的功能和机体细胞免疫功能。IL-2 依赖细胞株(CTLL-2 细胞),用作 IL-2 生物学活性定量检测的指示细胞。测定体外人外周血 T 细胞诱生分泌的 IL-2 对 CTLL-2 细胞的增殖作用,采用四甲基偶氮唑盐(MTT)分析法(MTT 可作为线粒体中琥珀酸脱氢酶的底物。当有活细胞存在时,线粒体内琥珀酸脱氢酶可将淡黄色的 MTT 还原成紫蓝色的甲䐫,将结晶的甲䐫溶解释放后,可根据所测的 OD 值反映活细胞的数量和活性,从而推知待测样品的水平),确定 IL-2 生物学活性单位。

## 【实验材料】

1. IL-2 依赖细胞株。

2. 新鲜人外周血(最好购买血液中心近期采血)。

3. 10% FCS-RPMI-1640 培养液,含 2mmol/L 谷氨酰胺、25mmol/L HEPES、10U/ml 青霉素、100ug/ml 链霉素。

4. MTT(4,5-dimethythiazoyl-zyl-2,5-diphenylterrajolium bromiole)用 PBSA 缓冲液配制成 1mg/ml 浓度工作液,置 4℃ 避光保存。

5. IL-2 标准品。

6. PHA(200$\mu$g/ml)。

## 【实验方法】

1. 人外周血 T 细胞分泌 IL-2 的诱生

(1) 人 PBMC 分离:采用常规淋巴细胞分层液密度梯度离心法分离 PBMC,用 10% FCS-RPMI-1640 培养液调整细胞浓度为 $1 \times 10^5$/ml。

（2）接种细胞悬液于 24 孔培养板，每孔 0.5ml，每孔再加 PHA 0.5ml，37℃，5% $CO_2$ 孵育 48h。

（3）回收上清液：吸出细胞培养上清液，12000r/min 离心 15min，收集上清液，如不立即检测可－20℃冻存。

2. IL-2 生物活性测定

（1）CTLL-2 细胞制备：传代培养 24～48h 对数生长期的 CTLL-2 细胞，用培养液离心洗涤 2 次，每次 1000r/min 离心 5min，再用 10%FCS-RPMI-1640 培养液调整细胞浓度为 $1\times10^5$/ml。

（2）加样：将细胞接种于 96 孔培养板，每孔 0.1ml。同时将待测样品和标准品做倍比稀释，每孔加入 0.1ml，每个稀释浓度均设 3 复孔。另设培养液对照孔（$100\mu l$ 细胞＋$100\mu l$ 培养液）。37℃，5% $CO_2$ 孵育 40h。

（3）MTT 掺入：吸取上清液 $100\mu l$，加 MTT（1mg/ml）$100\mu l$，37℃，5% $CO_2$ 孵育 2h。

【实验结果】

测定：离心培养板，2000r/min，5min，吸弃上清液，每孔加 $100\mu l$ DMSO，作用 30min，用酶标测定仪于波长 570nm 测吸光值（A）。

计算：用标准品浓度和对应的净 $A_{570nm}$ 值（实验孔-阴性对照孔的 $A_{570nm}$ 值）绘制标准曲线。根据标准曲线求出待测样品 IL-2 生物活性。

【注意事项】

1. CTLL-2 细胞存活率应大于 95%。

2. 操作过程应严格无菌，否则会影响 IL-2 的诱生及活性测定。

3. 标准品和待测样本最好从 1:2 开始稀释 5 个以上稀释度。

4. 如有条件最好采用抗 IL-4mAb 吸附剂除去 IL-4，因标本中含 IL-4，可能影响 IL-2 的测定。

【思考题】

1. 影响 IL-2 的生物活性检测的条件有哪些？

2. 检测 IL-2 的方法有哪些？试比较其优缺点。

# 实验二 肿瘤坏死因子的生物活性检测

肿瘤坏死因子-α/β（TNF-α/β）是一种主要由单核-吞噬细胞和活化 T 细胞产生的不仅具有选择性地杀伤某些肿瘤细胞，而且有多种免疫调节作用的细胞因子。TNF-α/β 生物活性测定常用敏感性较高的杀伤某些肿瘤细胞的细胞毒生物学检测方法。

【实验目的】

掌握 TNF 生物活性测定的原理，熟悉 TNF 生物学活性测定操作方法。

【实验原理】

根据 TNF 与某些肿瘤细胞膜表面的 TNF 受体结合后，可导致这些肿瘤细胞的死亡溶解。若应用对 TNF 敏感而且经放线菌素 D 预处理来抑制 DNA 合成，降低瘤细胞经 TNF 作用损伤的修复能力，提高了瘤细胞对 TNF 敏感性的 L929 成纤维细胞，可检测细胞培养上清液、血液中 TNF 对该细胞的杀伤能力，来反映 TNF 的生物学活性。但不能区分 TNF-α 和 TNF-β。

**【实验材料】**

1. 对 TNF 敏感的 L929 成纤维细胞株。

2. TNF 标准品和待测样品。

3. 放线菌素 D。

4. RPMI-1640 培养液。

5. 100%甲醇、生理盐水、含 0.05%结晶紫(W/V)的 20%乙醇。

6. 96 孔培养板、无菌吸管、滴管、试管、细胞计数板、加样器和加样器头。

7. 酶标测定仪、$CO_2$ 培养箱、超净工作台、倒置显微镜、离心机等。

**【实验方法】**

1. L929 细胞的培养

(1) 取 $100\mu l$ L929 细胞悬液于 96 孔培养板中,每一样本一整排,置于 37℃,5% $CO_2$ 培养箱中过夜。

(2) 吸弃每孔培养上清液。

(3) 每孔中加入 $50\mu l$ 培养液 RPMI-640。

(4) 每排第二孔(即第二列)加入 $50\mu l$ 的待测样品或标准品,轻轻混匀后吸出 $50\mu l$ 置于第三孔,依此类推,连续倍比稀释至 12 孔时吸弃 $50\mu l$,保持每孔均为 $50\mu l$ 体积。

(5) 每孔中均加入 $50\mu l$ 放线菌素 D,于 37℃,5% $CO_2$ 培养箱中连续培养 18h。

2. 收获 L929 细胞

(1) 吸弃上清,用 $200\mu l$ 生理盐水洗涤细胞一次。

(2) 吸弃盐水后,每孔均加入 $50\mu l$ 含 0.05%结晶紫的 20%乙醇溶液,于室温染色 10min。

(3) 用冷自来水彻底洗去结晶紫,拍打培养板底部,尽量去除每孔的水分。

(4) 将培养板置于吸水纸上,干燥过夜。

3. TNF 活性检测

(1) 加入 $100\mu l$ 100%甲醇至培养孔中,将染料从已经着色的细胞中洗脱出来。

(2) 酶标读数仪上,595nm 波长检测每孔 OD 值。用细胞最大溶解孔做空白,以培养液为阴性对照(即第一列)作为结晶紫最大吸收孔。

**【实验结果】**

以最大溶解孔 OD 平均值的 50%代表 L929 细胞 50%裂解的 OD 值,计算 TNF 活性。因此,TNF 的活性单位为最接近此 OD 值的该孔稀释度的倒数乘以 20(20 为样本稀释系数)。

**【注意事项】**

1. 实验前细胞增殖状态,倒置显微镜下观察应该一致。且存活率应大于 95%。

2. L929 细胞不宜生长过密,只要孔内长成单层即可使用。

3. L929 细胞随着传代或受其他因素影响,对放线菌素 D 的敏感性会有差异,应先作预实验确定其使用浓度。

4. 吸取上清液时动作要轻,避免损伤单层细胞。

5. 甩干水分时避免碰撞硬物,以免黏附的细胞脱落。

**【思考题】**

1. 简述检测 TNF 生物学活性的原理。

2. 检测 TNF 还有哪些方法？各有何优缺点？

（王嘉军）

# 第六节　超敏反应的检测

若机体已被某抗原致敏,当再次接触相同抗原时则二次免疫应答被增强。在摄入的抗原量较大或机体的免疫处于高应答状态时,则因免疫应答而导致组织损伤或生理功能紊乱,这种病理性的免疫应答称为超敏反应(hypersensitivity)。1963 年,Coombs 和 Gell 根据反应发生的速度、发病机制和临床特征将超敏反应分为Ⅰ、Ⅱ、Ⅲ和Ⅳ型。Ⅰ～Ⅲ型由抗体介导,可经血清被动转移。而Ⅳ型由 T 细胞介导,可经细胞被动转移,反应发生较慢,故称迟发型超敏反应。

# 实验一　豚鼠过敏反应试验

【实验目的】

掌握实验性豚鼠过敏反应的原理和方法,观察过敏反应的临床表现。

【实验原理】

经过敏原刺激的动物机体可产生 IgE 类抗体,此抗体可与肥大细胞、嗜碱粒细胞表面的 IgE Fc 受体结合,使机体处于致敏状态。同一致敏原第二次刺激机体后,可立刻使肥大细胞、嗜碱粒细胞释放生物活性物质如组胺、缓激肽、慢反应物质等,导致过敏性休克。豚鼠是较好的动物过敏反应模型,因此,可利用豚鼠来验证某些物质是否具有过敏原性,还可用于血清中 IgE 效价的测定。

【实验材料】

1. 豚鼠　体重 250g 左右的成年雄性豚鼠,3 只;亦可分为 3 组,每组 3 只。

2. 马血清　按倍比稀释的方法,用生理盐水将马血清稀释成 1:5 和 1:10 浓度。

3. 鸡蛋清　无菌取出鸡蛋清,再用生理盐水将鸡蛋清稀释为 1:5。

4. 无菌注射器、针头、解剖用具等。

【实验方法】

1. 初次致敏注射　取 3 只豚鼠,以甲、乙、丙编号,其中甲、乙两只经腹腔或皮下注射 1:10 马血清 0.2ml,丙注射 0.2ml 生理盐水作为对照。

2. 再次免疫注射　初次注射后 2 周后,甲、丙豚鼠均心脏注射 1:5 稀释马血清 1.5ml,乙豚鼠心脏注射 1:5 稀释鸡蛋清 1.5ml。

3. 再次注射后 1～5min 密切观察豚鼠状态。

【实验结果】

1. 注射抗原后数分钟甲豚鼠出现不安、用前爪搔鼻、咳嗽、打喷嚏、耸毛、痉挛、大小便失禁、呼吸困难、站立不稳,最后窒息而死于过敏性休克(轻型者可逐渐恢复而不死亡,此时动物处于脱敏状态,在一定时间内注射同种过敏原,则不出现过敏症状)。

2. 将死亡豚鼠解剖,可见肺气肿,豚鼠肠蠕动正常,颜色正常。

3. 乙、丙豚鼠均不出现过敏症状。

【注意事项】

1. 选择敏感性较高品系的豚鼠。

2. 致敏原浓度应适宜。

3. 处理动物手法温和,以免受刺激过强产生非特异性应答。

4. 心脏注射必须准确,有回血后再注入过敏原。

5. 再次注射抗原时最好使用心内注射,让变应原直接进入血循环,方可引起明显的休克反应。

【思考题】

1. 请解释实验中 3 只豚鼠出现的反应现象。

2. 如果用鸡蛋清作为过敏原观察豚鼠过敏反应,该实验应如何设计?

# 实 验 二　皮 肤 速 发 型 超 敏 反 应

【实验目的】

掌握皮肤速发型超敏反应的原理,熟悉其操作方法。

【实验原理】

当变应原通过皮肤挑刺、划痕、皮内注射等方法进入致敏者皮肤后,可与吸附在肥大细胞或嗜碱性粒细胞上高特异性的 IgE 高变区结合,引起 FcR 细胞内交联,导致细胞释放生物活性介质。在 20～30min 内局部皮肤出现红晕、红斑、风团或有明显瘙痒感,数小时后可消失。出现此现象者判断为皮试是阳性,即对该变应原过敏;未出现红晕、红斑、风团或有明显瘙痒感为阴性,即对该变应原不过敏。

【实验材料】

青霉素是 I 型超敏反应最好的实例。但对于不同变应原的过敏患者,可使用疑似物质的变应原提取液,常见的有花粉、尘螨、真菌、食物蛋白等。通常需要以下的步骤进行提取:

1. 粉碎和匀浆。

2. 脱脂和提取。

3. 过滤与分离。

4. 蛋白含量检测。

5. 分类保存。

【实验方法】

1. 皮内试验　将试验抗原与对照液各 0.01～0.03ml 用皮试针头分别注入皮内(不是皮下),使局部产生一个圆形小丘。当同时试验多种抗原时,相互间至少间隔 2.5～5cm,以免强烈反应时互相混淆结果。皮内试验的敏感性比其他皮肤试验高,所用抗原应适当稀释,以免出现严重反应;当高可疑性抗原出现阴性结果时,应逐渐加大抗原浓度进行重复试验。皮内试验是最常用的皮肤试验,应用范围也很广。在注射后 20～30min 观察局部皮肤出现红晕、红斑、风团或有明显瘙痒感。

2. 挑刺试验　也称点刺试验。主要用于 I 型超敏反应检测。将试验抗原与对照液分别滴于试验部位皮肤上,用针尖透过液滴或在皮肤上轻轻地挑刺一下,以刺破皮肤但以不出血为度;1min 后拭(吸)去抗原溶液。同时试验多种抗原时,千万注意不要将不同的抗原液交叉混合,以免出现假阳性。挑刺试验主要用于Ⅰ型变态反应,该法虽比皮内试验法敏感性稍低,但假阳性较少,与临床及其他试验的相关性较强。

【实验结果】

Ⅰ型超敏反应皮内试验风团和红晕大小的分级法见表5-4:

表5-4　皮内试验风团和红晕大小的分级法

| 级别 | 红晕(cm) | 风团(cm) |
|---|---|---|
| — | <0.5 | <0.5 |
| ± | 0.5~1.0 | 0.5~1.0 |
| + | 1.1~2.0 | 0.5~1.0 |
| ++ | 2.1~3.0 | 0.5~1.0 |
| +++ | 3.1~4.0 | 1.1~1.5,或有伪足 |
| ++++ | >4.0 | >1.5,或有多个伪足 |

【注意事项】

1. 严格消毒、严禁重复使用注射器或针头。

2. 正确操作,避免注入皮下。

3. 对高度敏感者,皮试前应常规做好抢救准备。

4. 阴性对照无反应,试验结果方可信。

【思考题】

简述皮肤速发型超敏反应试验的原理,该试验有何用途?

# 实验三　血清总 IgE 测定

IgE 是介导Ⅰ型超敏反应的抗体,检测总 IgE 对诊断Ⅰ型超敏反应疾病及确定其变应原均很有价值。血清总 IgE 水平是针对各种抗原的 IgE 总和。正常情况下血清 IgE 含量很低,仅在 ng/ml 水平,因此用于测定 IgE 的方法除了需要具备特异性、重复性、准确性和实用性外,更重要的是高灵敏度。现常用于血清总 IgE 的检测方法有放射免疫吸附试验(RIST)、酶联免疫测定和化学发光法。双抗体夹心 ELISA 法检测血清 IgE 简便,快速,特异性强,无需特殊仪器,故本实验仅介绍酶联免疫法的实验方法。

【实验目的】

掌握用 ELISA 法测定血清总 IgE 的原理,熟悉其操作方法。

【实验原理】

用特异性羊抗人 IgE 抗体包被固相载体,加入待检血清,血清中 IgE 与固相抗体结合形成抗原抗体复合物;洗涤后加入酶标羊抗人 IgE 抗体,形成双抗体夹心复合物;洗涤后再加入酶底物显色。待检样品的吸光度与样品中 IgE 含量成正比,待检样品中 IgE 含量通过标准曲线获得。

正常人群 IgE 水平受环境、种族、遗传、年龄、检测方法及取样标准等因素的影响,以致各家报道的正常值相差甚远。IgE 升高主要见于Ⅰ型超敏反应性疾病,如哮喘、过敏性鼻炎、特应性皮炎以及某些寄生虫感染。

**【实验材料】**

1. 待检血清。

2. 羊抗人 IgE 抗体。

3. 羊抗人 IgE-HRP 结合物(用方阵滴定法确定最适工作浓度)。

4. IgE 标准参考品(混合人血清,经 WHO 国际 IgE 标准参考品标定 IgE 含量)。

5. HRP 底物 邻苯二胺(OPD)-过氧化氢溶液。

6. 包被缓冲液 pH9.6 碳酸盐缓冲液。

7. 洗涤液 0.02mol/L pH7.4 PBS-Tween20。

8. 反应终止液 2mol/L $H_2SO_4$。

9. 酶标反应板、微量加样器、洗瓶、吸水纸、酶联免疫检测仪、温箱(或水浴箱)等。

**【实验方法】**

1. 包被 将羊抗人 IgE 抗体用包被缓冲液稀释成 10mg/ml,加入到酶标板各孔中,每孔 $200\mu l$,加盖置 4℃放置 24h。次日用洗涤液洗 3 次,每次 3min,甩干。

2. 加样 A 排孔依次加入连续倍比稀释的 IgE 标准参考品 $200\mu l$,浓度分别为 200IU/ml、100IU/ml、50IU/ml、25IU/ml、12.5IU/ml、6.25IU/ml、3.13IU/ml、1.56IU/ml、0.8IU/ml、0.4IU/ml、0.2IU/ml、0.1IU/ml、0.05IU/ml;B 排以后加入 1:10 和 1:100 的待检血清 $200\mu l$,各设两个复孔。同时设阴性、阳性、空白对照。加盖置 37℃温育 2h。同上洗涤,甩干。

3. 加酶标抗体 加工作浓度的羊抗人 IgE-HRP 结合物,每孔 $200\mu l$,加盖置 37℃温育 2h。同上洗涤,甩干。

4. 加底物 每孔加底物 $200\mu l$,置 37℃显色 20min。

5. 终止反应 每孔加终止液 $50\mu l$。

6. 测定结果 于 492nm 波长测各孔 A 值。

**【实验结果】**

记录标准参考品的 A 值,以 IgE 参考含量(IU/ml)为横坐标,以 A 值为纵坐标,在半对数坐标纸上绘制标准曲线。由标准曲线查出样品中 IgE 的相对含量,再乘以稀释倍数,即为样品中 IgE 的含量。1IU=2.4ng。

参考值范围:男 631±128IU/ml(31~5535ng/ml)

女 337±60IU/ml(31~2000ng/ml)

**【注意事项】**

1. 本试验灵敏度为 0.2IU/ml,线性范围为 3.13~50IU/ml,若待检样本的测定结果不在此范围内,可调整样本的稀释度后再行测定,以求准确结果。

2. 包被用羊抗人 IgE 抗体、待检血清稀释度、羊抗人 IgE-HRP 结合物浓度及温育时间均可影响测定结果,故需预先选择其最适条件。

3. 包被抗体和酶标抗体应置−20℃保存,避免反复冻融。

4. OPD 需在临用前新鲜配制,加入 $H_2O_2$ 后应在 15min 内使用完毕。

**【思考题】**

1. 为什么在测定人血清总 IgE 含量时需要采用高灵敏度的检测方法?

2. 哪些疾病患者的血清中 IgE 水平会升高?

# 实验四 循环免疫复合物的检测

Ⅲ型超敏反应的发生主要由于循环免疫复合物(circulating immune complex,CIC)引起,因此检测循环免疫复合物可证实其与Ⅲ型超敏反应的相关性,并可帮助分析判断疾病的进程和转归。循环免疫复合物(CIC)检测技术分为抗原特异性和非抗原特异性两类。前者检测的是已知抗原与相应抗体形成的CIC,由于形成IC的抗原种类繁多,且多数情况下,抗原性质往往不太清楚或非常复杂,所以抗原特异性CIC的检测难以常规应用,多用于科研。非抗原特异性CIC的检测是检测血清中CIC的总量,不考虑形成CIC的抗原特异性。不同性质的CIC可引起相同或相似的病理生理改变,因此检测非抗原特异性CIC的方法应用较多,已设计的检测方法也较多。本实验以聚乙二醇(PEG)沉淀法检测CIC为例。PEG沉淀法检测CIC快速、简便,敏感度达20mgAHG/ml,但不能反映小分子免疫复合物的情况,重复性和特异性较差,一般可用于CIC的筛选。CIC检测方法较多,原理各不相同,结果也不一致,最好采用多种方法同时进行,以提高阳性检出率。

【实验目的】

掌握聚乙二醇(PEG)沉淀法检测CIC的原理和用途,熟悉其操作方法。

【实验原理】

不同浓度的PEG能选择性地沉淀不同的蛋白质。用终浓度为30～40g/L的PEG 6000能选择性的沉淀CIC,并能抑制CIC的解离而促进CIC进一步聚合成更大的凝聚物,形成浊度。将沉淀物溶解后用分光光度计测定其吸光度,可反映CIC的相对含量。

【实验材料】

1. 待检血清。

2. 0.1mol/L pH8.4硼酸缓冲液(BBS)、41g/L PEG溶液(4.1g PEG 6000、NaF 1.0g溶于BBS 100ml中)。

3. 分光光度计、离心机、微量加样器、试管、吸管等。

【实验方法】

1. 待检血清用BBS作1:3稀释(血清0.2ml加入BBS 0.4ml)。

2. 按表5-5加样,此时PEG最终浓度为37.3g/L。

表5-5 PEG沉淀法测定CIC加样程序

| | 试剂及加入量(ml) | |
| --- | --- | --- |
| | 测定管 | 对照管 |
| 1:3稀释血清 | 0.2 | 0.2 |
| 41g/L PEG | 2.0 | — |
| pH8.4 BBS | — | 2.0 |

3. 加样后充分混匀,置4℃冰箱1h后取出,置室温10～15min。

4. 用分光光度计在波长495nm下测两管的A值,以BBS调零。

5. 同法测定不同浓度的聚合人IgG(AHG)A值,制作标准曲线。

【实验结果】

正常血清CIC的A值为0.043±0.02(X±SD)。大于正常人A值2个标准差或更高者为 CIC 阳性。由标准曲线查出待检血清中 CIC 的含量(相当于 AHG),再乘以稀释倍数,即为样品中 CIC 的含量。

**【注意事项】**

1. 不同浓度的 PEG 可沉淀不同分子质量的免疫复合物。20g/L PEG 可沉淀较大的 CIC,40g/L PEG 则沉淀较小的 CIC,但浓度大于 50g/L 时 PEG 选择性 CIC 的特性即消失,可能导致假阳性结果。

2. 温度变化对结果影响较大。4℃时 CIC 沉淀最佳,室温每升高 1℃,A 值下降 0.2。

3. 低密度脂蛋白、高 γ-球蛋白血症或脂肪含量过高均可使浊度增加,故应空腹采血。

4. 样本陈旧或反复冻融等均可影响检测结果,故待检血清一定要新鲜,防止血清污染及聚合 IgG 形成。通常 4℃冰箱保存不能超过 3 天,−20℃保存时间可适当延长。

**【思考题】**

1. PEG 沉淀法的影响因素有哪些?

2. 测定 CIC 的方法有哪些? 各有何特点?

# 实验五　迟发型超敏反应试验(皮肤试验)

机体的细胞免疫功能和皮肤迟发型超敏反应呈一定的平行关系。用特异性抗原进行皮试时,细胞免疫功能正常者 95％以上迟发型超敏反应皮试均为阳性;而细胞免疫功能低下者,皮试反应为阴性或弱阳性。因此,迟发型超敏反应皮试试验不但可以检测机体是否对变应原过敏,而且可反映出机体细胞免疫功能状态。最典型的试验即是结核菌素试验,介绍如下。

**【实验目的】**

掌握迟发型超敏反应皮肤试验的原理,熟悉其操作方法。

**【实验原理】**

当变应原通过皮内注射、斑贴等方法进入致敏者体内,体内致敏的 T 细胞再次接触变应原后可释放多种细胞因子,造成局部以单核细胞和淋巴细胞浸润为主的炎症反应。24～48h 后局部皮肤出现红肿、硬结和水疱,由此来判断变应原是否会引起机体Ⅳ型超敏反应或机体的细胞免疫功能状态。

**【实验材料】**

所用抗原有两种即旧结核菌素(old tuberculin,OT,简称旧结素)和结核菌纯蛋白衍化物(purified protein derivative,PPD)。

1. OT 为人型结核杆菌培养 2 个月后,加热杀死结核菌,将滤去死菌后含菌体自溶及培养基成分的剩余部分浓缩至原量 1/10 的棕色透明液体,1952 年 WHO 将其标准化,每毫升含 1000mg 相当 10 万 TU(结素单位)。

2. PPD 是用化学方法从结核菌培养液中提取的结核菌蛋白,较 OT 更精纯,用后不产生非特异性反应。

**【实验方法】**

有皮上、皮肤划痕或点刺与皮内注射法,以后者应用最为广泛,效果准确。

1. 部位,选左臂屈侧中部皮肤无瘢痕部位,如近期(2 周内)已做过试验,则第二次皮试应选在第一次注射部位斜上方 3～4cm 处,或取右前臂。

2. 局部 75％乙醇溶液消毒,用 1.0ml 注射器、4.5 号针头(针头斜面不宜太长),吸取稀释液 0.1ml(5TU)皮内注射,使成 6～8mm 大小圆形皮丘。

3. 注射后 48h 观察一次,72h 判读出结果。

【实验结果】

测量注射局部红肿处的硬结横与纵径,取其均值为硬结直径。＜5mm 为阴性,5～9mm 为弱阳性(＋),10～19mm 为阳性(＋＋),≥20mm 或局部出现水疱、坏死或有淋巴炎,均为强阳性(＋＋＋)。

结果判读应注意考虑以下问题:

1. 阳性　①表明机体曾感染过结核,或接种过 BCG,细胞免疫功能正常;②城市居民、成人大多数为阳性,一般意义不大。如用高倍稀释液(1:10000)1TU 皮试呈强阳性,提示体内有活动性结核病灶;③3 岁以下儿童,呈阳性反应(＋＋),不论有无临床症状,均视为有新近感染的活动性结核,应予以治疗。

2. 阴性　表明未感染过结核杆菌,但应考虑:①感染初期,因结核杆菌感染后需 4 周以上才能出现超敏反应;②高龄;③儿童患麻疹、百日咳后超敏反应被抑制,大约 3 周后可逐渐恢复;④重症结核病,当经过治疗随病情好转,结素反应可复阳;⑤结节病(阳性率仅 10％,且多为弱阳性)、淋巴瘤与其他恶性肿瘤患者;⑥接受糖皮质激素或免疫抑制剂治疗者;⑦营养不良和 AIDS 患者。

【注意事项】

1. 已配制稀释液置有色瓶内。避免日光直射,4℃可保存 2 周。

2. 玻璃及塑料对结素有明显吸附作用,抽取后务必于 1h 内用完,否则效价降低影响效果。

3. 对常规试验为阴性反应者,最好再分别用 1:1000 与 1:100 的稀释度作皮试,若仍为阴性则可最后判定为阴性。

4. 结核菌素试验后可能会出现一些异常反应,应予以妥善处理。

局部:出现水疱、溃疡,应保持清洁,涂 2％甲紫,必要时可用注射器将水疱液抽除。

全身:①发热,多属热原反应,与器具消毒不严有关,一般于数小时内可恢复;②晕厥与休克,多与精神紧张、恐惧有关,可嘱其平卧、保温,必要时皮下注射 0.1％肾上腺素 0.5～1.0ml;③病灶反应,注射后数小时肺部病灶周围毛细血管扩张,通透性增加,浸润渗出,形成变态反应性病灶周围炎,一般不必特殊处理,2～5 天可自行消退。

5. 有下列情况暂不宜做结核菌素试验　发热体温 37.5℃以上、传染病恢复期、器质性心脏病、肝肾血管疾病、精神病、癫痫、细胞免疫功能缺陷、丙种球蛋白缺乏和月经期。

【思考题】

1. 为何健康成人结核菌素试验为阳性?

2. 结核菌素试验的结果判断应注意哪些问题?

(王嘉军)

# 第六章 医学免疫学创新性实验

通过实验教学,将医学免疫学的理论知识和实验技术进行有机整合,培养学生综合运用所学知识解决实际问题的能力,提高学生综合思维能力和应用能力。同时通过创新性实验项目的实施,旨在探索并建立以问题和课题为核心的教学模式,倡导以学生为主体的创新性实验改革,调动学生的主动性、积极性和创造性,激发学生的创新思维和创新意识,全面提升学生的创新实验能力。

## 第一节 创新性实验的选题、设计与实施

**【实验目的】**

1. 要求参加实验的学生根据所学免疫学知识,自行设计免疫相关实验,并按要求对该实验的研究意义、可行性进行分析,从而制定较为规范的实验方案。

2. 带教老师审核、确定实验方案并指导实验。

3. 要求学生书写完整的实验总结或论文。

**【实验内容】**

参考创新性实验范例,由学生自行设计免疫相关实验。

### 一、创新性实验的选题

项目的选题原则:

1. 项目要体现知识创新、技术创新或研究方法创新,实施手段以实验为主。

2. 项目组成员要具备相应的基础知识,团队成员结构合理。

3. 选题科学、内容新颖,具有挑战性和前景价值,有助于增强学生创造、创新、创业意识和能力。

4. 项目方案条理清晰,实验设计合理,方法可行,实验条件能满足项目要求。

5. 预期目标明确。以知识创新、技术创新为主的项目要有可视化的实验过程和数据,以研究方法创新为主的项目要有量化的对比结果。

6. 项目实施过程确实可以使学生得到创新能力的训练。

### 二、实验设计的内容与步骤

免疫学创新性实验项目的内容,应根据学生的个性特点、创新精神与创造能力来确定。"以探究为基础的学习",最大限度地激发学生求知的欲望,培养探索的精神,掌握创新的方法,获得终生学习和自主发展的能力。

### 三、实验的组织实施

在项目的组织实施过程中,应该量体裁衣、循序渐进。首先,解决项目中最容易突破的

地方,以进一步激发学生的兴趣;其次,在团结协作的前提下,根据个人爱好具体分工;最后,坚持实践为主的原则,教师在项目指导过程中,应该起到一个指路人的作用。

# 四、撰写实验论文

学习科研设计的基本方法和思路。掌握科研课题的设计、执行、结果分析、论文撰写的基本过程。熟悉病原生物学及免疫学相关科研课题的要素。了解医学文献检索的基本方法。

## (一)医学文献检索

1. 常用医学文献检索方法

(1) 常用法:利用各种检索工具查找文献的方法,又称工具法,常用法分为 3 种。

1) 顺查法:以课题文献的起始年代为起点,按时间顺序由远及近的查找方法。这种方法系统全面,漏检率低。

2) 倒查法:由近及远查找文献的方法,比较注意近期文献,便于掌握近期该课题的进展水平和动向,符合新兴学科的发展规律。一般用于新开展的课题或有新进展的老课题。

3) 抽查法:针对学科专业发展特点,抽出其发展迅速、发表文献比较集中的时间段,前后逐年进行检索。该法能以较少时间获得较多的文献。

(2) 追溯法:利用已有文献所附的参考文献为线索进行查找的方法。一般在缺少检索工具的情况下使用,有片面性,文献漏检率高。

(3) 分段法:将常用法和追溯法交替使用的方法。不仅利用检索工具,也利用文献所附参考文献资料进行追溯;既可获得一定时期的文献,又可节约查找时间。

2. 常用医学文献检索途径

(1) 著者途径:按文献著者或团体名称、编者和译者姓名编制的索引进行检索的途径。

(2) 题名途径:利用图书、期刊、资料等的题目名称对文献进行检索的途径,是查找文献最常用的途径。

(3) 号码途径:利用文献代码、数字编成的索引来查找文献的一种途径。如专利号、技术标准号、文献登录号、国际标准书号、国际标准刊号等。

3. 医学文献检索步骤

文献检索是一项实践性很强的活动,它要求我们善于思考,并通过经常性的实践,逐步掌握文献检索的规律,从而迅速、准确地获得所需文献。一般来说,文献检索可分为以下步骤:

(1) 明确检索要求:首先应真正了解检索课题的要求,仔细分析,确定检索的学科范围、文献类型、文种和年限。

(2) 选择检索工具:根据检索课题的要求、检索工具的特点和检索者的外语水平选择最合适的检索工具。

(3) 确定检索途径:认真研究适合课题的检索途径,灵活选择,综合使用。

(4) 查找文献线索:应用检索工具实践检索后,获得的检索结果即为文献线索。

(5) 获取原始文献:通过文献线索,运用多种方法获取原始文献。如通过图书馆馆藏、数据库、馆际互借以及直接向作者索取全文等。

4. 常用医学文献检索资源

（1）常用中文资源

1）中国生物医学文献服务系统（http://sinomed.imicams.ac.cn/index.jsp）：由中国医学科学院医学信息研究所开发研制。能全面、快速反映国内外生物医学领域研究的新进展，是集检索、开放获取、个性化定题服务、全文传递服务于一体的生物医学中外文整合文献服务系统。

2）万方医学网（http://med.wanfangdata.com.cn/）：万方数据股份有限公司联合国内医学权威机构、医学期刊编辑部、权威医学专家推出的，面向广大医院、医学院校、科研机构、药械企业及医疗卫生从业人员的医学信息整合服务、医学知识链接全开放平台。

3）中国知网（www.cnki.net）：由清华大学、清华同方研发，是世界上全文信息量规模最大的数字图书馆。提供 CNKI 源数据库，外文类、工业类、农业类、医药卫生类、经济类和教育类多种数据库。

4）国家科技图书文献中心（www.nstl.gov.cn）：虚拟的科技文献信息服务机构。成员单位包括中国科学院文献情报中心、工程技术图书馆、中国农业科学院图书馆、中国医学科学院图书馆。

（2）常用外文资源

1）PubMed（http://www.ncbi.nlm.nih.gov/PubMed）：美国国立医学图书馆国家生物技术信息中心推出的基于因特网检索的生物医学文献数据库，提供 MEDLINE 数据库免费检索服务。

2）荷兰医学文摘数据库 EMBASE（http://www.embase.com/）：国际著名出版公司 Elsevier Science 编辑出版的大型生物医学及药学文献书目数据库。涉及的主要学科领域有：生物学、药学、医学及心理学等。数据库更新周期为月更新。

3）美国《生物学文摘》BA：目前世界上较权威的报道有关生命科学文献的文摘刊物。内容偏重于基础和理论方法研究，涵盖了传统生物学、跨学科的研究课题及实验仪器与方法等广大研究领域。

## （二）实验设计报告

1. 设计报告是在课题方向确定后，课题负责人在前期研究和充分思考的基础上，将研究课题论证、设计、计划付诸文字的研究文件，是研究的初步方案。撰写设计报告和撰写课题申报书有许多类似之处，是科学研究者必须具备的能力。

2. 步骤

（1）研究问题的提出。

（2）问题分析、文献复习、专家咨询：了解前人工作、确定研究的必要性、合理性和专业背景、人力、设施、经费、研究数据和研究方法的可行性。

（3）研究问题的修改和确定：问题和意义要明确。

（4）文献综述：对研究问题的研究现状做系统整理，进一步明确细化所开课题要回答的问题。

3. 设计报告的主要结构和内容

（1）课题名称要求简洁、准确、规范。例如：结核杆菌菌体蛋白提取的研究。

（2）课题研究国内外现状。文献综述内容的提炼和总结，重点包括：①已有的结论和可靠性（研究方法、重复性、一致性、作者、单位）；②研究方向和研究方法的变化趋势和更新；

③尚未回答或尚未完全回答的问题;④回答这些问题的意义。

(3)研究内容和方法:根据每一项目标确定内容,相对于目标而言,研究内容要具体,明确,同一目标可通过几方面的研究内容来体现。应包括研究对象、具体研究问题和研究方法。包括所研究内容中需要的定义、收集数据的内容,收集(测量)方法、实验室技术、试剂、标准化、质控方法,问卷设计、数据库和统计分析方法。

(4)研究技术路线(步骤或流程):课题研究内容在时间和顺序上的安排,如起止时间、分阶段时应列出各个阶段的研究目标、收集数据内容。

(5)预期成果和预算。

# 五、创新性实验举例

伤寒沙门菌多克隆抗体的制备。

## 【实验目的】

1. 学习家兔、小鼠的免疫方法,饲养技术,观察其主要的免疫器官。

2. 学习采集血液的技术和制备血清的方法。

3. 学习并利用肥达氏反应检测血清中抗体效价的方法。

## 【实验原理】

1. 灭活伤寒沙门菌注入动物体内后,作为异物抗原,将刺激免疫系统,由 B 细胞产生多克隆抗体。

2. 抗原和抗体在体内外均可以发生特异性结合,可利用肥达氏反应检测动物血清中伤寒沙门菌抗体的含量。

## 【实验材料】

1. 新西兰雄性大白兔 2 只/班,昆明鼠 6 只/班。

2. 灭活伤寒沙门菌。

3. 注射器(免疫和采血用)、碘酒、酒精棉球等。

4. 肥达氏反应用实验材料。

## 【实验方法】

1. 分组

| 学生组别 | 试验动物 | 免疫方式 |
| --- | --- | --- |
| 1组 | 新西兰雄性大白兔 | 耳缘静脉 |
| 2组 | 新西兰雄性大白兔 | 皮内 |
| 3~8组 | 昆明鼠 | 腹腔 |

2. 大白兔耳缘静脉免疫方法

(1)将大白兔固定,将耳缘静脉附近的毛剪去,并用酒精棉球消毒。

(2)用 2ml 注射器吸取 1ml(初次 0.5ml)伤寒沙门菌液经耳缘静脉注入大白兔体内。

(3)每周免疫 1 次,连续 3~4 次。

注意:先自耳缘静脉远端注射。

3. 大白兔皮内免疫方法

（1）先将大白兔固定，剪去背部兔毛，注意不要剪破皮肤。然后用酒精棉球进行消毒。

（2）用 2ml 注射器吸取 1ml 伤寒沙门菌液进行皮内注射，共 4～6 点，每点大约 0.2ml。

（3）每周免疫一次，连续三、四次。

4. 小鼠腹腔免疫方法

（1）用左手抓取小鼠固定，消毒腹部皮肤。

（2）用 1ml 注射器吸取伤寒沙门菌 0.2ml 进行腹腔注射。

（3）每周免疫一次，连续三、四次。

5. 测定抗体效价　　免疫后 7～10 天通过兔耳缘静脉采血，分离出血清之后测定抗体效价。

（1）先将耳缘静脉附近的毛剪去用无菌棉球将皮肤擦干净（不用酒精消毒，避免溶血）。用台灯照射耳部使血管因温度增高而扩张，然后用无菌刀片将耳缘静脉切一长 0.5cm 的纵切口，第一次切口应从耳尖部开始，以后再切时，逐步向耳根方向移动。用无菌试管或平皿收集流出的血液。如切口凝血，血流不畅时，可用无菌棉棒轻轻将切口外血凝块擦去（注意勿使切口损伤太大），血仍可继续流出，直至达到所需的血量为止。取血后用无菌棉球压迫切口止血。耳缘静脉取血一次可取血 40ml 左右而动物不死。

（2）利用肥达反应检测抗体效价：取小试管 7 支，置于试管架上，编号。除第 1 管外，2～7 管分别用 1ml 刻度吸管吸生理盐水，每管各加 0.5ml。在第 1 管和第 2 管中分别用 1ml 刻度吸管吸取伤寒杆菌免疫血清 0.5ml（1：20）。在第 2 管的 1：20 伤寒沙门菌免疫血清与生理盐水充分混匀后，用 1ml 刻度吸管吸取 0.5ml 移至第 3 管中，反复吹吸三次，使之与盐水混匀，再吸出 0.5ml 注入第 4 管。如此倍比稀释至第 6 管，第 6 管中移出的 0.5ml 弃去，在第 7 管不加血清以生理盐水作为对照。稀释完后，每管中的液体总量均为 0.5ml，但血清稀释度不同，1～6 管分别为 1：20、1：40、1：80、1：160、1：320、1：640。取伤寒沙门菌菌液，分别加入上述各管，每管 0.5ml，于是各管血清稀释倍数又增加了 1 倍。即最后稀释度，1～6 管分别为 1：40、1：80、1：160、1：320、1：640、1：1280。将各管震荡均匀使菌液与血清充分混匀，放入 37℃ 温箱中过夜，次日观察结果。

6. 心脏采血收集动物血清　　免疫动物经效价检测合格后即可考虑放血。为减少血清中的脂肪含量，放血前可考虑停食 12 h。动物于仰卧位固定，用示指探明心脏搏动明显部位（在胸骨左侧，由下向上数第三与第四肋骨之间），剪去少许毛，用 2.5% 碘酒和 75% 乙醇消毒后，以 9♯ 针头在预定位置与胸部成 45° 角刺入心脏，微微上下移动针头，待见血液进入针筒后，即将注射器位置固定取血。2.5kg 体重的家兔一次可取血 20～30ml。

7. 免疫血清的保存　　必须在无菌条件下进行，待收集于平皿或三角瓶内的血液凝固之后，用无菌滴管在无菌环境（例如超净工作台）中把血块与瓶壁剥离后，放入 37℃，1～2h 后取出放入 4℃ 过夜，使血清充分析出（不能冰冻，否则产生溶血）。经离心沉淀分出血清，以 1：100 比例加入 1% 的硫柳汞或 5% 的叠氮钠，使其终浓度分别为 0.01% 或 0.03%。用无菌滴管将抗血清分装小管，每管装 1ml 左右。－20℃ 以下保存，可保存 2 年以上。如有条件可将血清冷冻干燥保存于 4℃ 以下，保存时间更久。

【实验结果】

1. 凝集程度分别用以下符号表示＋＋＋＋、＋＋＋、＋＋、＋、－。

＋＋＋＋：管内液体澄清透明，细菌完全被凝集于管底，轻摇后可见大片的凝集块。

＋＋＋:管内液体轻度混浊,大部分细菌凝集于管底,摇起后见凝集块小。

＋＋:管内液体中度混浊,部分细菌被凝集于管底,凝集仍较明显,呈颗粒状或小片状。

＋:管内液体很混浊,仅有少量细菌被凝集于管底。

－:管内液体与对照管相同,无凝集现象。

2. 血清的凝集效价(滴度)　能与一定量的抗原发生肉眼可见的明显凝集(即"＋＋"凝集)的血清最高稀释倍数。血清效价代表血清中抗体的含量,血清效价越高,所含抗体的量越多。

# 第二节　创新性实验参考选题

## 参考选题 1

脐带血树突状细胞(dendritic cell,DC)的分离,诱导分化和抗瘤效应的研究。

【背景】

DC是体内功能极强的抗原提呈细胞(APC),也是活化初始 CD4$^+$ T 细胞最有效的 APC。宿主对肿瘤的排斥依赖于高效而特异的抗肿瘤细胞免疫,DC 在诱导高效而特异的抗肿瘤细胞免疫反应中起关键作用。脐带血富含造血干祖细胞,数量远超过外周血,粒-单核细胞系祖细胞的产率近似或高于骨髓,而 CD34$^+$ 是造血干祖细胞特征性标志之一。分离 CD34$^+$ 的造血干祖细胞,诱导分化为 DC,观察人肝癌细胞系 HepG2 细胞的肿瘤相关抗原(TAA)激活的 DC,在体外诱导高效而特异的细胞毒 T 淋巴细胞(CTL),进一步研究 DC 体外诱导的 CTL 抑制人肝癌细胞系 HepG2 裸鼠移植瘤生长的作用。

【实验步骤】

采用 MACS 磁珠分选脐带血 CD34$^+$ 细胞,细胞因子诱导分化为 DC,FACS 检测细胞表型,收集 HepG2 细胞并超声粉碎,制备 TAA,刺激 DC,制备 TAA 特异性的 DC,诱导自体 T 淋巴细胞增殖分化为 CTL,DC 诱导的 CTL 抑制人肝癌细胞系 HepG2 裸鼠移植瘤生长。

根据背景知识和实验步骤,由学生完成资料的调研,研究方案的制定,并严格按照申请书模板撰写课题计划书,并最终提交研究方案。由教师对学生提交的研究计划进行点评与修改,根据理论课的授课情况和最终计划书的水准评定学生的成绩。对于兼具创新性与可行性的研究计划,可作为创新性实验计划的蓝本。

## 参考选题 2

患者免疫功能的检测。

【背景】

免疫功能是指机体抵御外界病原微生物侵袭,清除病原体和毒素,稳定维持体内环境的生理平衡,识别消除衰老细胞和体内变异细胞,防止癌变的一种综合能力。所以,人体的免疫功能处于正常状态时就健康;相反,当免疫功能下降、出现紊乱时,致病因子就会入侵并在体内聚集、繁殖,最终导致各种疾病的发生。免疫细胞是担负免疫功能的主体,免疫细胞的成员有 T 淋巴细胞、B 淋巴细胞、自然杀伤(NK)细胞、巨噬细胞、中性粒细胞等。检测患者免疫细胞功能,可以反映患者免疫功能状态,从而判断患者的健康水平和预后。

**【实验步骤】**

根据背景知识,由学生完成资料的调研,研究方案的制定,严格按照申请书模板撰写课题计划书,并最终提交研究方案。由教师对学生提交的研究计划进行点评与修改,根据理论课的授课情况和最终计划书的水准评定学生的成绩。对于兼具创新性与可行性的研究计划,可作为创新性实验计划的蓝本。

(邱文洪　周小鸥)

# 第三篇  医学微生物学实验

# 第七章  医学微生物学基础性实验

## 第一节  细菌形态学检查

## 实验一  不染色标本检查

**【实验目的】**

1. 熟悉细菌不染色检查法。

2. 了解不染色检查法的临床意义。

**【实验材料】**

1. 菌种  变形杆菌、葡萄球菌幼龄(8～12h)肉汤培养物。

2. 凹玻片、盖玻片、载玻片、凡士林、镊子、接种环、酒精灯。

**【实验方法】**

1. 悬滴法

(1) 取一张洁净凹玻片,将凹窝四周涂少许凡士林(固定盖玻片用)。

(2) 取一接种环变形杆菌或葡萄球菌肉汤培养物于盖玻片中央。

(3) 将凹玻片倒合于盖玻片上,使凹窝中央正对菌液。

(4) 迅速翻转载玻片,用小镊子轻压使盖玻片与凹窝边缘粘紧封闭,以防水分蒸发。

(5) 先用低倍镜找到悬滴,再换高倍镜。观察时应下降聚光器、缩小光圈。以减少光亮,使背景较暗而易于观察。变形杆菌有鞭毛,运动活泼,可向不同方向迅速运动。葡萄球菌无鞭毛,不能做定向运动,只能在一定范围内做位置不大的颤动,这是受水分子撞击而呈分子运动(布朗运动)。

2. 压滴法

(1) 用接种环分别取葡萄球菌和变形杆菌2～3环菌液于不同的两张洁净载玻片中央。

(2) 用小镊子夹一块盖玻片,先将盖玻片的一端接触载玻片,然后缓慢放下,覆盖在载玻片的菌液上,以免菌液中产生气泡。

(3) 然后用低倍镜对光,找到细菌所在部位,用高倍镜观察细菌运动。

**【注意事项】**

1. 观察悬滴标本时,先用低倍镜找到悬滴的边缘,然后将视野移至悬滴中央,将集光器下降,缩小光圈,使亮度减弱,再用高倍镜观察,否则亮度太强,不好观察。

2. 调节螺旋时,切忌过度下旋,以免压碎盖玻片。

# 实验二　革兰染色和细菌基本形态观察

## 【实验目的】

1. 掌握细菌革兰染色原理、方法及细菌的基本形态。
2. 掌握显微镜油镜的使用和保护。

## 【实验原理】

革兰染色法是细菌学中最经典的染色法,对细菌的鉴别、选择抗菌药物、判断细菌致病性有重要的意义。①革兰阳性菌细胞壁结构较致密,肽聚糖层厚,脂质含量少,乙醇不易渗入。②革兰阴性菌细胞壁结构疏松,肽聚糖层薄,含大量脂质,乙醇易渗入。同时革兰阳性菌等电点比革兰阴性菌低,在相同 pH 条件下,革兰阳性菌所带负电荷比革兰阴性菌多,故与带正电荷的结晶紫染料结合较牢固,不易脱色。③革兰阳性菌菌体含大量核糖核酸镁盐,可与碘、结晶紫牢固结合,使已着色的细菌不易被乙醇脱色;革兰阴性菌菌体含核糖核酸镁盐很少,故易被脱色。

一般观察细菌最常用的是显微镜油镜(方法和保护见第一篇第二章第一节)。

## 【实验材料】

1. 球菌示教片　脑膜炎球菌。
2. 杆菌示教片　大肠埃希菌、炭疽杆菌。
3. 弧菌示教片　霍乱弧菌。
4. 光学显微镜、香柏油、二甲苯、革兰染色液等。
5. 菌种　葡萄球菌、大肠埃希菌斜面培养物。

## 【实验方法】

1. 细菌涂片标本制作

(1) 涂片:取洁净载玻片一张,用记号笔分三小格。左手握菌种管,右手握笔样持接种环,先在酒精灯火焰上烧灼接种环,冷却后,取 1~2 环生理盐水置每小格中央,然后分别挑取葡萄球菌、大肠埃希菌斜面培养物少许,在生理盐水中涂成直径约 1cm 大小的区域。第一小格中涂布葡萄球菌,第二小格中涂布大肠埃希菌,第三小格中涂布葡萄球菌和大肠埃希菌混合物。若为液体培养物,可直接涂布于载玻片上,不必加生理盐水。

(2) 干燥:涂片最好在室温中自然干燥,亦可将标本面向上,放在离火焰较高处略烘使其干燥,切不可在火焰上烧干。

(3) 固定:涂片干燥后,将标本面向上,迅速来回通过外焰三次,时间约 3s。固定的目的在于杀死细菌,并使菌体与玻片黏附牢固,染色时不至于被染液和水冲掉,同时固定可凝固细胞质,改变细菌对染料的通透性。

2. 革兰染色法

(1) 初染:待标本冷却后,滴加结晶紫染液于标本上,作用 1min 后用细流水冲洗,再甩干涂片积水。

(2) 媒染:滴加卢戈碘液作用 1min,细流水冲洗,甩干。

(3) 脱色:滴加 95% 乙醇溶液数滴,覆盖标本,轻轻摇晃玻片,使其脱色,根据涂片厚薄,大约 0.5～1min,细流水冲洗,甩干。

(4) 复染:滴加苯酚(石碳酸)复红稀释液复染 0.5min,细流水冲洗,甩干。再用吸水纸吸干残余水珠,即可用油镜观察(图 7-1)。

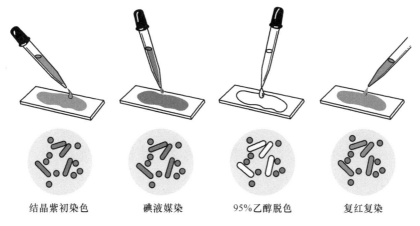

| 结晶紫初染色 | 碘液媒染 | 95%乙醇脱色 | 复红复染 |

图 7-1 革兰染色法示意图

3. 显微镜油镜的使用及保护

(1) 坐姿:使用显微镜油镜时,必须端坐。镜体保持垂直位,不要使载物台倾斜,以免香柏油流失影响观察。

(2) 识别油镜头:油镜头上一般刻有"100×"、"Oil"等标记。

(3) 对光:用低倍镜对光。检查染色标本时光线宜强,要抬高集光器,放大光圈,取得最大亮度。

(4) 滴加香柏油:将标本放在载物台上固定好,滴加香柏油一滴,换油镜检查。

(5) 调焦距:将油镜移至中央对准标本,从侧面注视镜头,并缓慢转动粗螺旋,使镜头下降,直至镜头浸于香柏油中并几乎接触到标本为止。然后将视线移至目镜,一面观察一面向上慢慢转动粗螺旋,待看到模糊的物像时,改用细螺旋,直至看清物像。

(6) 清洁保养:镜检完毕,将镜筒升起,取出标本片,用擦镜纸将镜头上的油擦干净。若油已干,可用擦镜纸蘸少许二甲苯擦去油迹,再用擦镜纸揩去二甲苯。然后,将集光器降下,各物镜呈"八"字形,放入镜箱内。

4. 细菌基本形态观察 依次将各示教标本置于油镜下观察,注意其染色性、形态、大小、排列及有无特殊结构。

【实验结果】

1. 革兰染色

(1) 葡萄球菌:革兰阳性菌(紫色),球形,常呈葡萄状排列。

(2) 大肠埃希菌:革兰阴性菌(红色),两端钝圆的短杆菌,散在排列。

2. 示教片

(1) 脑膜炎球菌:菌体球形,呈红色,多成对排列。

(2) 大肠埃希菌:菌体呈红色细杆状,排列无规则。

(3) 炭疽杆菌:菌体呈紫色,粗大杆状,两端平齐,呈竹节状排列。

(4) 霍乱弧菌:菌体呈红色,只有一个弯曲,呈弧形或逗点状,散在排列。

**【注意事项】**

1. 操作因素　取菌量不可太多,涂片太厚影响染色结果。固定时应避免菌体过分受热而破坏其形态。

2. 染色因素　染色的关键步骤是脱色,需根据标本的厚薄灵活掌握脱色时间。所有染液应防止水分蒸发而影响浓度,特别是卢戈碘液久存或受光作用后易失去媒染作用。脱色用的乙醇以95%浓度为宜,若试剂瓶密封不良或涂片上积水过多,可使乙醇浓度降低而影响脱色能力。

3. 细菌因素　不同培养时间的培养物,染色结果有差异,如葡萄球菌幼龄菌染成紫色,而老龄菌染成红色。细菌染色一般用18~24h 的细菌培养物。

# 实验三　细菌特殊结构的观察

**【实验目的】**

掌握细菌特殊结构的基本形态。

**【实验材料】**

示教标本:荚膜、鞭毛、芽孢。

**【实验方法】**

在油镜下观察示教标本,注意荚膜、鞭毛、芽孢的形态特征。

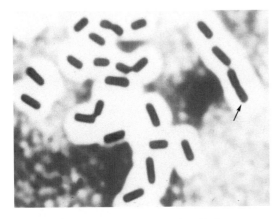

图7-2　产气荚膜杆菌(↑示荚膜)

**【实验结果】**

1. 荚膜(产气荚膜杆菌)　菌体红色呈杆状,背景淡红色,荚膜无色透明(图7-2)。

2. 鞭毛(奇异变形杆菌)　菌体呈杆状,长短不一,菌体周围附着细长的丝状物即鞭毛(图7-3)。

3. 芽孢(破伤风梭菌)　菌体呈杆状,芽孢圆形位于菌体顶端,比菌体大(图7-4)。

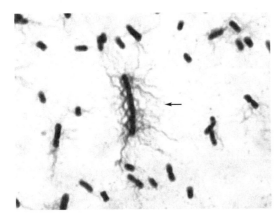

图7-3　奇异变形杆菌(↑示鞭毛)

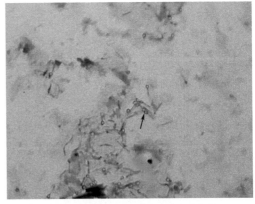

图7-4　破伤风梭菌(↑示芽孢)

(卫　飞)

# 第二节 细菌的分布与消毒灭菌

## 实验一 细菌的分布

【实验目的】

熟悉细菌广泛分布于自然界及正常人体,树立严格的消毒及无菌观念。

【实验材料】

1. 普通琼脂平板培养基、肉汤培养基、污染水标本、无菌生理盐水、2%碘酒、75%乙醇溶液。

2. 酒精灯、接种环、温箱、无菌试管、吸管。

【实验方法】

1. 自然环境中细菌的检查

(1) 取普通琼脂平板培养基4块,其中3块去盖置于不同环境中(实验台、走廊、窗台),在空气中暴露15~30min,盖好皿盖。另外1块,不去盖作为阴性对照。

(2) 标记班组、姓名,放置于37℃温箱中培养18~24h后,取出观察结果。

2. 水中细菌的检查

(1) 用无菌吸管分别吸取污染水标本和无菌生理盐水各1ml分别加入对应的肉汤培养基中,做好标记。

(2) 另取1支未接种的肉汤管做空白对照,与上两管一起置于37℃温箱培养18~24h,观察结果。

3. 正常人体的细菌检查(皮肤细菌的检查)

(1) 取普通琼脂平板1块,用记号笔在平板背面分成三区,标明A、B、C。

(2) 先将手指在A区按一下,然后再将手指用2%碘酒和75%乙醇溶液消毒后涂抹B区。留C处作为空白对照。

(3) 将琼脂平板置37℃,培养18~48h,观察结果。

【实验结果】

1. 自然环境中细菌的检查 对照平皿无菌落生长,去盖的3块平皿表面有不同数目的菌落生长,比较菌落数的差异,并分析其意义。

2. 水中细菌的检查 空白对照管和无菌生理盐水管透明清亮,污染水标本管变混浊,说明水样中有活菌存在。并可通过比浊法估计细菌生长繁殖后的数量。

3. 正常人体的细菌检查(皮肤细菌的检查) 琼脂平板A区见大小不等、形态各异的菌落生长,B区无或很少菌落生长,C区无菌落生长。

## 实验二 物理消毒灭菌法与化学消毒法

### 一、热力消毒灭菌试验

【实验目的】

掌握常用热力消毒灭菌方法,熟悉不同温度对不同细菌的影响。

**【实验原理】**

热力灭菌是常用的一种杀菌方法,主要利用高温使细菌蛋白和酶变性,菌体结构破坏或代谢障碍而引起细菌死亡。

**【实验材料】**

枯草杆菌 24~48h 肉汤培养物、大肠杆菌 18~24h 肉汤培养物、肉汤管、琼脂平板、无菌吸管、电炉及高压蒸汽灭菌器。

**【实验方法】**

取等量的肉汤管 6 支,3 支加入大肠埃希菌液 0.5ml,3 支加入枯草芽孢杆菌液 0.5ml,每次取不同细菌的肉汤管各 1 支,分别进行下述处理:①置 100℃ 10min;②置高压蒸汽灭菌器 103.4kPa 灭菌 20~30min;③不做任何处理(阳性对照)。处理后马上取出肉汤管,自来水冲凉。将 6 支肉汤管置培养箱,35℃培养 18~48h,观察结果。

**【实验结果】**

大肠埃希菌和枯草杆菌的阳性对照管均有菌生长,大肠埃希菌在 100℃ 10min 和 121℃ 20~30min 均无菌生长,枯草杆菌在 100℃ 10min 有菌生长,但在 121℃ 20~30min 无菌生长。

# 二、紫外线杀菌试验

**【实验目的】**

1. 熟悉紫外线的杀菌原理及特点。
2. 观察紫外线的杀菌效果。

**【实验原理】**

波长 240~280nm 的紫外线具有杀菌作用,其中以 265~266nm 最强。紫外线主要作用于细菌 DNA,使一条 DNA 链上两个相邻的胸腺嘧啶以共价键结合,形成二聚体,从而干扰 DNA 的复制,导致细菌死亡。紫外线杀菌能力较强,但穿透力较弱,一般用于物体表面和空气消毒。紫外线对人体皮肤、眼睛等部位有损伤作用,使用时注意防护。

**【实验材料】**

1. 18~24h 的大肠杆菌肉汤培养液。
2. 普通琼脂平板、无菌棉签、镊子、酒精灯。
3. 紫外线灯(超净工作台内)。
4. 无菌"H"形黑纸片。

**【实验方法】**

1. 在无菌条件下用棉签蘸取菌液均匀涂布于琼脂平板,用平皿盖盖住涂布面的1/3,平放于超净工作台面上,打开紫外灯直接照射 30min,盖上平皿盖置 37℃温箱孵育 18~24h 后观察结果。

2. 将镊子经火焰灭菌后,夹取"H"形黑纸片贴放在涂布菌液的琼脂平板上。将平板敞盖后,置于紫外灯下照射 30min。将黑纸片揭去,盖好皿盖,置 37℃温箱孵育 18~24h 后观察结果。

【实验结果】

1. 皿盖盖住的地方,有菌苔生长。暴露的地方无菌生长或只有少量菌落生长。

2. 未经纸片遮挡的表面无细菌生长或仅有少量菌落生长,贴有纸片的部位则长出大量细菌,形成"H"形菌苔。

# 三、常用化学消毒剂的杀菌试验

【实验目的】

1. 熟悉化学消毒剂的杀菌作用。

2. 比较不同消毒剂对细菌作用的效果。

【实验原理】

化学消毒剂的种类较多,其杀菌机制也因种类不同而各异,通过使菌体蛋白变性或凝固、改变细菌细胞壁的通透性、使酶失活干扰细菌的代谢等方式,使细菌死亡。由于化学消毒剂对人体细胞往往具有毒性作用,故只能外用。不同细菌对不同的化学消毒剂敏感性不同。

【实验材料】

1. 大肠埃希菌、葡萄球菌 18～24h 肉汤培养物。

2. 普通琼脂平板培养基、直径 0.6cm 的圆形无菌滤纸片、0.1％苯扎溴铵溶液、5％苯酚溶液、2.5％碘酒、2％红汞、无菌生理盐水。

3. 其他 尖头镊子,酒精灯。

【实验方法】

1. 以灭菌接种环将大肠埃希菌、葡萄球菌两种菌液分别在两块普通琼脂平板培养基表面作密集划线接种。

2. 用灭菌镊子分别夹取醮有 0.1％苯扎溴铵溶液、5％苯酚溶液、2.5％碘酒、2％红汞、生理盐水的滤纸片平贴于涂有大肠埃希菌、葡萄球菌的琼脂平板表面各相应位置,做好标记。

3. 将平板置 37℃温箱孵育 18～24h 后观察结果。

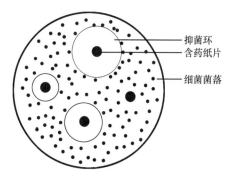

【实验结果】

细菌对化学消毒剂敏感时,在该纸片的周围无细菌生长,称为抑菌环。不同的消毒剂对不同的细菌的抑菌环直径大小不等,其直径大小表示该消毒剂杀毒作用的强弱(图 7-5)。

图 7-5 细菌对抗生素的敏感试验(纸片法)

（朱 平）

# 第三节 细菌分离培养技术

## 实验 细菌接种技术、培养方法和生长现象

**【实验目的】**

1. 掌握平板、斜面、液体和半固体等各种培养基接种方法。

2. 熟悉接种细菌用具、接种环境要求及无菌操作。

**【实验材料】**

1. 菌种 大肠埃希菌、葡萄球菌 18~24h 混合菌液、大肠埃希菌及痢疾杆菌两种纯培养琼脂斜面 18~24h 培养物。

2. 培养基 普通琼脂平板、液体、半固体、斜面培养基。

3. 其他 酒精灯、接种环、接种针等。

**【实验方法】**

1. 接种工具

(1) 接种环:接种环是用金属铂丝做成的。使用前后均应在火焰上彻底灼烧灭菌,灭菌时右手持接种环(或接种针)柄,将铂丝烧红,并将铂丝和柄之间的金属棒也通过火焰数次。取菌时,必须待接种环(针)冷却后方可使用。

(2) 接种针:灭菌处理基本同接种环。

2. 接种方法

(1) 平板划线分离培养法

1) 分区划线分离法:①右手握持接种环(执笔式)并将其通过火焰灭菌,冷却后,取一环混合菌液。②左手持琼脂平板,在火焰旁打开,平皿盖半开约 45°角,然后将沾有菌液的接种环涂布于平板并在 1 区内做数次划线,再在 2、3、4 区依次划线,每一区的划线与上区交叉接触,每区线间保持一定距离,密而不重叠,如此后一区菌落数少于前一区,直到最后出现单个菌落(图 7-6)。③划线完毕,盖上皿盖,并使培养皿倒置(可避免培养过程中凝结水自皿盖滴下,影响菌落性状),置 37℃ 孵箱中培养 18~24h 后,观察结果。

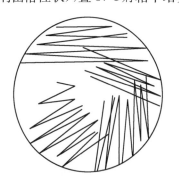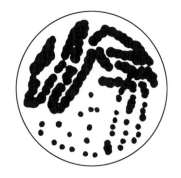

图 7-6 平板分区划线分离法(左)及培养后菌落分布示意图(右)

2) 连续划线分离法:主要对标本含菌量较少时使用,方法是用接种环取混合菌液先在平板一端涂布,然后快速大幅度左右来回以密而不重叠曲线形式做连续划线接种,将整个平板布

满曲线,划线完毕,盖上皿盖,使培养皿倒置,置37℃孵箱中培养18～24h后,观察结果。

（2）斜面培养基接种法:主要用于纯培养,以进一步鉴定或保存菌种,方法是以灭菌接种环取大肠埃希菌或痢疾杆菌斜面培养物少许后移种于待接种培养基管内,自斜面底部向上划一直线,再自底部向上作蜿蜒划线,注意勿划破培养基表面(图7-7)。然后取出接种环,经灭菌后放回试管架,试管口灭菌后盖好管盖,做好标记,经37℃孵箱中培养18～24h后,观察结果。

（3）液体培养基接种法:以接种环(经火焰灭菌并冷却)挑取大肠杆菌菌苔少许,将沾有细菌的接种环移至肉汤管内(肉汤管需倾斜),在接近液面的管壁上轻轻摩擦,使细菌黏附于管壁上,管口通过火焰,盖回管口盖,并将培养基管直立(图7-8)。经37℃孵箱中培养18～24h后,观察结果。

（4）半固体培养基穿刺培养法:接种针灭菌冷却后挑取大肠杆菌菌苔少许,刺入半固体培养基中心直至接近管底,循原路退出(图7-9)。接种针灭菌后放回原处。管口灭菌后加塞、标记,以同法取痢疾杆菌菌苔接种另一支半固体琼脂培养基,经37℃孵箱中培养18～24h后,观察结果,并进行比较。

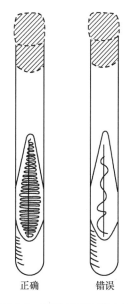

正确　　　错误

图7-7　琼脂斜面划线方法

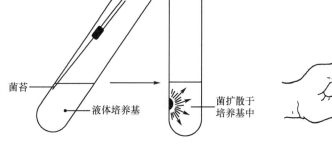

菌苔

液体培养基

菌扩散于培养基中

图7-8　液体培养基的接种方法

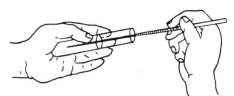

图7-9　半固体培养基接种方法

**【实验结果】**

（1）平板划线分离培养法:观察琼脂平板培养基表面单个菌落生长情况,即观察琼脂平板培养基表面单个菌落的大小、形状、边缘、菌落表面、透明度及颜色等性状。尤其要注意观察金黄色葡萄球菌在血平板上的溶血现象和脂溶性色素、铜绿假单胞菌的水溶性色素、炭疽芽孢杆菌的卷发状菌落(图7-10、图7-11)。挑取单个菌落可获得纯培养。

（2）斜面培养基接种法:斜面培养物呈均匀一致的菌苔,如表面不均匀,表示培养物不纯(图7-12)。

（3）液体培养基接种法:细菌在液体培养基中有三种生长现象:大多数细菌在液体培养基生长繁殖后呈均匀混浊;少数链状排列的细菌如链球菌、炭疽芽孢杆菌等则呈沉淀生长;枯草芽孢杆菌、结核分枝杆菌和铜绿假单胞菌等专性需氧菌一般呈表面生长,常形成菌膜(图7-13)。

（4）半固体培养基穿刺培养法:有鞭毛的细菌(如大肠杆菌)除了沿穿刺线生长外,在穿刺线两侧也可见羽毛状或云雾状混浊生长为动力阳性;无鞭毛的细菌(如痢疾杆菌)只能沿穿刺线呈明显的线状生长,穿刺线两边的培养基仍然澄清透明,为动力试验阴性(图7-14)。

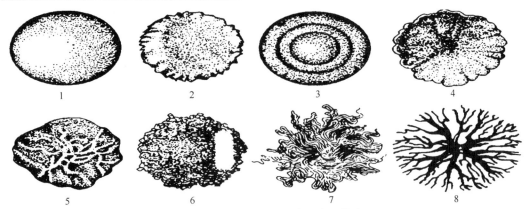

图 7-10  菌落的形状、边缘和表面构造

1. 圆形、边缘整齐、表面光滑；2. 圆形、边缘整齐、表面有同心圆；3. 圆形、叶状边缘、表面有放射状皱褶；4. 圆形、锯齿状边缘、表面较不光滑；5. 不规则形、波浪状边缘、表面有不规则皱褶；6. 圆形、边缘残缺不全、表面呈颗粒状；7. 毛状；8. 根状

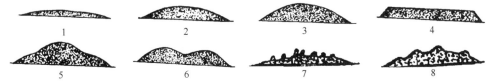

图 7-11  菌落的隆起度

1. 扁平状；2. 低隆起；3. 隆起；4. 台状；5. 脐状；6. 纽扣状；7. 乳头状；8. 褶皱凸面

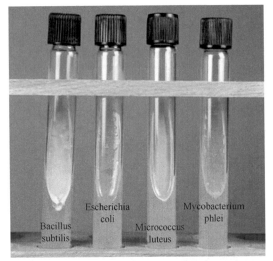

图 7-12  细菌在琼脂斜面培养基生长现象

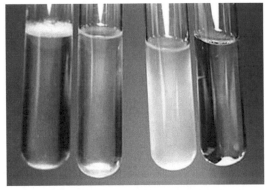

图 7-13  细菌在液体培养基生长现象

从左至右分别为：菌膜、沉淀、浑浊、空白对照

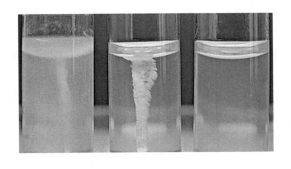

图 7-14  细菌在半固体培养基生长现象

从左至右分别为：动力阳性、动力阴性、空白对照

（朱　平）

# 第四节 细菌鉴定技术

## 实验一 常见生物化学鉴定

各种细菌具有各自独特的酶系统,对营养物的利用能力各异,因而在代谢过程中所产生的合成或分解产物也不同。应用生物化学方法测定这些代谢产物,可用来区别和鉴定细菌的种类。利用生物化学方法来鉴别不同细菌,称为细菌的生物化学试验或称生化反应。

【实验目的】

1. 熟悉鉴别细菌常用的生物化学试验反应的原理、结果判断和实际意义。

2. 了解鉴别细菌常用生化反应的培养基与方法。

# 一、糖(醇)类代谢试验

### (一)糖发酵试验

【实验原理】

不同细菌可发酵不同的糖(醇、苷)类,如沙门菌可发酵葡萄糖,但不能发酵乳糖,大肠埃希菌则可发酵葡萄糖和乳糖。即便是两种细菌均可发酵同一种糖类,其发酵结果也不尽相同,如志贺菌和大肠埃希菌均可发酵葡萄糖,但前者仅产酸,而后者则产酸、产气,故可利用此试验鉴别细菌。

【实验材料】

1. 菌种 大肠埃希菌、伤寒沙门杆菌 18~24h 斜面培养物。

2. 培养基 葡萄糖、乳糖发酵管。

【实验方法】

1. 将上述两种细菌,分别接种葡萄糖及乳糖发酵管各 1 支。

2. 将上述糖发酵管置 35℃温箱培养 18~24h 后,观察结果。

【实验结果】

观察结果时,首先确定细菌是否生长,细菌生长则培养基呈混浊。再看细菌对糖类分解情况,如发酵糖类产酸,则培养基中指示剂(溴甲酚紫,pH5.2~6.8,碱性时呈紫色,酸性时呈黄色)变为黄色,可用"＋"号表示。如发酵糖类后产酸又产气时,则培养基除变黄色外,在倒置小管中有气泡出现,可用"⊕"表示。如细菌不分解该糖时,则指示剂不变色,倒置小管无气泡,以"－"表示。

【实验应用】

主要用于肠杆菌科与其他非发酵菌的鉴别。肠杆菌科、弧菌科细菌为发酵型,非发酵菌为氧化型或产碱型。也可用于鉴别葡萄球菌(发酵型)与微球菌(氧化型)。

### (二)V-P 试验

【实验原理】

测定细菌产生乙酰甲基甲醇的能力。某些细菌如产气肠杆菌,分解葡萄糖产生丙酮酸,丙酮酸进一步脱羧形成乙酰甲基甲醇。在碱性条件下,乙酰甲基甲醇被氧化成二乙酰,进而与培养基中的精氨酸等含胍基的物质结合形成红色化合物。即 V-P(Voges-Proskauer test)试验阳性。实验时加入 α-奈酚乙醇溶液只是加速反应进行。

**【实验材料】**

1. 菌种　大肠埃希菌、产气肠杆菌 35℃ 18~24h 斜面培养物。
2. 培养基　葡萄糖蛋白胨水培养基。
3. 试剂　V-P 试剂(6% α-奈酚乙醇溶液、40%氢氧化钾溶液)。

**【实验方法】**

将大肠埃希菌、产气肠杆菌分别接种于 1 支葡萄糖蛋白胨水培养基,置 35℃培养24~48h,在培养液中加入甲液(6% α-萘酚乙醇溶液)及乙液(40% KOH 溶液)各 1 滴约 0.5ml,充分振摇,观察结果。

**【实验结果】**

滴加 V-P 试剂后,呈红色反应的为阳性,如无红色出现,而且置于 35℃ 4h 仍无红色反应出现者为阴性。大肠埃希菌阴性,产气肠杆菌阳性。

**【实验应用】**

常用于大肠埃希菌和产气肠杆菌的鉴别。前者阴性,后者阳性。

### (三) 甲基红试验

**【实验原理】**

某些细菌在糖代谢过程中,分解葡萄糖产生丙酮酸,丙酮酸进一步被分解为甲酸、乙酸和琥珀酸等,使培养基 pH 下降至 4.5 以下时,加入甲基红指示剂呈红色。如细菌分解葡萄糖产酸进一步转化为其他物质(如醇、酮、气体和水),培养基 pH 在 6.2 以上,加入甲基红指示剂呈橘黄色。

**【实验材料】**

1. 菌种　大肠埃希菌、产气肠杆菌 35℃ 18~24h 斜面培养物。
2. 培养基　葡萄糖蛋白胨水培养基。
3. 试剂　甲基红试剂。

**【实验方法】**

将待测菌各接种于 1 支葡萄糖蛋白胨水中。35℃孵育 18~24h 后,于培养液中滴加 2~3 滴甲基红指示剂,混匀,立即观察结果。

**【实验结果】**

呈现红色者为阳性,橘黄色为阴性,橘红色为弱阳性。

**【实验应用】**

大肠埃希菌为阳性,产气肠杆菌为阴性。

### (四) 枸橼酸盐利用试验

**【实验原理】**

枸橼酸盐培养基系一综合性培养基,其中枸橼酸钠为碳的唯一来源。而磷酸二氢铵是氮的唯一来源。有的细菌如产气杆菌,能利用枸橼酸钠为碳源,因此能在枸橼酸钠培养基上生长,并分解枸橼酸钠后产生碳酸盐,使培养基变为碱性。此时培养基中的溴麝香草酚蓝指示剂由绿色变为深蓝色。不能利用枸橼酸盐为碳源的细菌,在该培养基上不生长,培养基不变色。

【实验材料】

1. 菌种 大肠埃希菌、产气肠杆菌 35℃ 18~24h 斜面培养物。
2. 培养基 枸橼酸盐培养基。

【实验方法】

将待测菌各接种于 1 支枸橼酸盐培养基,于 35℃ 培养 18~24h,观察结果。

【实验结果】

若有细菌生长且培养基变蓝色为阳性,无细菌生长且培养基颜色不变保持绿色为阴性。

【实验应用】

大肠埃希菌阴性,产气肠杆菌阳性。

(五) 胆汁-七叶苷试验

【实验原理】

细菌水解七叶苷(七叶灵)生成七叶素,后者与培养基中枸橼酸铁的二价铁离子结合,生成黑色化合物。

【实验材料】

1. 菌种 D 群链球菌和 A 群链球菌 35℃ 18~24h 斜面培养物。
2. 培养基 胆汁-七叶苷培养基。

【实验方法】

将被检菌各接种 1 支胆汁-七叶苷培养基,置 35℃ 温箱 18~24h 培养,观察结果。

【实验结果】

培养基变黑为阳性。

【实验应用】

鉴别肠球菌、D 群链球菌和其他链球菌,前两者均阳性,其他链球菌阴性。

(六) 淀粉水解实验

【实验原理】

某些细菌能产生淀粉酶,将菌落周围培养基琼脂中的淀粉水解。加碘液后,琼脂中未被分解的淀粉与碘作用产生蓝色,而菌落周围形成无色透明区。

【实验材料】

1. 培养基 淀粉血清琼脂平板。
2. 试剂 卢戈碘液。
3. 菌种 白喉棒状杆菌。

【实验方法】

将被检菌划线接种于淀粉血清琼脂平板上,35℃孵育18～24h,加入卢戈碘液数滴,立即观察结果。

【实验结果】

阳性反应,菌落周围有无色透明区,其他地方蓝色;阴性反应,培养基全部为蓝色。

【实验应用】

用于白喉棒状杆菌生物型的分型,重型淀粉水解试验阳性,轻、中型阴性;也可用于芽孢杆菌属菌种和厌氧菌某些种的鉴定。

# 二、细菌对氨基酸和蛋白质代谢试验

## (一) 靛基质(吲哚)试验

【实验原理】

有些细菌具有色氨酸酶,能分解培养基中的色氨酸,生成靛基质(吲哚),与加入的对二甲基氨基苯甲醛作用生成红色化合物——玫瑰靛基质。

【实验材料】

1. 培养基　胰蛋白胨水培养基。
2. 试剂　柯氏试剂(对二甲基氨基苯甲醛10g溶于150ml 95％乙醇中溶液,之后徐徐加入50ml浓盐酸)。
3. 菌种　大肠埃希菌、伤寒沙门菌35℃ 18～24h斜面培养物。

【实验方法】

将被检菌各接种1支胰蛋白胨水培养基,置35℃培养18～24h,沿管壁缓慢滴加柯氏试剂,观察结果。

【实验结果】

红色为阳性,黄色(无色)为阴性。

【实验应用】

主要用于肠杆菌科细菌的鉴定,大肠埃希菌阳性,伤寒沙门菌阴性。

## (二) 硫化氢试验

【实验原理】

细菌分解培养基中含硫氨基酸(如胱氨酸、半胱氨酸、甲硫氨酸)生成的硫化氢,后者与培养基中的铅离子或二价铁离子生成硫化铅或硫化亚铁黑色化合物。

【实验材料】

1. 培养基　含硫酸亚铁或醋酸铅的半固体培养基。
2. 菌种　痢疾志贺菌、伤寒沙门菌35℃ 18～24h斜面培养物。

【实验方法】

将待检菌各穿刺接种1支硫酸亚铁或醋酸铅的半固体培养基,置35℃培养18～24h,观察结果。

**【实验结果】**

培养基变黑色为阳性。

**【实验应用】**

用于肠杆菌科细菌鉴别。沙门菌属、爱德华菌属、亚利桑菌属、枸橼酸菌属、变形杆菌属硫化氢试验阳性,部分沙门菌为阴性。此试验痢疾杆菌阴性,伤寒沙门菌多数为阳性。

**(三) 脲酶试验**

**【实验原理】**

某些细菌产生脲酶,能分解尿素产生氨,使培养基变碱,培养基中酚红指示剂随之变红色。

**【实验材料】**

1. 培养基　尿素培养基。
2. 菌种　大肠埃希菌、变形杆菌 35℃ 18～24h 斜面培养物。

**【实验方法】**

将被检菌各接种 1 支尿素培养基,置 35℃培养 18～24h 观察结果,阴性者观察 4 天。

**【实验结果】**

培养基变红色为阳性,不变色为阴性。此试验大肠埃希菌阴性,变形杆菌阳性。

**【实验应用】**

用于肠杆菌科的鉴定,其中变形杆菌属、肺炎克雷伯菌属、摩根菌属、普罗威登斯菌属和结肠耶尔森菌为阳性。幽门螺杆菌尿素酶阳性。此试验大肠埃希菌阴性,变形杆菌阳性。

（高劲松）

# 实验二　细菌血清学鉴定

## 一、玻片法凝集试验

**【实验目的】**

熟悉玻片法凝集试验的操作方法和结果判断。

**【实验材料】**

1. 菌种　猪霍乱沙门菌。
2. 诊断血清　沙门菌 A～F 多价血清,定群的 6 个 O 群因子血清(A 群-O2、B 群-O4、C1 群-O7、D 群-O9、E 群-O3、E 群-O10),定型的 H 因子血清。
3. 其他　生理盐水、载玻片等。

**【实验方法】**

1. 取一张洁净载玻片,用记号笔划两个 1～1.5cm 的圆圈。

2. 取 1∶5 或 1∶10 诊断血清一接种环置于玻片左侧圈内,在右侧圈内放一接种环生理盐水作为对照。

3. 用接种环取待鉴定的新鲜细菌少许,分别研磨乳化于诊断血清及生理盐水内使之均匀混合。旋转摇动玻片数次,约 1～3min 后观察结果。

按上述操作方法,依次分别做 A～F 多价血清定属,特异性 O 因子血清定群,H 因子血清定型(或种)。

**【实验结果】**

1. 阳性　生理盐水对照侧呈现均匀混浊,试验侧明显凝集。
2. 阴性　对照侧及试验侧均混浊不出现凝集。
3. 自凝　对照侧及试验侧均出现凝集。

**【注意事项】**

菌苔必须磨匀,观察结果时需先观察生理盐水中不出现凝集颗粒,诊断血清中的颗粒凝集才有阳性意义。

# 二、荚膜肿胀试验

细菌荚膜与相应特异性抗体结合,形成抗原抗体复合物后,可使细菌的荚膜显著增大,表现为在细菌的周围有一宽阔的环状带,称此为荚膜肿胀实验。本实验可用于肺炎链球菌、流感嗜血杆菌、炭疽杆菌的检测和荚膜分型。

**【实验目的】**

熟悉荚膜肿胀试验的操作方法和结果判断。

**【实验材料】**

1. 菌种　肺炎链球菌。
2. 诊断血清　抗肺炎链球菌免疫血清。
3. 正常兔血清。
4. 试剂　1%亚甲蓝水溶液。

**【实验方法】**

1. 取洁净玻片一张,用记号笔在两侧划直径为 1cm 左右的圆圈。
2. 在玻片两侧圆圈内各加待测标本 1～2 接种环。
3. 在玻片左侧圆圈内加抗血清、右侧圆圈内加正常血清,各为一至二接种环,混匀。
4. 于玻片两侧圆圈内各加一接种环 1%亚甲蓝水溶液,混匀,分别加盖玻片,放湿盒室温下 5～10min 后镜检。

**【实验结果】**

阳性:在蓝色菌体周围可见界限清晰、较宽阔的无色环状带即肿胀的荚膜,而对照侧看不到此现象。

阴性:试验和对照两侧均看不到肿胀的荚膜。

# 实验三 细菌毒素检测

## 一、外毒素的检测（破伤风梭菌痉挛毒素的检测）

【实验目的】

熟悉破伤风梭菌外毒素的致病作用和机体获得被动免疫抵抗外毒素致病作用的过程。

【实验原理】

破伤风梭菌在土壤、水、动物肠道及腐败物中广泛存在，其芽孢在自然界可存活多年。该菌在侵犯深部伤口无氧条件下生长繁殖，并产生外毒素引起机体一系列痉挛抽搐症状，该毒素又叫痉挛毒素。破伤风抗毒素可与痉挛毒素中和，使人获得被动免疫。本试验用破伤风抗毒素注射动物，使被外毒素攻击的动物免于发病，而未注射破伤风抗毒素的动物，受外毒素攻击后出现痉挛症状，甚至死亡。

【实验材料】

1. 试剂 500IU/ml破伤风抗毒素、破伤风梭菌厌氧培养物滤液（外毒素），并进行1∶40、1∶80及1∶160倍比稀释。

2. 器械与用品 1ml注射器和75%酒精棉球。

3. 动物 18～22g左右小鼠4只。

【实验方法】

1. 取1只小鼠局部消毒后，腹腔注射0.2ml破伤风抗毒素，30min后在该鼠的后腿内侧肌肉注射0.2ml的1∶40外毒素。

2. 另取3只小鼠局部消毒后，分别于1只后腿内侧肌肉注射0.2ml的1∶40、1∶80、1∶160外毒素。

3. 做上标记放入笼中喂养并每日观察发病情况。

【实验结果】

1. 注射抗毒素保护组的小鼠健康表现正常。

2. 未保护组小鼠随着注入的外毒素浓度增高，可出现后肢及尾巴痉挛、肌肉强直、角弓反张、甚至死亡。

【注意事项】

1. 实验操作时应避免被小鼠咬伤。

2. 每只小鼠要分笼喂养。

## 二、内毒素的检测（鲎试验）

【实验目的】

1. 熟悉内毒素的体外检测方法。

2. 了解内毒素的致病性。

【实验原理】

鲎试验是检查内毒素的一种快速而灵敏的方法。用海洋生物鲎的变形细胞水解物所制备的鲎试剂,含有凝固酶原、凝固蛋白原、$Ca^{2+}$ 及 $Mg^{2+}$ 离子,当鲎试剂与微量内毒素作用时,可发生一系列酶催化反应,形成肉眼可见的胶状凝固物质(凝固蛋白)。

鲎试验既可进行定性又可进行定量试验,以下介绍定性试验。

**【实验材料】**

1. 试剂　鲎试剂、标准细菌内毒素(大肠埃希菌内毒素的含量 100ng/ml)、待检样品、无热原质的注射用水或生理盐水。

2. 器械与用品　无热原质的吸管、小试管(经 250℃ 30min 或 180℃ 2h 处理)、37℃水浴箱。

**【实验方法】**

1. 将鲎试剂瓶打开,加入 0.5ml 无热原质的注射用水或生理盐水。

2. 取 3 支小试管分别标明"＋"、"－"和"待检",并于各管中加入 0.1ml 鲎试剂。

3. 于"＋"管内加入 0.1ml 标准内毒素,为阳性对照组;于"－"管中加入生理盐水 0.1ml 为阴性对照组。

4. 于待检管中加入 0.1ml 待检样品为试验组,将上述 3 只管放入 37℃水浴 15～30min,观察结果。

**【实验结果】**

1. 阳性对照组管内容物呈不流动凝胶状。

2. 阴性对照组管的内容物呈流动液状。

3. 待检组管内的内容物呈不流动凝胶状为"＋",反之为"－"。

**【注意事项】**

1. 使用的试管、吸管和生理盐水要经过严格处理,使用前应进行内毒素含量测试。

2. 鲎试验无特异性,不能区别检得的内毒素系由何种革兰阴性菌所产生。

(高劲松)

# 第五节　细菌的药物敏感性试验

药物敏感性试验是一项药物体外抗菌作用的测定技术,通过本试验可选用最敏感的药物进行临床治疗。测定细菌对药物敏感性的常用方法有连续稀释法和琼脂扩散法。连续稀释法可用于测定药物的最低抑菌浓度和最低杀菌浓度,而琼脂扩散法是临床常用的药物敏感性定性测定方法。

## 实验一　液体、固体培养基连续稀释法

**【实验目的】**

熟悉液体、固体培养基连续稀释法的试验方法、结果判断及意义。

**【实验材料】**

1. 菌种　葡萄球菌菌液。

2. 培养基　普通肉汤培养基、普通琼脂培养基、消毒培养皿。

3. 其他 50U/ml青霉素液、无菌小试管、无菌吸管、接种环、酒精灯、恒温箱、水浴箱。

【实验方法】

1. 肉汤稀释法

(1) 取10支无菌试管排放在试管架上编号,除第1管外其他每管中加入肉汤培养物1ml。

(2) 在第1、第2管中各加入50U/ml青霉素液1ml。

(3) 从第2管中吸取1ml青霉素肉汤液加入第3管中,混匀,然后按上法进行倍比稀释至第9管,最后从第9管中取出1ml混合液弃去,第10管不加青霉素作为对照管。

(4) 各管加入葡萄球菌菌液各0.1ml,混匀置37℃温箱内培养18~24h观察结果。

2. 琼脂稀释法

(1) 取10支无菌试管排放在试管架上编号,除第1管外其他每管中加入肉汤培养物1ml。

(2) 在第1、第2管中各加入50U/ml青霉素液1ml。

(3) 从第2管中吸取1ml青霉素肉汤液加入第3管中,混匀,然后按上法进行倍比稀释至第9管,最后从第9管中取出1ml混合液弃去,第10管不加青霉素作为对照管。

(4) 将稀释好的青霉素液分别加入无菌培养皿中,每个平皿加1ml。

(5) 将9ml普通琼脂培养基在恒温水浴箱中加热融化,然后将融化的培养基注入已加样的培养皿中,制成药物浓度呈系列递减的琼脂平板。

(6) 将葡萄球菌菌液以点种法接种平板上,置37℃温箱内培养18~24h观察结果。

【实验结果】

1. 肉汤稀释法结果判定 以培养基的混浊度来判断葡萄球菌对青霉素的敏感程度,最高稀释度的抗菌药物仍能抑制细菌生长为该药物的最低抑菌浓度。

2. 琼脂稀释法结果判定 以培养皿上有无细菌生长来判断葡萄球菌对青霉素的敏感程度,最高稀释度的抗菌药物仍能抑制细菌生长者为该药物的最低抑菌浓度。

【注意事项】

1. 用无菌棉签蘸取细菌肉汤培养物时不宜过多,蘸浸较多时,可在试管壁上挤压棉签,以使多余的菌液流回试管内。

2. 用后的带菌棉签,应进行灭菌处理。

# 实验二 琼脂扩散法

不同抗生素对细菌的杀菌或抑菌能力不同,不同细菌对同一抗菌药物的敏感性也不尽相同。通过药物敏感试验测定细菌对药物的敏感度,对临床治疗中选用抗菌药物有重要意义。琼脂扩散法是临床常用的药物敏感性定性测定方法。

琼脂扩散法又称Bauer-Kirby法,是操作最简便、使用最广泛的抗菌药物敏感性试验。它将干燥的浸有一定浓度抗菌药物的滤纸片放在已接种一定量某种细菌的琼脂平板上,经培养后,可在纸片周围出现无细菌生长区,称抑菌圈。测量各种药敏纸片抑菌圈直径的大小(以mm表示),即可判定该细菌对某种药物的敏感程度。

【实验目的】

熟悉测定细菌对药物敏感度的方法。

【实验材料】

1. 菌种　葡萄球菌和大肠埃希菌 18～24h 肉汤培养物各 1 支。

2. 培养基　普通琼脂平板 1 块。

3. 其他　用 100U/ml 青霉素液浸透的滤纸片、用 1000$\mu$g/ml 链霉素液浸透的滤纸片（或商品青霉素、链霉素滤纸片）、镊子、无菌棉签。

【实验方法】

1. 用蜡笔于琼脂平板底面划一横线，将平板分为两半（如图 7-15）。

2. 用无菌棉签蘸取葡萄球菌肉汤培养物，密集涂布接种于琼脂平板之一半（可交叉重复涂布），并于皿底面上标记。

3. 取另一棉签，用同法取大肠埃希菌培养物接种于琼脂平板的另一半，并标记。

4. 按图 7-15、图 7-16 所示，分别用镊子夹取青霉素、链霉素滤纸片，放置于琼脂面上适当的部位，注意滤纸片之间的距离要大致相等。在放置滤纸片时，应先确定好放置的位置，然后再将滤纸片准确地放置于所选定的部位，并用镊子轻压滤纸片，使之贴紧。若不慎已将滤纸片掉到未选定的琼脂面上，切勿再移动滤纸片，以免影响试验效果。

5. 将放有滤纸片的琼脂平板置 37℃培养 18～24h。

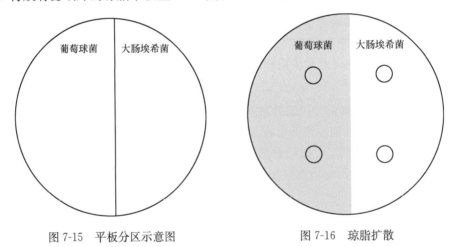

图 7-15　平板分区示意图　　　　图 7-16　琼脂扩散

【实验结果】

观察在滤纸片周围有无抑菌环，并测量其直径大小，再根据所测数值来判定细菌的敏感度。注意对比两种细菌对同一种抗生素敏感性的差异，一种细菌对两种抗生素敏感性的差异。

细菌对常用抗生素的敏感度判定参考标准见表 7-1。

【注意事项】

1. 用无菌棉签蘸取细菌肉汤培养物时不宜过多，如果蘸浸较多时，可在试管壁上挤压棉签，以使多余的菌液流回试管内。

2. 用后的带菌棉签，应进行无菌处理。

表 7-1　常用抗生素的细菌敏感度判定参考标准

| 抗菌药物 | 细菌名 | 纸片含量 | 抑菌环直径(mm) | | |
| --- | --- | --- | --- | --- | --- |
| | | | 耐药 | 中敏 | 敏感 |
| 青霉素 | 葡萄球菌 | 10U | ≤28 | — | ≥29 |
| | 淋病奈瑟菌 | 10U | ≤10 | — | ≥20 |
| | 肠球菌 | 10U | ≤14 | — | ≥15 |
| | 其他革兰阳性球菌 | 10U | ≤19 | — | ≥28 |
| 头孢西丁 | | 30μg | ≤14 | 15～17 | ≥18 |
| 头孢哌酮 | | 75μg | ≤15 | 16～20 | ≥21 |
| 红霉素 | | 15μg | ≤13 | 14～22 | ≥23 |
| 庆大霉素 | | 10μg | ≤12 | 13～14 | ≥15 |
| | 肠球菌(高耐药) | | ≤6 | 7～9 | ≥10 |
| 链霉素 | | 10μg | ≤11 | 12～14 | ≥15 |
| | 肠球菌 | | ≤6 | 7～9 | ≥10 |
| 诺氟沙星 | | 10μg | ≤12 | 13～16 | ≥17 |
| 甲氧苄胺嘧啶 | | 5μg | ≤10 | 11～15 | ≥16 |
| 复合磺胺 | | 1.25/23.7μg | ≤10 | 11～15 | ≥16 |
| 四环素 | | 30μg | ≤14 | 15～18 | ≥19 |

（王　磊）

# 第八章  医学微生物学综合性实验

## 第一节  医院感染的微生物检测

### 实验一  空气消毒效果的检测

**【实验目的】**

检测消毒器械或消毒剂对空气中细菌的杀灭和(或)清除作用,以验证其对空气的消毒效果。其他方法对空气的消毒效果,亦可参照本试验的有关原则进行。

**【实验材料】**

1. 菌种  试验菌为葡萄球菌。

2. 培养基  普通营养肉汤培养基、普通营养琼脂培养基。

3. 相邻的一对气雾柜或气雾室,一个用于消毒试验,一个用于试验对照。一对气雾柜或气雾室所处环境(包括温度、湿度、光照、密闭性和通风条件等)应一致。柜(或室)宜以铝合金和玻璃构建。应安装温度和湿度调节装置以及通风机过滤除菌或其他消毒装置和相应管道,此外还应开设供喷雾杂菌、给消毒剂、采样等的袖套装置和样本传递等窗口。

4. 环境监测器材  温度计、湿度计等。

**【实验方法】**

1. 取试验菌悬液,用无菌脱脂棉过滤后,再用营养肉汤培养基稀释成所需浓度。

2. 同时调节两个气雾柜/室的温度、相对湿度至试验要求的温度和相对湿度。

3. 将使用的器材一次放入气雾柜/室内,将门关闭。此后,一切操作和仪器设备的操纵均在柜/室外通过带有密封袖套的窗口或遥控器进行。直至试验结束,方可将门打开。

4. 按设定的压力、气体流量及喷雾时间喷雾杂菌。边喷雾杂菌,边用风扇搅拌。喷雾杂菌完毕,继续搅拌 5min,而后静置 5min。

5. 同时对试验组和对照组气雾柜/室分别进行消毒前采样,作为对照组试验开始前和试验组消毒处理前的阳性对照(即污染菌量)。气雾柜/室内空气中各阳性对照菌数应达 $5 \times 10^4 \sim 5 \times 10^6$ cfu/m$^3$。

6. 按产品说明书规定的方法,在试验组气雾柜/室内进行消毒。对照组气雾柜室同时做相应(不含消毒剂)处理。

7. 作用至规定时间,对试验组和对照组气雾柜/室按前述方法同时进行采样。继续作用至第二个预定消毒时间,再次按前述方法进行采样。如此按作用时间分段采样,直至规定的最终作用时间为止。

**【实验结果】**

同一条件试验重复 3 次,每次均分别计算其杀灭率。3 次结果的杀灭率均≥99.90％时,可判为消毒合格。

**【注意事项】**

1. 试验中,因控制统一的条件较难,故每次均需同时设置试验组与对照组。两组条件尽量保持一致。消毒前、后及不同次数间的环境条件亦应尽量保持一致。

2. 注意记录试验过程中的温度和相对湿度,以便分析对比。

3. 所采样本应尽快进行微生物检验,以免影响结果的准确性。

4. 每次试验完毕,气雾柜、气雾室应充分通风。必要时消毒冲洗,间隔 4h 后始可做第二次试验。

5. 试验时,气雾柜(室)必须保持密闭,设有空气过滤装置,以防含杂菌空气外逸,污染环境。

6. 试验时,气雾柜、气雾室或现场房间应防止日光直射,以免造成杀菌作用不稳定。

7. 气雾柜排风过滤装置中的滤材应定期更换,换下的滤材应经灭菌后再做其他处理。

8. 在气雾柜或密闭房间内进行消毒剂喷雾消毒时,用悬挂杂菌样片法观察的消毒效果,不能代表对空气的消毒效果。

# 实 验 二　血 液 透 析 液 检 测

血透室的透析患者因反复输血,在体外循环操作中接触和污染的机会多,加上免疫功能差等更容易引起感染,不仅给患者带来了痛苦,还增加了医疗费用和法律风险。所以血液透析液的定期细菌学检测是预防和控制血透室感染的基础工作,为确保透析患者安全所必需。

**【实验目的】**

熟悉血液透析液细菌检测方法。

**【实验材料】**

1. 培养基　普通营养肉汤培养基、普通营养琼脂培养基。

2. 培养皿及采样工具。

**【实验方法】**

1. 采样点　透析用水出口(自来水经过过滤、软化、活性炭吸附、去离子逆渗透等步骤处理后的出口)、透析液出口(即透析结束时透析液离开透析器的出口)。如疑有透析液污染或严重感染病例,应增加采样点,如原水口、透析液配比机、反渗水出口、贮水罐出口、透析液进口等。

2. 细菌菌落总数检查　取透析用水或透析液 1ml 放入灭菌平皿内,用普通营养琼脂做倾注培养,放 37℃ 温箱内培养 24～48h 计数菌落。

细菌菌落数(cfu/ml)＝平板上菌落数×采样液稀释倍数×所取液体的容积(ml)

**【实验结果】**

透析用水的细菌菌落总数≤100cfu/ml,判断合格;透析结束时,透析液细菌菌落总数≤2000cfu/m,判断合格。

# 实 验 三　压 力 蒸 汽 灭 菌 器 灭 菌 效 果 的 检 测

**【实验目的】**

熟悉压力蒸汽灭菌器灭菌效果的检测方法。

【实验材料】

1. 菌种　嗜热脂肪芽孢杆菌（ATCC 7953 或 SSI K31）菌片，含菌量为 $5\times10^5\sim5\times10^6$ cfu/片。

2. 试剂　蛋白胨、葡萄糖、溴甲酚紫酒精溶液（取溴甲酚紫 2.0g，溶于 100ml 95％乙醇中）、溴甲酚紫蛋白胨水培养基（蛋白胨 10.0g，葡萄糖 5.0g，溶于 1000ml 蒸馏水中，调 pH 值至 7.0～7.2，然后再加 2％溴甲酚紫乙醇溶液 0.6ml，摇匀后，按 5ml/管分装后，密封管口，置压力蒸汽灭菌器中，于 115℃灭菌 40min 后备用）。

【实验方法】

1. 将两片嗜热脂肪芽孢杆菌菌片分别放入灭菌小纸袋内，置于标准试验包中心部位。

2. 灭菌柜室内，上、中层中央和排气口处各放置一个标准试验包（由 3 件平纹长袖手术衣，4 块小手术巾，2 块中手术巾，1 块大手术巾，30 块 10cm×10cm、8 层纱布敷料包裹成 25cm×30cm×30cm 大小）。手提压力蒸汽灭菌器用通气贮物盒（22cm×13cm×6cm）代替标准试验包，盒内盛满中试管，指示菌片放于中心部位两支灭菌试管内（试管口用灭菌牛皮纸包封），将盒平放于手提压力蒸汽灭菌器底部。

3. 经一个灭菌周期后，在无菌条件下，取出标准试验包或通气贮物盒中的指示菌片，放入溴甲酚紫葡萄糖蛋白胨水培养基中，37℃培养 48h，观察培养基颜色变化。

【实验结果】

同次检测中，标准试验包或通气储物盒内，每个指示菌片接种的溴甲酚紫蛋白胨水培养基全部不变色，判定为灭菌合格。指示菌片之一接种的溴甲酚紫蛋白胨水培养基由紫色变为黄色时，判定为灭菌不合格。

（王　磊）

# 第二节　人体正常菌群的检测

在正常人体的体表以及与外界相通的腔道内存在有一定种类和数量的微生物群，它们一般对宿主无害，甚至有益，故称为正常菌群（normal flora）。正常菌群具有生物拮抗、营养、免疫、抗肿瘤、抗衰老等作用，对保持人体微生态平衡和内环境的稳定有着重要意义。然而正常菌群在一定条件下又可引起人体致病，如在机体免疫力低下、定位转移、菌群失调时又可引起多种感染而致病。随着微生物致病性的变迁、现代医学模式的改变，医学微生态学及医院内感染越来越受到医疗界的重视。对人体正常菌群进行定性、定量检验具有重要的医学意义。

微生态平衡是正常菌群、宿主与环境三方面因素相互协调形成的一种动态平衡。判断微生态是否平衡，必须综合分析在一定外环境中宿主与正常微生物群的结构与状态。如正常菌群在人体不同发育阶段的生理功能改变以及在外界环境作用下所引起的变化、宿主在病理状态下对正常菌群的影响等。这样才能作出正确的判断。评价人体正常菌群的生态是否平衡，可将采集的标本做"三定"检验。

1. 定位（location）　正常菌群生存的生态空间。即首先要确定正常菌群的位置。

2. 定性（quality）　分离鉴定正常菌群的种类。

3. 定量（quantity）　某一生态环境中正常菌群的总菌数和各菌群的活菌数，其中的优势菌是决定微生态平衡的重要因素。

# 实 验 一  肠 道 正 常 菌 群 定 性 定 量 检 测

人体肠道可分为小肠和大肠,在小肠分泌物中由于有溶菌酶等非特异性免疫因子,故微生物的种类和数量相对较少。大肠中有大量的微生物存在,尤其是粪便中微生物的数量占粪便干重的 1/3 以上,而其中的厌氧菌是需氧菌的 100～1000 倍。对如此庞大的正常菌群进行检测,就必须利用好各种合适的选择培养基进行定位、定性和定量的检验才有应用价值。

【实验目的】

掌握人体肠道正常菌群的定性、定量检验技术。

【实验材料】

标本稀释液、选择培养基、试管、刻度吸管、毛细吸管、载玻片、酒精灯、接种环、12 号针头、滴管、革兰染色液、厌氧培养箱、恒温培养箱。

【实验方法】

标本采集:根据检测的部位采集适量的标本(2～3g 新鲜粪便,以便中或便尾为佳)置无菌容器内,立即送检。

1. 活菌计数

(1)倾注法

1)稀释标本:用标本稀释液或无菌生理盐水把标本稀释成 1:100、1:1000。

2)倾注平板:取稀释好的标本各 1ml 分别置于 9cm 直径的平皿 2 块,在每块平皿中分别倾入 50℃左右的营养琼脂,立即摇匀,冷凝。

3)培养:将平板分别置于 35℃恒温的有氧和厌氧培养箱中培养 24～48h。

4)活菌计数:1ml 标本中的活菌数=全平板菌落数×稀释倍数。

(2)滴注法

1)稀释标本:称取 0.5g 标本,用标本稀释液稀释成 1:10、1:100、1:1000、1:10000…等不同稀释度。

2)滴注接种:选择 3 个适当稀释度,用 12 号针头滴管(47 滴/ml),分别将每个稀释度的稀释液滴种于相应的选择培养基平板(事先于 35℃恒温箱内预热 2h)。

3)培养:将接种平板分别置于 35℃恒温的有氧和厌氧培养箱中培养 24～48h。

4)活菌计数:活菌数/ml=(平均菌落数×滴管滴数/ml)×稀释倍数,最后以对数值表示。

(3)涂布法

1)涂布接种:分别涂布接种 0.1ml 稀释标本于两个选择平板上。

2)培养:将涂布接种平板分别置于 35℃恒温的有氧和厌氧培养箱中培养 24～48h。

3)活菌计数:1ml 标本中的活菌数=全平板菌落数×稀释倍数×10

2. 绝对计数(算出每克粪便的总菌数)计算公式  每克标本总菌数=$K \times N \times \rho \times d$,$K=$ 1653,$N=$每个视野的平均菌数,$\rho=$滴管滴数/ml,$d=$稀释倍数($10^n$)。

3. 相对计数  用接种环或竹签取少许标本薄而均匀地直接涂布于洁净载玻片上,干燥、固定后革兰染色镜检进行相对计数,即计算出标本中 $G^+$ 菌和 $G^-$ 菌的相对百分率。

**【注意事项】**

1. 采集标本时注意无菌操作,避免外界细菌污染。

2. 因正常菌群 90％以上是厌氧菌,培养时必须有氧培养和无氧培养要同时进行,方能检测出需氧菌、厌氧菌和兼性厌氧菌。

3. 检测结果必须结合人体的生理、病理、所处环境以及该菌的正常值才能做出正确的判断。

# 实验二　口腔正常菌群检测

口腔内微生物的数量和种类繁多,常见的病原菌及常居菌有链球菌、葡萄球菌、梭状杆菌、乳酸杆菌和奋森螺旋体等。当机体免疫功能下降或外伤等原因,可感染一些细菌而致口腔疾病。如溃疡性口腔炎常由溶血性链球菌或金黄色葡萄球菌引起,其他口腔炎亦可检出奋森螺旋体及梭状杆菌。龋齿常可检出乳酸杆菌或链球菌。齿龈炎、牙周病和牙髓炎常可由链球菌、葡萄球菌、奋森螺旋体与梭状杆菌的继发感染所致。了解口腔菌群种类的分布情况,有助于防治口腔感染性疾病和疗效的观察。

## 一、牙菌斑刚果红负性染色检查法

刚果红负性染色是一种常见的检查牙菌斑细菌的方法,可用于临床监测牙周病活动性及其疗效的观察、口腔微生态的研究。

**【实验目的】**

掌握口腔菌群的种类、形态;熟悉牙菌斑涂片的刚果红负性染色检查方法。

**【实验材料】**

牙签、牙垢、2％刚果红、37％ HCl、显微镜、载玻片、香柏油、二甲苯。

**【实验方法】**

在载玻片上滴加 2％刚果红溶液 2 滴,用牙签挑取牙龋处的少许牙垢,置于刚果红溶液中,用牙签将标本与染液混匀后推片,待自然干燥后将推片的标本面朝向于 37％ HCl 蒸汽上熏蒸,待标本呈现蓝色即可,置油镜下观察。

**【实验结果】**

油镜下可见背景呈蓝色,细菌及其他微生物呈光亮的白色,形态清晰,有球状、杆状、螺旋状等不同的形态。

**【注意事项】**

1. 刚果红染色时要注意牙菌斑标本与染液一定要混匀,否则不能将细菌分散开。

2. 用 HCl 蒸汽熏蒸时,一定要注意安全,切忌皮肤接触 HCl,以免烧伤。

## 二、口腔厌氧菌培养

**【实验目的】**

熟悉口腔厌氧菌的培养方法。

**【实验材料】**

1. 牙垢、0.1%硫乙醇酸盐稀释液、厌氧血平板(以牛心脑浸液或布氏肉汤为基础,配以 0.5%酵母浸出液、$5\mu g/ml$ 氯化血红素、$10\mu g/ml$ 维生素 K 及 5%～10%脱纤维血)。

2. 生理盐水、革兰染色液、显微镜、载玻片、1.5ml 规格的塑料离心管、接种环、香柏油、二甲苯、牙签、厌氧培养箱。

**【实验方法】**

1. 牙垢初代厌氧培养 用牙签挑取少许牙垢加入装有 0.5ml 硫乙醇酸盐稀释液的塑料离心管中,振荡 1～2min,用硫乙醇酸盐稀释液将标本液对倍稀释成 1:10,1:20,1:40,取 1:20,1:40 稀释液各 2～3 环接种厌氧血平板。将接种好的厌氧血平板置厌氧培养箱中的培养罐内(使用方法见第二章第六节厌氧培养箱)。37℃培养 48～72h 后观察培养结果。

2. 耐氧试验(次代厌氧培养) 当初代厌氧培养有细菌生长时,为确定其是否为厌氧菌,必须做耐氧试验。将每个平板上不同的菌落编号后,分别挑取菌落接种两个厌氧血平板(每个平板分为 4～6 区,这样可同时做 4～6 个菌落的次代厌氧培养)。1 个平板置有氧培养箱、另 1 个平板置厌氧培养箱,37℃培养 48～72h 后观察培养结果。若需氧和厌氧培养均生长,为兼性厌氧菌,只在厌氧环境中生长的细菌即为专性厌氧菌。

3. 鉴定试验 依据菌体形态、染色反应、菌落性状作初步鉴定,最后鉴定则需依靠生化反应及终末代谢产物等检查。

**【注意事项】**

1. 标本要及时接种,尽可能在手套箱中接种。若暴露在空气中操作,务必在 30min 内完成。

2. 尽量使用新鲜配制的培养基,使用前放入无氧环境,预还原处理 24～48h。

3. 每次使用厌氧培养箱前,应检查厌氧装置是否完好,是否漏气。勿忘放入美蓝指示管,以明确培养罐内是否处于无氧状态。

(俞丽琴)

# 第三节　临床常见病毒的快速检测

## 实验一　肝炎病毒的检测

利用酶与抗体或抗原相结合后,既保留抗体或抗原的免疫学反应活性,又不影响酶本身的酶学活性。在试验过程中,酶结合物与相应的抗体或抗原特异性的结合,在酶强烈的催化作用下,使原来无色的底物产生化学反应,即形成有色的产物,可用肉眼或分光光度计定性或定量检测其含量。

**【实验目的】**

1. 掌握酶联免疫吸附试验(ELISA)检测肝炎病毒的基本原理。

2. 熟悉 ELISA 检测肝炎病毒的操作过程。

**【实验原理】**

见第二篇第四章第三节实验一。

**【实验材料】**

1. HBsAg 和 Anti-HBs 试剂盒。

2. 待检血清。

3. 微量加样器、37℃温箱、酶标仪。

**【实验方法】**

严格按照试剂盒说明书操作：

1. 取出包被好的板,加入待测血清,再加入酶标记抗体,置温箱 37℃ 30～45min。

2. 取出以洗涤液洗涤 3 次,每次 3～5min。

3. 加入显色液,37℃或室温 15～30min。

4. 取出加入终止液。

**【实验结果】**

空白对照及阴性对照应无色。各阴性反应孔呈棕黄色,参考蛋白各孔呈明显的颜色深浅梯度。

**【注意事项】**

1. 冰箱中保存的商品化试剂取出恢复至室温后再使用。

2. 洗涤要彻底,防止出现假阳性。

**【讨论题】**

1. ELISA 的原理是什么?

2. ELISA 的优点及用途有哪些?

# 实验二  疱疹病毒检测

以人类为自然宿主的疱疹病毒共有 6 型:单纯疱疹病毒Ⅰ型和Ⅱ型、巨细胞病毒、水痘-带状疱疹病毒、EB 病毒及人疱疹病毒等。单纯疱疹病毒(herpes simplex virus, HSV)能引起人类多种疾病,如龈口炎、角膜结膜炎、脑炎以及生殖系统感染和新生儿的感染。在感染宿主后,常在神经细胞潜伏感染,激活后又会出现无症状的排毒,在人群中维持传播链,周而复始地循环。下面以单纯疱疹病毒为例,介绍疱疹病毒的检测。

**【实验目的】**

1. 掌握 ELISA 检测单纯疱疹病毒抗体的基本原理。

2. 熟悉 ELISA 检测单纯疱疹病毒抗体的操作过程。

**【实验原理】**

试剂盒采用双抗原夹心 ELISA 原理,首先在微孔板内预包被纯化的特异性基因重组 HSV-Ⅱ型抗原,以捕获样品中的 HSV-Ⅱ IgM 和 IgG 抗体,然后加入辣根过氧化物酶标记的 HSV-Ⅱ型基因重组抗原,再加入底物液、显色剂,呈现颜色反应。

**【实验材料】**

试剂盒内容物:96 孔包被板、阳性对照 0.5ml、阴性对照 0.5ml、HSV 抗原标记物 6ml、20 倍浓缩洗液 20ml、底物液 6ml、显色剂 6ml、终止液 6ml、说明书 1 份、板贴 1 份。

【实验方法】

1. 按所需人份取出包被板条放在板架上,剩余板条放回袋中封口备用。

2. 用去离子水或蒸馏水将1瓶洗涤液全部稀释至450ml。

3. 加样 每孔加100μl(或2滴)样本稀释液,分别加10μl阴性、阳性对照和样本于各自孔中,留1孔作空白对照。37℃温浴反应45min。甩干后用稀释的洗涤液洗涤各孔4次(手洗、机洗均可),每次静置片刻,然后在面巾纸上轻轻拍干。

4. 加酶 摇匀后每孔加100μl(或2滴)酶结合物,空白孔不加。37℃温浴反应30min,洗板同上,拍干。

5. 显色 每孔先加50μl(或1滴)显色剂A,然后加50μl(或1滴)显色剂B(包括空白孔),37℃避光温育显色10min。每孔加50μl(或1滴)终止液终止反应。

【实验结果】

1. 肉眼判定 无色或很浅的蓝色为阴性,蓝色为阳性。

2. 仪器测定 空白孔调零,在波长450nm下分别测定各孔的A值。

3. 界限值(cut off值)计算 cut off值=0.2+阴性对照孔平均A值(阴性对照值低于0.05以0.05计算)。

4. 阴性判定 样本A值<cut off值者为阴性。

5. 阳性判定 样本A值≥cut off值者为阳性。

6. 单纯疱疹病毒的IgG和IgM抗体均为阳性,或者是IgG抗体滴度≥1:512,表明有单纯疱疹病毒近期感染。

7. 单纯疱疹病毒的IgG和IgM抗体均为阴性,表明没有受过单纯疱疹病毒感染。

8. 单纯疱疹病毒的IgG抗体滴度<1:512,IgM抗体为阴性,说明既往有感染史。

9. 此外,如果单纯疱疹病毒IgG抗体滴度在双份血清中有4倍以上升高,那么无论IgM抗体是否为阳性,都是单纯疱疹病毒近期感染的指标。

【注意事项】

1. 本试剂盒仅用于体外诊断,操作应严格按照说明书进行。

2. 使用前请将试剂盒平衡至室温。

3. 加液时建议使用加样器,若使用滴瓶滴加,请将滴瓶垂直,挤出头2滴舍弃,再依次加入。

4. 不同批号的包被板、阴阳性对照质控、酶结合物不可互换。其他组分在有效期内可以互换。

5. 浓缩洗涤液需用蒸馏水或去离子水20倍稀释后使用。

6. 蒸馏水或去离子水、生理盐水及塑料试管需用户自备。

7. 所用样本、废液和废弃物都应按传染物处理。

# 实验三 人类免疫缺陷病毒(HIV)抗体快速检测

## 一、HIV-1/2型抗体金标快速检测

【实验原理】

采用双抗原夹心法免疫测定原理,选择经纯化的基因工程制备的gp36、gp41、p24抗原作

为包被抗原和 gp41、gp36 基因工程抗原和 p24 合成肽作为胶体金结合抗原。当待检标本中含有 HIV 抗体时,先和金标记抗原结合,由于层析作用反应复合物沿硝酸纤维膜向前移动,遇到包被抗原时,形成 Ag-Ab-Ag-Au 复合物而富集在包被线上,形成红色沉淀线。同时在包被膜上还有一条质控线对照,故当有两条红线时判为阳性,只有一条红线时,判为阴性。

**【实验材料】**

1. 全血、血清、血浆标本。

2. HIV-1/2 型抗体金标快速检测试纸条。

**【实验方法】**

取出试纸条,将有箭头的一端插入待测样品中 2min,然后平放于台面上,30min 后观察结果。

**【实验结果】**

结果判定如图 8-1 所示。

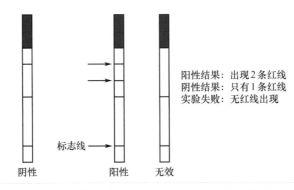

图 8-1　HIV-1/2 型抗体金标快速检测结果判定

**【注意事项】**

1. 本试纸条仅供临床体外诊断初筛检测使用。

2. 冷藏保存的试纸条检测前要恢复至室温再打开。

3. 请按传染病实验室检查规程操作。

**【储存条件与有效期】**

1. 室温阴凉避光干燥处或 4℃ 冰箱储藏,切勿冰冻。有效期 1 年。

2. 结果明确,操作简便,反应迅速,30min 内可完成全部测试过程,有较好的特异性、稳定性和灵敏度。室温可储存、运输,单人份及时操作,适用于临床、海关和体检等检测。

# 二、ELISA、双抗原夹心法检测 HIV-Ab

酶免疫方法的基本原理,是利用酶与抗体或抗原相结合后,既保留抗体或抗原的免疫学反应活性,又不影响酶本身的酶学活性。在实验过程中,酶结合物与相应的抗体或抗原特异性地结合,在相应而又合适的酶底物的作用下,产生一种在光学显微镜和电子显微镜下稳定可见的不溶性反应产物。在 ELISA 技术中也一样,酶结合物与相应抗体或抗原特异性结合后,在遇酶底物时,在酶的强烈催化作用下,使原来无色的底物产生水解、氧化或还原等化学反应,即形成有色的产物,便可用肉眼或酶标仪定性或定量检测其含量。

在实验中,抗体与抗原之间相互作用及酶的催化作用都具有高度的特异性,这就保证了实验的特异性。又因酶的催化活性极大,它的每个分子每分钟可催化生成 $10^5$ 以上分子的产物,使酶催化反应产生高度的放大作用,一般可达 mg/ml 水平,保证了实验技术具有高度的敏感性。

**【实验原理】**

试剂盒采用双抗原夹心 EIA 原理,首先在微孔板内预包被纯化的特异性基因重组 HIV-1/2 型抗原,以捕获样品中的 HIV-Ab,然后加入辣根过氧化物酶标记的 HIV-1/2 型基因重组抗原,再加入底物液,显色剂,呈现颜色反应。

**【实验材料】**

试剂盒内容物:96 孔包被板、阳性对照 0.5ml、阴性对照 0.5ml、HIV 抗原标记物 6ml、20 倍浓缩洗液 20ml、底物液 6ml、显色剂 6ml、终止液 6ml、说明书 1 份、板贴 1 份。

**【实验方法】**

1. 将试剂盒从冰箱内取出,平衡至室温,用蒸馏水或无离子水将浓缩洗液稀释成应用液(加去离子水至 400ml)。

2. 取出所需包被板贴,填写样品加序表。

3. 设空白对照 1 孔,不加样品和酶结合物工作液,其余各步相同。

4. 设阴性对照 3 孔和阳性对照 2 孔,在相应孔内加入对照各 $50\mu l$。

5. 在测定孔内加入 $50\mu l$ 样本。

6. 每孔加入 $50\mu l$ HIV 抗原标记物,板贴密封,37℃温育 60min。

7. 洗板,每孔注满洗液(约 $300\mu l$),静置 1min,弃去洗液,反复 6 次,洗毕拍干。

8. 每孔加入底物液、显色剂各 $50\mu l$,37℃避光显色 20min。

9. 每孔加终止液 $50\mu l$。

10. 终止后立即用酶标仪测定 $OD_{450nm/630nm}$ 值,用空白孔调零。

**【实验结果】**

1. 临界值＝0.10＋阴性对照平均值(阴性对照 $OD_{450}$＜0.05 时,按 0.05 计)。

2. 样品 OD 值＜cut off 值,该样品为 HIV-1/2 抗体阴性,不需进一步测试。

3. 样品 OD 值≥cut off 值,为 HIV-1 和(或)HIV-2 抗体阳性,该样品应进行双孔平行测试,若其中一孔为阳性,则可视该样品为 HIV 抗体重复阳性,重复阳性的样品,应进一步做确认实验。确定样品中是否含有 HIV-Ab。用于血源筛选,高危人群检测及 HIV 感染的辅助诊断。

注:双孔复试阳性者应按《全国 HIV 检测管理规范》送国家卫生部确定的 HIV 确证的实验室进行确认实验,确认实验报告阴性者,可发阴性报告,如是献血员,其血或血浆不可发放使用,统一送 HIV 确认实验室处理。

**【注意事项】**

1. 本试剂的使用单位必须是经当地卫生行政部门批准的 HIV 初筛实验室。

2. 整个实验过程应符合 HIV 实验管理规范和生物安全守则的规定,严格防止交叉感染,操作时必须戴手套、穿工作衣,严格健全和执行消毒隔离制度。

3. 阳性对照平均 OD 值减阴性对照平均值,应≥0.6,若<0.6 应重复实验,实验数据以酶标仪判定为准。

4. 操作过程中所有剩余样品、洗涤液和各种废弃物请按传染性材料对待。

5. 不同批号的组成成分不能混用,洗涤过程防止串流。

6. 严格按说明书操作,定期对其所使用的计量工具进行校对。

7. 整个试剂盒在使用前应先平衡至室温,未使用完的板贴,应放入含有干燥剂的铝箔袋内密封保存。

8. 试剂盒贮存 2~8℃,有效期为 6 个月。

(郭凯文)

# 第四节　真菌的检测

真菌分为单细胞和多细胞两种类型,单细胞真菌中白色念珠菌和新型隐球菌可引起机体的深部感染。多细胞真菌又称霉菌,临床上常引起浅部感染,通常称为癣病。由于有特殊形态结构,因此形态学诊断价值较大。

## 实验一　常见浅部真菌检测(真菌性甲癣标本镜检)

**【实验目的】**

1. 掌握真菌性甲癣标本直接检查的制片技术。

2. 熟悉真菌性甲癣标本不染色检查法及乳酸酚蓝染色法。

**【实验材料】**

病甲、10%~20% NaOH、盖玻片及载玻片、乳酸酚色液、小镊子、酒精灯。

**【实验方法】**

1. 不染色标本的检查

(1) 标本的采集:刮取有病的指甲或趾甲成分,置于载玻片上。滴加 1~2 滴 10%~20% NaOH,加以盖玻片,在火焰上通过数次,放置 10min 用手轻轻按盖玻片,使溶解的组织分散,标本透明。用滤纸吸去周围溢液,避免沾污玻片。

(2) 显微镜观察:先低倍镜找到标本,再以高倍镜检查菌丝或孢子的特征,镜检光线宜稍暗。

2. 乳酸酚蓝染色　取洁净玻片一块,滴加乳酸酚蓝染液 1~2 滴,将标本放于染液中,盖上盖玻片(加热或不加热)后镜检。

**【实验结果】**

1. 不染色标本的检查　高倍镜下菌丝呈分隔或结节孢子,有的菌丝末端有较粗短的关节孢子。

2. 乳酸酚蓝染色　镜下可见菌丝和孢子染成蓝色,形态结构清晰,自然,十分清楚。

## 实验二　常见深部真菌检测

**【实验目的】**

掌握白色念珠菌、新型隐球菌的染色性和形态特征。

【实验材料】

1. 真菌菌种　新生隐球菌、白假丝酵母菌。

2. 革兰染液、墨汁染液。

3. 酒精灯、载玻片、盖玻片。

【实验方法】

见革兰染色和墨汁染色法。

【实验结果】

1. 白色念珠菌革兰染色为阳性,菌体较细菌大,呈卵圆形。本菌为发芽繁殖,有时芽管延长,能形成丝状或分枝状排列,称此为假菌丝(图8-2)。

2. 新型隐球菌形态观察(墨汁法标本片)　镜下可见到有明显荚膜包围在菌体周围,透明发亮,有时可见到发芽的菌体(图8-3)。

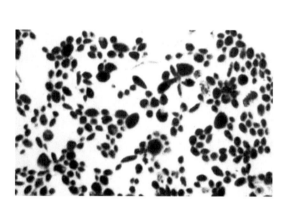

图8-2　白色念珠菌(革兰染色)

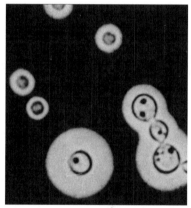

图8-3　新型隐球菌(墨汁负染色)

(郭凯文)

# 第五节　临床标本常见细菌的检查

## 实验一　尿液标本的细菌学检验

【实验目的】

1. 掌握尿液标本的采集方法。

2. 熟悉尿液标本的细菌学检验方法。

【实验材料】

1. 标本　临床尿液标本。

2. 培养基　血琼脂平板、巧克力琼脂平板、KIA、MIU、甘露醇发酵管。

3. 试剂　革兰染色液、氧化酶试剂、3%$H_2O_2$溶液、5μg/片新生霉素药敏纸片。

4. 其他诊断血清、人或兔血浆。

**【实验方法】**

1. 标本采集　采集尿液标本时,应遵守无菌操作,避免正常菌群的污染。常用的采集方法有以下几种:

(1) 中段尿采集法:临床上最常采用的方法。女性患者先清洗、消毒外阴部及尿道口,用灭菌纱布擦干,弃去前段尿,留取中段尿 10～20ml 于无菌容器中加盖送检。男性患者应翻转包皮,清洗、消毒尿道口,用无菌纱布擦干后开始排尿,弃去前段尿,留取中段尿10～20ml 于无菌容器中加盖送检。

(2) 导尿法:用导尿管导尿 10～20ml 尿液。

(3) 膀胱穿刺法:在膀胱充盈的状态下,消毒后以无菌注射器穿刺抽取尿液。此法用于尿液厌氧菌培养或儿童留取中段尿困难者。

(4) 留尿法:留取 24h 尿液,取沉淀部分约 100ml 送检,主要用于疑为泌尿道结核患者的检查。

2. 常见致病菌检验方法

(1) 普通需氧培养:将尿液标本离心,取沉淀接种于血琼脂和麦康凯平板,35℃孵育18～24h,观察有无菌落生长,根据菌落特征和革兰染色镜检结果,如为革兰阴性杆菌,氧化酶阴性、触酶试验和硝酸盐还原试验阳性者初步判断为肠杆菌科细菌,接种 KIA、MIU 培养基判别可能归属;氧化酶试验阳性或阴性,不发酵或不利用葡萄糖者,疑为非发酵菌,可做相应生化反应定属,还可接种肠杆菌科和非发酵菌系列编码管鉴定。最后可做血清学试验分型或亚型。

如为革兰阳性球菌,葡萄串样或散在排列,触酶试验阳性,初步判断为葡萄球菌属;触酶试验阴性,链状或散在排列,或成双排列,初步判断为链球菌属或肠球菌属,需观察血平板上菌落形态和溶血情况,以及麦康凯平板上是否生长。进一步进行胆汁七叶苷和 6.5% 氯化钠生长试验,以确认肠球菌属;如为链球菌属则需进行杆菌肽敏感试验、CAMP 试验、马尿酸钠试验等及血清分型试验。

(2) 淋病奈瑟菌:将尿液标本离心,取沉淀接种于淋病奈瑟菌选择性培养基中,35℃ 5%～10% $CO_2$ 孵育 18～24h 观察结果,若无细菌生长则继续孵育至48h,若有小而透明、湿润的可疑菌落,涂片为革兰阴性肾形双球菌,氧化酶阳性,触酶阳性,初步判断为淋病奈瑟菌,进一步行葡萄糖、麦芽糖、营养试验等加以确定。

(3) 结核分枝杆菌:将尿液标本 4000rpm 离心,取沉淀做涂片 2 张,分别进行姜-纳氏抗酸染色和潘本汉染色,在 2 张涂片上镜检均发现有红色杆菌,则可报告"见抗酸杆菌",如姜-纳氏抗酸染色片上有红色杆菌而潘本汉染色片中没有,则为耻垢分枝杆菌。结核分枝杆菌的培养及鉴定见教材。

**【注意事项】**

1. 尿路感染一般由一种细菌引起,偶尔也可由一种以上细菌引起。当同一份标本中同时检出 3 种或 3 种以上细菌时,标本污染可能性大,需重新留取标本检查。

2. 尿液是良好的细菌生长环境,采取后应立即检验,放置时间过长会导致感染菌和杂菌过度生长,影响诊断的准确性。不能及时接种的标本可临时存放 4℃冰箱,但不得超过 2h。

3. 尿液标本中不得加入防腐剂和消毒剂。

4. 尿液标本细菌培养一定要行细菌计数,若为革兰阴性杆菌计数<$10^4$/ml 可判断为

污染,$>10^5$/ml 可判断为感染,在两者之间为可疑,需重复检查。若为革兰阳性杆菌计数 $>10^4$/ml 可判断为感染。

# 实验二　肠道标本的细菌学检验

## 【实验目的】

1. 掌握粪便标本的采集方法。

2. 熟悉粪便标本的细菌学检验方法。

## 【实验材料】

1. 标本　粪便标本或肛拭子。

2. 培养基　麦康凯琼脂平板、中国蓝琼脂平板、SS 琼脂平板、KIA、MIU、GN 增菌肉汤、碱性蛋白胨水、TCBS 平板、副溶血弧菌选择平板。

3. 试剂　吲哚试剂、志贺菌属诊断血清、沙门菌属诊断血清、霍乱弧菌诊断血清、EIEC、EPEC 诊断血清。

4. 其他　显微镜、玻片、生理盐水。

## 【实验方法】

1. 标本的采集与运送　最好在未用抗生素之前采集可疑粪便,如疑为痢疾患者的黏液脓血便、霍乱患者的米泔水样便等。疑为霍乱患者粪便,应置碱性蛋白胨水中。对不易获得粪便或排便困难的患者或幼儿,可用生理盐水湿润肛拭子,插入肛门内 4～5cm(幼儿约 2～3cm)处,轻轻转动取出直肠表面黏液。如不能及时送检,可将标本置卡-布运送培养基。

2. 常见致病菌检验方法

(1) 志贺菌属和沙门菌属:将标本划线接种于 SS 平板和麦康凯平板,35℃培养 18～24h。观察菌落大小、色泽等。挑选可疑菌落,分别接种 KIA 和 MIU 培养基中,35℃培养 18～24h,观察反应结果。

如果 KIA 和 MIU 培养基上的生化反应结果与志贺菌属相符,则应初步认为该菌株属于志贺菌属,需与肠杆菌科的其他菌属进行鉴别,确定为志贺菌属时。用志贺菌属诊断血清对 KIA 管生长的细菌进行凝集,先用多价血清进行凝集,再用分型血清进行玻片凝集,得出最后分型鉴定结果。

如果 KIA 和 MIU 上的结果与沙门菌属相符,则应初步认为该菌株属于沙门菌属,需与肠杆菌科的其他菌属进行鉴别,确定为沙门菌属细菌。然后用沙门菌属诊断血清对 KIA 管生长的细菌进行凝集。

1) 先用 A-F 多价 O 血清进行凝集,再用分群 O 血清进行玻片凝集,确定并记录 O 抗原型别。

2) 用 H 抗原第一相抗血清进行凝集,记录 H 抗原的第一相抗原型别。必要时需凝集 H 抗原的第二相。记录抗原型别并查沙门菌属抗原组成表,确定菌株的血清型和菌名。

3) A-F 多价 O 血清进行凝集时,如不凝集,考虑可能在菌株表面有 Vi 抗原存在,需 100℃水浴 30min 处理后,重新凝集实验,确定型别。如果仍然与 A-F 多价 O 血清不凝集,则可能为非 A-F 群沙门菌。

(2) 肠致病性大肠埃希菌:取可疑粪便接种于中国蓝平板,35℃培养 18～24h。挑取乳糖发酵菌落,接种于 KIA 和 MIU 管,35℃孵育过夜观察结果,如符合大肠埃希菌者进行以下鉴定。

1）EPEC:取可疑菌落分别用 EPEC 多价 OK 血清Ⅰ、Ⅱ、Ⅲ组进行凝集试验,与某组多价血清发生凝集后,再与该组内的单价血清进行凝集试验,与某型血清凝集后,再通过100℃水浴去除表面抗原,再用相应的单价血清进行凝集确认。

2）EIEC:为乳糖不发酵或迟缓发酵的菌落,动力阴性。醋酸钠和丙二酸盐利用试验阳性,如用 EIEC 多价 OK 血清Ⅰ、Ⅱ进行凝集阳性者可通过豚鼠角膜划痕试验确认。

3）ETEC:通常为水样泻的患者,生化反应符合大肠埃希菌,测定不耐热肠毒素(LT)和耐热肠毒素(ST)确认。

（3）霍乱弧菌

1）直接镜检:将患者的水样便或米泔水样便制成涂片,进行革兰染色,油镜观察有无革兰阴性、呈鱼群样排列的弧菌,可作出初步报告。还可取可疑标本制成悬滴片或压滴片进行动力和制动试验。

2）分离培养:疑为霍乱的患者的粪便标本应接种于碱性蛋白胨水,35℃培养 4～6h 后,取菌膜或培养液进行革兰染色和制动试验。并取菌膜或培养液接种于 TCBS 平板,35℃培养 18～24h 后,观察 TCBS 平板上有无黄色菌落,用霍乱弧菌的多价抗血清进行凝集,结合菌落及菌体形态,做出初步诊断。需将剩余的菌落及时送各级疾病控制中心进一步鉴定。

**【注意事项】**

1. 肠道内存在大量的正常菌群,一般分离可疑致病菌应使用选择性平板。
2. 最好采集急性期、抗生素使用前的粪便标本,进行床边接种。
3. 最终诊断应根据形态学、菌落特征、生化反应、血清学试验相结合。
4. 沙门菌属容易丢失鞭毛抗原,此时要通过诱导使鞭毛恢复,才能鉴定。

# 实验三 呼吸道标本的细菌学检验

**【实验目的】**

1. 掌握呼吸道标本的采集方法。
2. 熟悉呼吸道标本的细菌学检验方法。

**【实验材料】**

1. 标本　痰液标本、咽喉拭子。
2. 培养基　巧克力琼脂平板、血琼脂平板、常用生化反应管。
3. 试剂　酶试剂、3% $H_2O_2$ 溶液、革兰染色液、无菌生理盐水。
4. 其他　$CO_2$ 温箱。

**【实验方法】**

1. 标本采集

（1）鼻咽拭子:将鼻咽拭子在鼻咽腔、悬雍垂后侧反复涂抹数次取出,避免碰及咽部其他组织。

（2）咽拭子:用咽拭子擦取扁桃体分泌物或病变部位伪膜等。

（3）痰液标本

1）自然咳痰法:患者用清水漱口数次后,用力咳嗽自气管深部将痰液咳出吐至无菌容器中。对于幼儿,可轻轻压迫胸骨上部的气管,使其咳嗽而取之。

2)气管镜采集法:用气管镜在肺内病灶处直接吸取标本。

3)气管或环甲膜穿刺法:主要用于厌氧菌培养。

2. 常见致病菌检验方法

(1)上呼吸道标本的检验

1)直接涂片检查:白喉棒状杆菌检查:将咽拭子标本做 2 张涂片分别行革兰染色和阿尔伯特的异染颗粒染色。如革兰阳性棒状杆菌,呈 X、V、Y 等排列。异染颗粒染色菌体呈蓝绿色,异染颗粒蓝黑色,即可作出"找到有异染颗粒的革兰阳性棒状杆菌"的初步报告。

2)分离培养:常规接种血平板、巧克力平板及麦康凯平板,35℃普通和 $CO_2$ 培养箱孵育 18～24h。如发现可疑致病菌落,则进行涂片染色观察、生化反应及血清学鉴定。

3)特殊细菌的检验:①百日咳鲍特菌的培养:将标本接种在鲍-金培养基上,35℃孵育 3～5 天。48～72h 后如有细小、隆起、灰白色、水银滴样、不透明、有狭窄溶血环的菌落,进行涂片染色观察。如为革兰阴性小杆菌、卵圆形、单个或成双排列,结合菌落特点,可做出初步结论。进一步进行血清学凝集、生化反应及荧光抗体染色确认。②白喉棒状杆菌培养:将标本接种于吕氏血清斜面或鸡蛋培养基,35℃孵育 8～10h 后,如有灰白色或淡黄色的菌落生长,革兰染色和异染颗粒染色镜检。呈革兰阳性棒状杆菌,且有明显的异染颗粒。可进一步移种至亚碲酸钾血平板,进行相应鉴定试验和毒力试验,做出最后鉴定。③流感嗜血杆菌培养:将标本接种于血平板和巧克力平板,并在平板中央接种一直线金黄色葡萄球菌,35℃ 5%～10% $CO_2$ 环境孵育 18～24h。如有"卫星"现象、水滴样小菌落,革兰阴性小杆菌,根据对 V、X 因子的营养要求等做出鉴定。④脑膜炎奈瑟菌培养:将标本接种于已预热的巧克力琼脂平板,35℃ 5%～10% $CO_2$ 环境培养 18～24h。挑选可疑菌落进行涂片染色、氧化酶、触酶试验,再进一步进行生化反应和血清学分型鉴定。

(2)痰液标本的检验

1)涂片检查

①革兰染色镜检如呈革兰阳性葡萄状排列的球菌,可报告"痰液涂片查见革兰阳性球菌,形似葡萄球菌";呈革兰阳性双球菌、矛头状,有明显荚膜时,可报告"痰液涂片查见革兰阳性双球菌,形似肺炎链球菌"。如果不能直接确定菌属或种的细菌,可报告"痰液涂片查见革兰×性×菌"。

②抗酸染色在蓝色背景下可见染成红色细长或略带弯曲的杆菌,并有分枝生长趋势,可报告"抗酸染色阳性菌"。

2)分离培养

将处理过的痰液标本分别接种血平板、巧克力平板和麦康凯平板。巧克力平板置 5%～10% $CO_2$ 环境培养,其他平板于普通环境 35℃孵育 18～24h。根据菌落形态,细菌涂片染色,进一步生化反应及血清学鉴定。

3)特殊细菌培养

结核分枝杆菌:将痰液标本进行前处理后的悬液,用无菌吸管加 2～3 滴于罗-琴培养基,35℃孵育 2～4 周,每周观察 1 次。如有淡黄色、干燥、表面不平的菌落生长,则进行涂片抗酸染色,如为抗酸杆菌,结合菌落形态、色泽及鉴定试验,可报告"结核分枝杆菌生长"。

【注意事项】

1. 采集标本时要尽量避免正常菌群的污染。

2. 痰液标本最好采取晨痰。

# 实验四 血液及骨髓标本的细菌学检验

【实验目的】

1. 熟悉血液及骨髓标本的细菌学检验方法。

2. 熟悉血液及骨髓标本采集方法。

【实验材料】

1. 标本 患者的血液或骨髓标本。

2. 培养基 硫酸镁葡萄糖肉汤、胆汁葡萄糖肉汤、硫乙醇酸钠肉汤、羊血琼脂平板、巧克力色琼脂平板、厌氧血琼脂平板、KIA、MIU、甘露醇发酵管等。

3. 试剂 氧化酶试剂、3%过氧化氢试剂、革兰染色液、新生霉素药敏纸片。

4. 其他 沙门菌属诊断血清、人或兔血浆。

【实验方法】

1. 标本采集 患者一般应在发病初期采集,或在体温上升期采取;在抗生素使用前采取,对已开始抗生素治疗的患者可在下次给药前采取;大多由肘静脉采取,对亚急性细菌性心内膜炎的患者采集股动脉血,也可在靠近感染病灶的部位采集。成人采血量每次 5~10ml,儿童 1~2ml,分别注入硫酸镁葡萄糖肉汤(需氧培养)和硫乙醇酸钠肉汤(厌氧培养)培养瓶中,疑为沙门菌引起的肠热症可注入胆汁葡萄糖肉汤,轻轻摇动混匀。

2. 常见致病菌检验方法

(1) 将血液增菌培基置35℃孵育,每日观察1次,连续观察至第7天。注意血液增菌培养基的变化。如有细菌生长,行革兰染色检查,根据细菌的染色性及形态特征做出初步报告。

(2) 用无菌技术取增菌液接种固体培养基。如羊血琼脂平板、巧克力琼脂平板,前者做普通需氧培养,后者放入5%$CO_2$环境35℃孵育24h;必要时还可做厌氧培养,观察菌落生长情况。

(3) 根据细菌菌落涂片、革兰染色,观察细菌形态及染色性,再做相关的生化鉴定和血清学鉴定。如为革兰阴性杆菌,氧化酶阴性、触酶试验和硝酸盐还原试验阳性者初步判断为肠杆菌科细菌,接种 KIA、MIU 培养基及其他全面生化鉴定。氧化酶试验阳性或阴性,不发酵或不利用葡萄糖者,疑为非发酵菌,则按非发酵菌做全面生化鉴定。

(4) 如细菌菌落涂片、革兰染色为革兰阳性球菌,葡萄串样或散在排列,触酶试验阳性,初步判断为葡萄球菌;触酶试验阴性,链状或散在排列,或成双排列,初步判断为链球菌属或肠球菌属;最后按相应细菌做全面生化鉴定。

【注意事项】

如果增菌培养至7天,增菌液中仍无细菌生长,经盲目传代证实无细菌生长,可报告"血液细菌学培养7天,无细菌生长"。

(余 辉)

# 第九章 医学微生物学创新性实验

## 第一节 细菌部分

### 一、葡萄球菌感染实验设计与分析

患者,男,40岁,发热胸痛伴咳脓痰3天,急诊入院。自诉4天前突发高热寒战,胸痛如针刺样,呼吸时加剧,咳嗽且有黏稠脓痰,有时带鲜血丝。两天前右膝肿痛,行走不便。发病前约1周,胸部皮肤有一疖子,曾自行挤压过,既往体健。查体:体温40.5℃,脉搏120次/min,呼吸50次/min,急性病容,鼻翼扇动,口唇发绀。神清,烦躁,气促,左腋下皮肤有一2cm×2cm红色硬质包块,无波动感。胸部叩诊浊音,双肺可闻及湿啰音,语颤增强。心音正常,腹软,肝脾仅可扪及;右膝关节红肿,有压痛,活动受限。实验室检查:白细胞12.2×10⁹/L,中性粒细胞0.93,淋巴细胞0.07。X线胸片显示双肺有多数不对称的浸润性病灶,伴有胸膜病变,痰培养为金黄色葡萄球菌。诊断为金黄色葡萄球菌败血症。

**【实验材料】**

血液标本、痰液标本、脓液标本、血琼脂平板、微量生化反应管、药敏纸片、革兰染色液、生理盐水、酒精灯、接种环、载玻片、$CO_2$培养箱等。

**【实验要求】**

1. 请设计实验方案,分离培养、鉴定标本中的金黄色葡萄球菌。
2. 请设计药敏实验方案,测定对抗菌药物的敏感度,以指导临床用药的选择。

**【思考题】**

1. 若细菌培养阳性,生化反应不完全符合葡萄球菌特征,可能是什么原因?
2. 若标本中无目的菌,可能还有哪些病原菌可引起此症状及体征?
3. 此病例还可做哪些病原学及免疫学检测以明确诊断及鉴别诊断?

### 二、链球菌感染实验设计与分析

患儿,男,3岁。因发热、腹胀及呕吐就诊。患儿2天前出现发热,在家口服退烧药物后缓解,今晨出现纳差,精神委靡,发热,病症加重而就诊。查体:体温38.5℃,脉搏98次/min,呼吸32次/min。发热病容,发育好,精神差,皮肤黏膜无黄染。颌下淋巴结肿大,无压痛,活动度可。口腔黏膜充血,舌乳头红肿,无疼痛。咽部充血、扁桃体Ⅱ度肿大、充血,有脓性分泌物。双肺呼吸音稍粗,未闻及湿啰音,心脏听诊正常,无杂音。腹胀,无压痛及反跳痛。肠鸣音正常,生理反射存在,病理反射未引出。初步诊断为扁桃体炎。

**【实验材料】**

血液标本、咽拭子标本、血琼脂平板、微量生化反应管、革兰染色液、生理盐水、酒精灯、接种环、载玻片、$CO_2$培养箱、抗"O"抗体检测试剂盒等。

**【实验要求】**

1. 请设计实验方案,分离培养、鉴定标本中的链球菌。

2. 若患儿 2 周后出现游走性关节炎和心肌炎,体检 C 反应蛋白 15mg/L,血沉 19,怀疑为链球菌感染后风湿热,请设计抗"O"试验方案进行诊断。

**【思考题】**

1. 若分离培养时检出链球菌,如何判断为乙型溶血性链球菌?

2. 扁桃体炎与链球菌感染后风湿热有何关系?

## 三、志贺菌感染实验设计与分析

患者,女,20 岁。因发热、腹泻及脓血便 1 天入院。自诉 2 天前发热,先有脐周腹痛,后伴腹泻,粪便开始为黄色稀便,后为红白冻样便,约 10 次/d,伴有明显肛门坠胀、大便不畅感,无恶心、呕吐。出现症状前 1 天曾进食不洁食物。查体:体温 38.5℃,脉率 95 次/min,呼吸 20 次/min,血压 100/65mmHg,神志清楚,皮肤弹性较好。心肺正常,腹平软,脐下及右下腹有压痛,肠鸣音活跃。化验:血常规白细胞 $17.9 \times 10^9$/L,中性粒细胞 0.90。大便外观呈冻状,镜下白细胞(+++),红细胞(+),大便培养有痢疾杆菌生长。诊断:急性细菌性痢疾。

**【实验材料】**

粪标本、肛拭子、SS 选择培养基、克氏双糖管、微量生化反应管、革兰染色液、药敏纸片、生理盐水、酒精灯、接种环、载玻片、$CO_2$ 培养箱等。

**【实验要求】**

按照粪便标本细菌分离鉴定的程序,设计试验方案,分离鉴定粪便标本中的志贺菌,并对其进行药敏试验,以明确诊断及指导临床用药。

**【思考题】**

1. 如检出志贺菌,如何通过后续试验确定是哪个群?

2. 如未能检出志贺菌,应考虑还有哪些病原菌可引起此症状和体征?

(吴建芳)

# 第二节　其他微生物部分

## 一、支原体感染实验设计与分析

患者,女,25 岁。主诉咽喉痛、鼻塞、头痛、寒战、干咳、发热 10 天。近期不间断地咳痰,并伴有胸痛。查体:体温 38.5℃,脉率 82 次/min,肺部大部可闻及湿啰音。X 线片显示支气管肺炎浸润但无实质变。实验室检查:常规血和痰液培养 2 天后未见细菌生长,抗"O"型红细胞抗体冷凝集试验阳性。怀疑为肺炎支原体感染。

**【实验材料】**

痰液标本、咽拭子、支原体培养基、精氨酸和尿素生化管、血平板、革兰染色液、药敏纸片、生理盐水、酒精灯、接种环、载玻片、$CO_2$培养箱等。

**【实验要求】**

按照支原体分离鉴定的程序,设计试验方案,分离、鉴定痰液、咽拭子标本中的支原体,并对其进行药敏试验,以明确诊断及指导临床用药。

**【思考题】**

1. 支原体培养时,应注意哪些事项? 在平板上,如何观察及确定支原体菌落?
2. 如是肺炎支原体,生化反应有何特点?

# 二、衣原体感染实验设计与分析

患者,女,19岁。因停经后常有较多量黄色分泌物流出而就诊。自诉曾有多个性伴侣,且性生活时未使用避孕套。月经规律,否认有阴道溢液、生殖道溃疡、性交疼痛及腰痛。查体:一般体征正常。阴道镜妇检子宫颈充血红肿、有脓性分泌物。双指诊未触及包块,无明显疼痛感。实验室检查:分泌物核酸扩增试验(NAAT)示淋球菌阴性,沙眼衣原体阳性。快速反应素试验(RPR)阴性。分泌物 pH 值为 4.2,无线索细胞或阴道毛滴虫,但有大量白细胞(约 80 个/视野)。胺试验阴性。初步诊断:沙眼衣原体引起的非淋球菌性尿道炎(NGU)。

**【实验材料】**

宫颈拭子、宫颈刮片标本、姬姆萨染液、受精鸡卵、生理盐水、酒精灯、接种环、载玻片、孵箱等。

**【实验要求】**

设计试验方案,利用鸡胚分离、培养沙眼衣原体及衣原体直接涂片镜检。

**【思考题】**

1. 衣原体最好应接种于鸡胚什么腔室? 如何观察及分辨镜下衣原体形态?
2. 还有哪些实验室检查方法可确诊衣原体?

(吴建芳)

# 第四篇　医学寄生虫学实验

## 第十章　医学寄生虫学基础性实验

### 第一节　医学原虫

### 实验一　叶足虫

## 一、溶组织内阿米巴

**【目的与要求】**

1. 掌握溶组织内阿米巴（*Entamoeba histolytica*）滋养体和包囊的形态特点。

2. 掌握溶组织内阿米巴常用诊断方法。

**【自学标本】**

1. 滋养体（trophozoite）（玻片标本）　先用低倍镜调准焦距，再用高倍镜找到边界分明的圆形或椭圆形虫体，然后用油镜观察，或直接用油镜寻找。虫体直径一般 20～30μm，虫体外质（ectoplasm）透明，不很清晰；伪足（pseudopodia）不一定见到，如有伪足多为舌状或指状突起；内质（endoplasm）呈颗粒状，颗粒细小而均匀，可含有染成蓝黑色随消化程度不同而形状大小不一的红细胞（erythrocyte）；内质中可见泡状核（vesicular nucleus），圆形，核膜（nuclear membrane）内缘的染色质粒大小较一致，排列整齐，有蓝黑色点状核仁（nucleolus），多位于中央。有些滋养体可见内质中有空泡（vacuole）见图 10-1。

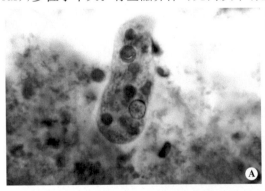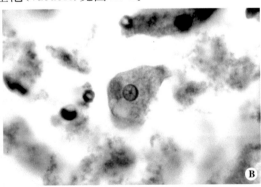

图 10-1　溶组织内阿米巴滋养体，铁苏木素染色，1000×

A. 吞噬了红细胞的滋养体，可见染成蓝黑色的大小不一的红细胞和一泡状核；B. 未吞噬红细胞的滋养体，可见泡状核和食物空泡

2. 包囊(cyst)(玻片标本)　观察方法同上。包囊直径 10～20μm，呈圆球形；包囊内可见空泡，为染色时溶解的糖原泡(glycogen vacuole)；拟染色体(chromatoid body)染成蓝黑色，棒状，两端较钝圆(图 10-2)。成熟包囊常缺拟染色体。核通常 1～4 个，成熟包囊有 4 个核，核结构与滋养体相同。注意包囊的细胞核、拟染色体、糖原泡可在不同焦距下出现。

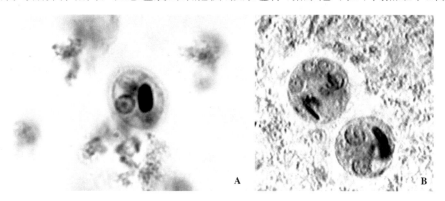

图 10-2　溶组织内阿米巴包囊，粪涂片，铁苏木素染色，1000×

A. 单核包囊，可见染成黑色拟染色体和一泡状核；B. 双核包囊、四核包囊，除拟染体和泡状核外，双核包囊内还可见空泡状的食物泡

**【示教标本】**

1. 阿米巴痢疾(Amebic dysentery)肠病理标本(浸制保存标本)　肉眼或放大镜观察。肠壁溃疡呈散在性分布，大小不一，病变中央组织缺损，周围组织水肿而隆起，形成火山口样。溃疡口小底大，溃疡之间仍可见到正常组织。多个溃疡融合后，使部分肠黏膜组织坏死、脱落，形成浅表溃疡。

2. 肠阿米巴病(intestinal amebiasis)病理组织切片　苏木素-伊红染色(hematoxylin and eosin stain，HE 染色)切片，显微镜下观察。在溃疡周围组织可见到滋养体、大量白细胞浸润。滋养体染成桃红色，胞核和吞噬的红细胞染成深桃红色。

3. 阿米巴肝脓肿病理标本(浸制保存标本)　肉眼或放大镜观察。脓肿多发生在肝右叶，常为单个，脓腔周围组织坏死、液化，腔壁不整齐，呈棉絮状。

4. 溶组织内阿米巴活滋养体(多媒体示教)　取自体外培养的标本，保温台上镜下较弱光线观察。培养液中的阿米巴无色透明；常见外质伸出舌状或指状伪足，内质流入伪足，虫体形态随之改变，此即阿米巴运动；内质中有吞噬培养基物质而形成的颗粒；细胞核不易见到。

注意事项：观察要及时并注意保温，视野光线不可太亮。

**【主要技术操作】**

碘液涂片法。

1. 材料　载玻片、盖玻片、1.5%碘液、竹签。

2. 操作方法　用竹签挑取少许粪便于载玻片上均匀涂开，加上盖玻片，在盖玻片旁边滴一滴碘液(碘液不宜过多)，使碘液慢慢掺到粪液中，置高倍镜下观察。临床常用此法。染色后包囊呈棕黄色，圆球形，囊壁不着色，发亮；糖原泡着色较深，边界不明显，拟染色体呈亮棒状；核呈小圆圈状(图 10-3)。

注意事项：粪便和碘液量要适当，否则影响观察效果。

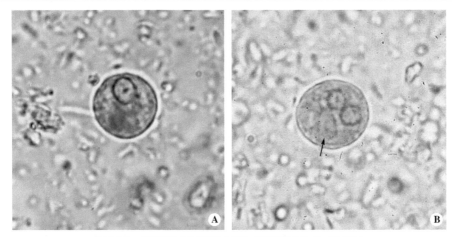

图 10-3　溶组织内阿米巴包囊,粪便碘液涂片,1000×

A. 单核包囊,可着色较深的糖原泡;B. 双核包囊,可见亮棒状拟染色体

**【实验报告】**

绘溶组织内阿米巴包囊点线图,并注明结构。

**【思考题】**

1. 从粪便中查溶组织内阿米巴滋养体应注意什么?

2. 对脓血便和成形便各采取什么方法检查溶组织内阿米巴?

# 二、其他消化道阿米巴

**【目的与要求】**

熟悉结肠内阿米巴、布氏嗜碘阿米巴、微小内蜒阿米巴的结构特征。

**【示教标本】**

1. 结肠内阿米巴(*Entamoeba coli*)

(1) 滋养体(玻片标本):显微镜低倍镜调焦,转油镜观察。较溶组织内阿米巴的滋养体略大,直径约 $20\sim50\mu m$;内质、外质分界不甚明显,食物泡内含有细菌和淀粉颗粒等,但不含红细胞;核仁粗大常偏于一边,核膜内缘的染色质粒粗而不均匀,排列不整齐(图 10-4)。

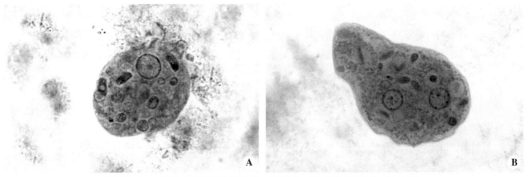

图 10-4　结肠内阿米巴滋养体,粪涂片,铁苏木素染色,1000×

A. 典型结肠内阿米巴形态,胞质内含粪便颗粒;B. 处于分裂末期的滋养体,核已经完全分开

(2) 包囊(玻片标本):显微镜观察方法同上。较溶组织内阿米巴的包囊大,圆球形;拟染色体的两端不整齐似碎片状或草束状;胞核 1~8 个,核构造和滋养体相似(图 10-5)。

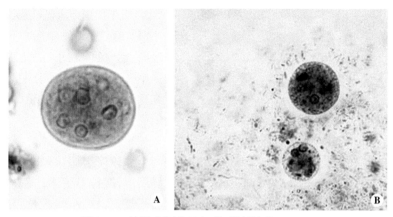

图 10-5　结肠内阿米巴包囊,粪便涂片,1000×
A. 碘液染色,可见包囊内多个泡状核,核仁偏位;B. 三色染色,上为结肠内阿米巴包囊,下方为溶组织内阿米巴包囊

### 2. 布氏嗜碘阿米巴(*Iodamoeba butschlii*)

(1) 滋养体(玻片标本):显微镜观察方法同上。虫体直径 $6\sim25\mu m$,伪足宽大;食物泡内含有细菌;染色标本中核仁大而且居中央,核膜内缘的染色质粒不明显(图 10-6)。

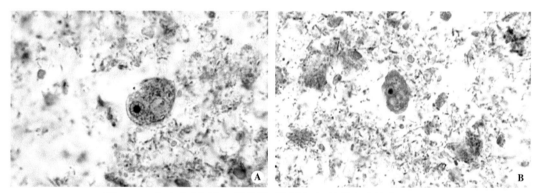

图 10-6　布氏嗜碘阿米巴滋养体,粪便涂片,铁苏木素染色,1000×
A. 可见典型泡状核;B. 可见糖原泡

(2) 包囊(玻片标本):显微镜观察方法同上。较溶组织内阿米巴包囊略小,梨形或椭圆形;缺拟染色体,糖原泡 1~2 个,多染为棕色,边缘极清晰(此特点为鉴定本虫种的重要依据);核 1 个,核仁亮点状,核膜薄,核内染色质粒聚于一侧呈新月状(图 10-7)。

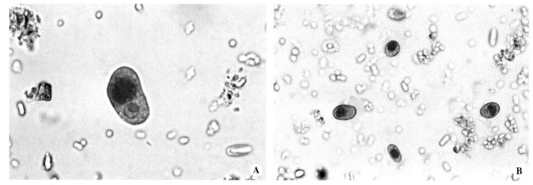

图 10-7　布氏嗜碘阿米巴包囊,粪便涂片,碘液染色
A. 1000×;B. 400×,包囊内均有典型染成棕红色糖原泡

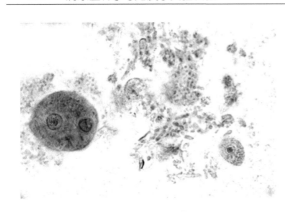

图 10-8　混合感染粪便涂片,铁苏木素染色,1000×
左侧为结肠内阿米巴滋养体,右侧为微小内蜒阿米巴滋养体

**3. 微小内蜒阿米巴**(*Endolimax nana*)

(1) 滋养体(玻片标本):显微镜观察方法同上。虫体细小,平均直径 10μm,可有多个伪足;内外质不分明,内质粗糙,含有细菌;胞核一个,有一粗大明显核仁,无核周染色质粒(图 10-8)。

(2) 包囊(玻片标本):显微镜观察方法同上。较溶组织内阿米巴细小,类圆形或椭圆形;缺拟染色体;核 1～4 个,核仁粗大而不规则,核膜薄,无核周染色质粒(图 10-9)。

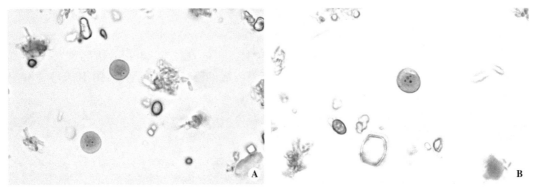

图 10-9　微小内蜒阿米巴包囊,粪便涂片,碘液染色,1000×
A. 可见一个单核包囊和一个双核包囊;B. 可见一个四核成熟包囊

**【实验报告】**

绘结肠内阿米巴包囊点线图,并注明结构。

# 实验二　鞭　毛　虫

## 一、杜氏利什曼原虫

**【目的与要求】**

1. 掌握杜氏利什曼原虫(*Leishmania donovani*)无鞭毛体的形态特征。

2. 了解骨髓和淋巴结穿刺检查杜氏利什曼原虫的方法。

**【自学标本】**

无鞭毛体(amastigote)(玻片标本)

显微镜油镜观察。在巨噬细胞内或细胞外有许多分散或成堆集在一起的虫体,选择细胞外的散在虫体仔细观察。虫体细小,(2.9～5.7)μm×(1.8～4.0)μm,圆形或椭圆形;胞质染成天蓝色;胞核一个,团块状,呈红色或紫色;动基体呈小杆状,基体和鞭毛根不易见到(图 10-10)。

**【示教标本】**

1. 前鞭毛体(promastigote)(玻片标本)　油镜观察。虫体窄而细长,前端稍宽,后部窄细。大小因发育程度不同而变化很大。成熟虫体呈梭形，$(14\sim20)\mu m\times(1.5\sim1.8)\mu m$，前端有一游离鞭毛，与虫体等长；胞质呈淡蓝色，红色的细胞核靠近中部，基体在动基体之前，并由此处发出一根鞭毛。培养基内前鞭毛体常相互缠绕排列成菊花状（图10-11）。

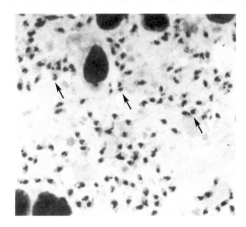

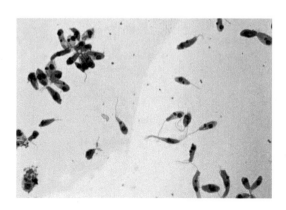

图 10-10　杜氏利什曼原虫无鞭毛体，感
染者脾组织印片，姬氏染色，1000×
↑所指为染成紫红色的核

图 10-11　杜氏利什曼原虫前鞭毛体，培养物涂片，可
见染成紫红色的核及鞭毛，姬氏染色，1000×

2. 白蛉（sandfly）（整装玻片标本）——传播媒介　肉眼或放大镜观察。白蛉为小型昆虫，外形似蚊。全身多细毛，头部有复眼（Compound eye）一对。胸部像背面隆凸，有翅一对。注意与蚊区别。

**【示教技术操作】**

1. 骨髓穿刺法（多媒体示教）　患者侧卧，显露髂骨部位，常规消毒铺巾，局部麻醉，依据年龄选择 17～20 号带有针芯的消毒穿刺针，在髂骨前上棘后约 1cm 处进针，触及骨面后，慢慢钻入骨内约 0.5～1cm，拔出针芯，接上 2ml 注射器，抽取骨髓液少许做涂片或培养。

2. 淋巴结穿刺法（多媒体示教）　该法诊断杜氏利什曼原虫的检出率不及骨髓液检查高，但简便易行，常用部位为腹股沟淋巴结。患者平卧，显露腹股沟部，常规消毒铺巾，局麻后，用拇指和示指压紧肿大的淋巴结，取 6 号消毒针刺入淋巴结内，稍待片刻拔出针头，取抽出液做涂片或培养检查。

3. 杜氏利什曼原虫培养及观察（多媒体示教）　检材取自患者或实验动物的骨髓、淋巴结、肝、脾（固体组织要磨碎成匀浆）。用 0.2ml 洛克氏液混合后接种到 NNN（Novy，Macneal，Nicolle）培养基，置 22～25℃温箱培养 10～12 天。也有 2～3 周始查见前鞭毛体的，所以接种后应连续观察 1 个月左右。阳性结果见到运动活泼的前鞭毛体。从培养基内吸一滴培养液置载玻片上，加盖玻片后，用高倍显微镜观察，可见虫体活泼运动，鞭毛快速挥动，多个虫体常集在一起呈菊花状。

**【实验报告】**

绘杜氏利什曼原虫无鞭毛体和前鞭毛体点线图并标明结构。

**【思考题】**

黑热病的病原学诊断方法有哪些？首选是什么方法？

# 二、布氏罗德西亚锥虫

【目的与要求】

1. 熟悉布氏罗德西亚锥虫(*Trypanosoma brucei rhodesiense*)锥鞭毛体的形态特征。

2. 了解传播媒介——舌蝇(tsetse fly,采采蝇)的形态特征。

【自学标本】

布氏罗德西亚锥虫(姬氏染色玻片标本)(油镜观察):虫体似叶状,前端逐渐变细,后端略圆。细胞核居中,近虫体后端有一点状的动基体,两者均染成红色或紫红色。虫体一侧有波浪状波动膜,呈淡蓝色。自基体发出鞭毛一根,沿波动膜的边缘向前延伸,从虫体前端伸出成为游离鞭毛(图10-12)。

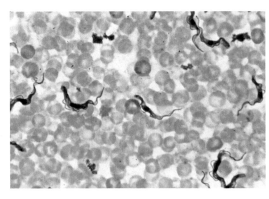

图10-12 布氏罗德西亚锥虫,感染动物薄血涂片,姬氏染色,1000×

【示教标本】

舌蝇(Glossina)(成虫针插标本)——传播媒介。又称采采蝇,放大镜或解剖镜观察。体长6～13mm,体色由黄色、黄褐色至黑色。触角芒上侧分支,每一分支又具羽状毛。喙向前方水平突出,口器为刺吸式,适于吸吮血液。翅的中室呈菜刀状,当舌蝇停息时,两翅重叠,完全覆盖腹部背面(图10-13)。

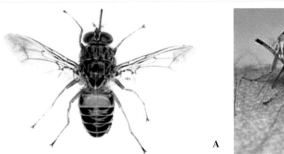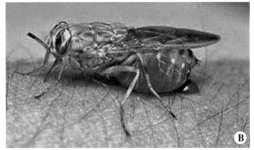

图10-13 舌蝇(A)及正在吸血的舌蝇(B)

【实验报告】

绘布氏罗德西亚锥虫锥鞭毛体点线图,并注明结构。

# 三、蓝氏贾第鞭毛虫

【目的与要求】

1. 掌握蓝氏贾第鞭毛虫(*Giardia lamblia*,贾第虫)滋养体和包囊的形态特征。
2. 了解病原学诊断方法。

**【自学标本】**

1. 滋养体(玻片标本)(显微镜油镜观察) 虫体正面观似半个纵切的倒置梨形,(9~21)μm×(5~15)μm,侧面观呈瓢状。两侧对称,背面隆起,腹面前半部向内凹陷形成左右两叶吸盘(sucking sick),每叶吸盘的背侧有 1 个圆形的泡状细胞核。一对轴柱(axon cylinder)纵贯虫体,中部有 2 个半月状中体(midian body)。鞭毛四对,按伸出虫体的部位分前侧鞭毛(anterior flagellum)、后侧鞭毛(posterior flagellum)、腹鞭毛(ventral flagellum)和尾鞭毛(caudal flagellum)各一对(图 10-14)。

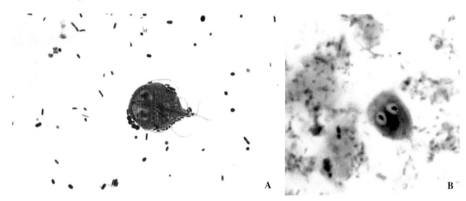

图 10-14 蓝氏贾第鞭毛虫滋养体,粪便涂片,1000×
A. 姬氏染色;B. 铁苏木素染色

2. 包囊(玻片标本) 油镜观察。包囊卵圆形,(8~14)μm×(7~10)μm,囊壁很厚,不着色。未成熟包囊 2 个核,成熟包囊有 4 个核,偏于虫体一端,核仁清晰,并可见到鞭毛、轴柱及丝状物(图 10-15)。

注意事项:包囊内细胞核、轴柱可能在不同焦距下出现。

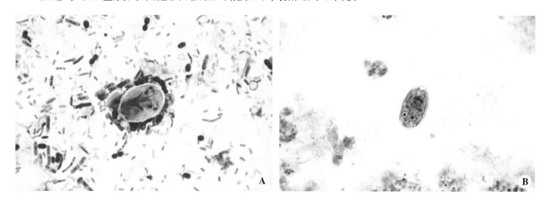

图 10-15 成熟贾第虫包囊,排包囊感染粪便涂片,1000×
A. 姬氏染色;B. 铁苏木素染色,均可见 4 个核

**【实验报告】**

绘蓝氏贾第鞭毛虫滋养体和包囊点线图,并注明结构。

## 四、阴道毛滴虫

### 【目的与要求】

1. 掌握阴道毛滴虫（*Trichomonas vaginalis*）滋养体的形态特征。

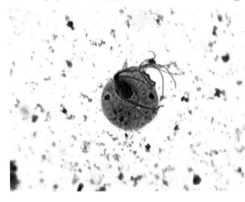

图 10-16　阴道毛滴虫滋养体，培养物涂片，
姬氏染色，1000×

2. 熟悉阴道分泌物生理盐水直接涂片法。

### 【自学标本】

滋养体（姬氏染色玻片标本）。

显微镜高倍镜或油镜观察。虫体梨形或椭圆形，(10～30)μm×(5～15)μm；胞质呈蓝色，内可见深染、颗粒状的氢化酶体；虫体前1/3处可见一个椭圆形紫染胞核；轴柱一根，粉染，贯穿虫体并从末端伸出；从虫体前缘发出 4 根前鞭毛和 1 根后鞭毛，鞭毛呈粉红色；体外侧前 1/2 处有一波动膜，其外缘与向后延伸的后鞭毛相连（图 10-16）。

### 【示教技术操作】

1. 阴道分泌物生理盐水直接涂片法　用消毒棉签在患者阴道后穹窿、宫颈或阴道壁上取分泌物，涂在预先滴加 1～2 滴生理盐水的载玻片上，加盖玻片，镜检，可见活滋养体。若室温较低，可将玻片在酒精灯迅速往返数次加温以增强虫体活力。高倍镜下可见虫体呈水滴状旋转运动的透明体。可见前鞭毛、轴柱和波动膜，但看不到细胞核。

2. 小鼠肠滴虫检查　在无阴道分泌时，可取小鼠肠内容物少许，做生理盐水薄涂片加盖玻片。可见小鼠肠滴虫，其镜下形态及运动方式与阴道虫类似。低倍镜下，滴虫呈螺旋式转动，有来回摆动的鞭毛及似波浪运动的波动膜。

### 【实验报告】

绘阴道毛滴虫滋养体点线图并标明结构。

### 【思考题】

临床检测阴道毛滴虫常用方法及注意事项是什么？

# 实验三　　孢子虫、纤毛虫

## 一、疟　原　虫

### 【目的与要求】

1. 掌握间日疟原虫红内期各阶段及恶性疟原虫环状体和配子体的形态特征。

2. 熟悉三日疟原虫红内期各阶段的形态特征。

3. 熟悉厚薄血片的制作及染色方法。

### 【自学标本】

1. 间日疟原虫（ *Plasmodium vivax*）（玻片标本）　间日疟患者薄血涂片，姬氏染色

(Giemsa stain)，显微镜下观察。先用低倍镜调准焦距，选择血片薄而均匀处用油镜观察。疟原虫多位于红细胞内，细胞质染成蓝色，细胞核染成红色。

（1）环状体（ring form）：又称早期滋养体或小滋养体。虫体呈纤细环状，直径约占红细胞的 1/3。染色后胞质蓝色，有一深红色的核，位于虫体细胞质一侧，中间为空泡。形似红宝石戒指。1 个红细胞内偶见 2 个以上环状体重复感染，被寄生的红细胞无变化（图 10-17）。

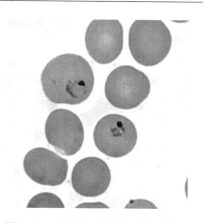

图 10-17　间日疟环状体，感染者薄血涂片，姬氏染色，1000×

（2）滋养体（trophozoite）：由环状体发育而来，又称晚期滋养或大滋养体。形态视发育时间和活动情况而多变，可见伪足，有不着色的空泡，胞质内有黄棕色烟丝状疟色素（malarial pigment），被寄生的红细胞略胀大，染色变淡，并出现淡红色的薛氏点（Schuffner's dots）（图 10-18）。

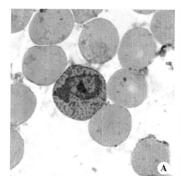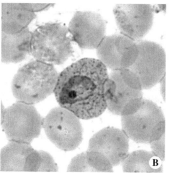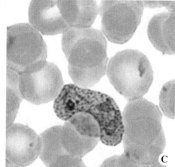

图 10-18　间日疟滋养体，感染者薄血涂片，姬氏染色，1000×
C 图的滋养体变形如阿米巴样

（3）裂殖体（schizont）：大滋养体继续发育进入裂体增殖阶段，分早期裂殖体和晚期裂殖体。早期裂殖体又称未成熟裂殖体，只见核分裂而无胞质分裂，虫体逐渐变圆，空泡消失，疟色素分散在细胞质中。晚期裂殖体又称成熟裂殖体，含 12～24 个椭圆形裂殖子，排列不规则，疟色素集中成一二团，位于虫体中央或一侧。虫体占满胀大的红细胞（图 10-19）。

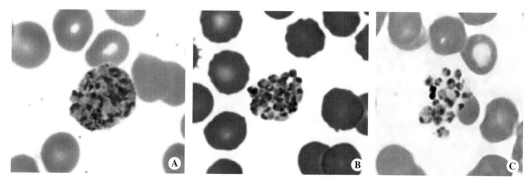

图 10-19　间日疟裂殖体，感染者薄血涂片，姬氏染色，1000×
可见不同发育程度裂殖体，至 C 图裂殖子已完全游离

（4）配子体（gametocyte）：疟原虫有性生殖的开始。虫体圆形或卵圆形，细胞质几乎充满胀大的红细胞，疟色素均匀分布其中。雌配子体（macrogametocyte,female）：圆形，占满胀大的红细胞，胞质蓝色，核结实，较小，深红色，偏于一侧。雄配子体（microgametocyte,male）：圆形，略大于正常红细胞，胞质色蓝略带红，核疏松，淡红色，位于中央（图 10-20）。

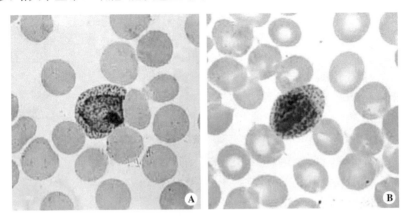

图 10-20　间日疟配子体，感染者薄血涂片，姬氏染色，1000×

A. 雌配子；B. 雄配子

2. 恶性疟原虫（*Plasmodium falciparum*）　恶性疟原虫患者薄血片（玻片标本），姬氏染色，显微镜下观察。观察方法同间日疟原虫薄血片法。因外周血中不出现恶性疟原虫的滋养体和裂殖体，所以主要观察环状体与配子体，并注意与间日疟原虫进行比较。

（1）环状体：虫体小，直径约为红细胞的 1/5 或 1/6，常见多个虫体寄生在一个红细胞内，且有虫体寄生在红细胞的边缘似飞鸟状，1 个环状体上有 2 个核较常见（图 10-21）。

（2）配子体：雌配子体：新月状，两端较尖，胞质蓝色，核位于中央，结实，较小，深红色，疟色素深褐色，多在核周围；雄配子体：腊肠形，两端钝圆，在同一染色条件下，相对于雌配子胞质蓝色较淡，核位于中央，疏松、淡红色，疟色素黄棕色，小杆状，在核周围较多。被寄生的红细胞因破裂常不见或仅见一部分（图 10-22）。

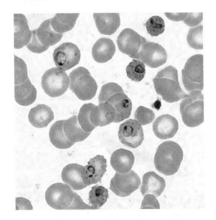

图 10-21　恶性疟环状体，患者薄血涂片，

姬氏染色，1000×

受染红细胞可见薛氏点

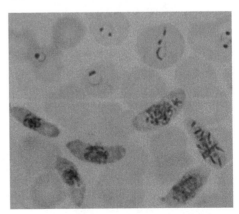

图 10-22　恶性疟患者薄血涂片拼图，

姬氏染色，1000×

左下三个为雌配子，右下三个为雄配子，图的上方还

可见滋养体

**【示教标本】**

1. 三日疟原虫(*Plasmodium malariae*)　三日疟原虫患者薄血涂片(玻片标本),姬氏染色,油镜观察。

(1) 环状体:环较粗大,约为红细胞直径的1/3。

(2) 滋养体:胞质横贯红细胞呈带状或卵圆形,胞质内少有空泡,几乎看不见伪足,胞质分布不均匀,疟色素出现较早,深褐色,呈颗粒状,且沿虫体边缘分布。被寄生的红细胞大小无改变。

(3) 裂殖体:成熟裂殖体含有6～12个裂殖子,排列规则,呈花瓣状,疟色素集中在中央。颗粒粗大,呈深棕色。

(4) 配子体:与间日疟原虫配子体相似。但虫体的外形较规则,多呈圆形。疟色素多而粗大。红细胞大小无改变。

2. 蚊体内发育的疟原虫(玻片标本)

(1) 卵囊(oocyst):感染性蚊胃,铁苏木素染色,低倍镜观察。蚊胃壁上有许多小囊,圆球形或椭圆形,内含有许多梭形子孢子。

(2) 子孢子(sporozoite):蚊唾液涂片,姬氏染色,油镜观察。梭形,两端尖细,大小 $1\mu m \times 8\mu m$,胞质天蓝色,核红色。

3. 中华按蚊(Anopheline)——传播媒介(针插标本)　肉眼或放大镜观察,为疟疾的传播媒介,翅膀上有黑白鳞片组成的斑点。参见昆虫纲部分。

**【主要技术操作】**

血涂片染色法检查疟原虫。

1. 原理　疟原虫寄生于红细胞内,采血制成涂片,染色后镜检可查获原虫。

2. 材料　75%酒精棉球、载玻片、蜡笔、甲醇缓冲液(pH7.0)、姬氏染液、瑞氏染液、显微镜等。

3. 方法

(1) 在同一张玻片上制作厚血膜和薄血膜。

1) 临床上取患者耳垂血或手指尖血,本实验血液取自人工感染伯氏疟原虫的小鼠。剪去其尾尖,挤出两小滴血,分两处置于载玻片同一端,相隔约1cm,中间用蜡笔划开。

2) 以左拇指和示指握持玻片的两端,右手持推片(边缘要光滑),以推片一个角将外侧的一滴血均匀涂成直径0.5cm大小的血膜,此为厚血膜。

3) 再将推片的短边接触另一滴血,并使推片与载玻片成30°～45°角,待血液沿推片下缘散开后,匀速快捷向前推进,即成薄血膜。理想的薄血膜是血细胞平铺一层,细胞间无空隙、无重叠。

4) 血膜制成后,自然晾干。厚血膜晾干后需进行溶血处理:滴加蒸馏水于厚血膜上溶血,将水倾去,晾干后与薄血膜一起染色。

注意事项:玻片需洁净无油脂;血片在干燥过程中,避免灰尘或苍蝇舔吸;溶血时,薄血膜不可接触水,溶血时间不可太长,不可振荡,以防血膜脱落。

(2) 染色。

1) 姬氏染色法:此法染色效果好,血膜褪色慢,保存时间久,但染色需时较长。用缓冲液(pH7.0)将姬氏染液稀释,比例约为15～20份缓冲液加1份姬氏染液。用蜡笔在涂有血膜的玻片上划出染色范围,将稀释的染液滴于染色范围内的薄、厚血膜上,室温置20～

30min后,缓冲液冲洗。血涂片晾干后镜检。

2) 瑞氏染色法:此法操作简便,多用于临床快捷诊断。缺点是易褪色、保存时间短。瑞氏染液含甲醇,因而血膜无需先固定,血膜晾干后(厚血膜需经溶血),用蜡笔划出染色范围,在范围内滴加染液,30～60s后滴加等量蒸馏水,轻轻摇动玻片,使蒸馏水与染液混匀,5min后用水缓慢从玻片一端冲洗(不可先倒去染液再冲洗),晾干后镜检。

**【示教技术操作】**

鼠疟原虫(*Plasmodium berghei*,伯氏疟原虫)接种实验(多媒体示教)

取已感染鼠疟原虫的小白鼠一只,从眼眶、尾巴或心脏取血0.2ml,用生理盐水稀释到1ml,摇匀。用结核菌素注射器吸取0.1ml稀释的含原虫血液,在无菌操作的条件下,给健康小白鼠作腹腔内注射。感染后,作标记并置饲养笼内喂养,5～6天后取血制片染色观察。

**【实验报告】**

1. 绘间日疟原虫红内期各发育阶段彩图。
2. 绘恶性疟原虫环状体和配子体彩图。

**【思考题】**

1. 如何解释间日疟原虫所致疟疾的再燃与复发?
2. 恶性疟原虫有哪些严重危害?

# 二、刚地弓形虫

**【目的与要求】**

1. 掌握刚地弓形虫(*Toxoplasma gondii*)滋养体的形态特征。
2. 认识刚地弓形虫的卵囊、包囊、假包囊、速殖子。
3. 了解刚地弓形虫的检查方法。

**【自学标本】**

速殖子(tachyzoite)和假包囊(pseudocyst)(玻片标本)。

油镜观察。虫体大小为(4～7)μm×(2～4)μm,一端较钝圆,一端较尖细,一侧扁平,一侧较弯。胞质染成蓝色,胞核染成红色,位于虫体中央。假包囊为巨噬细胞内含有多个速殖子的集合体,宿主细胞核常被挤向一边(图10-23)。

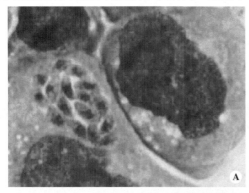
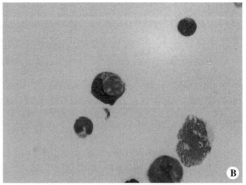

图10-23　刚地弓形虫假包囊,感染者单核细胞涂片,姬氏染色

A. 假包囊内含十多个速殖子,1000×;B. 一个单核细胞因感染弓形虫后,核被推挤成肾形,400×

**【示教标本】**

1. 包囊（玻片标本） 油镜观察。包囊呈圆形或卵圆形，大小差别很大（直径5～100μm），囊壁薄着色淡，内含数个或数千个缓殖子（酷似速殖子）（图10-24）。

2. 卵囊（oocyst）（多媒体示教） 猫粪生理盐水涂片，高倍镜观察。圆形或椭圆形，9～12μm，具有2层透明的囊壁，内含2个孢子囊，每个孢子囊内含4个新月形子孢子（图10-25）。

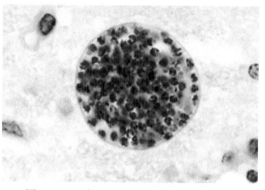

图10-24 刚地弓形虫包囊，慢性感染鼠的脑组织切片，HE染色，1000×

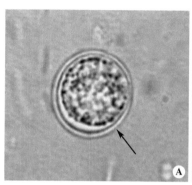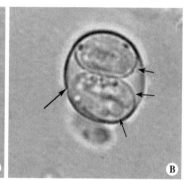

图10-25 刚地弓形虫卵囊，感染猫粪湿涂片，未染色，1000×

A. 正在分裂的卵囊，可见清晰的两层囊壁；B. 已分裂为孢子的卵囊

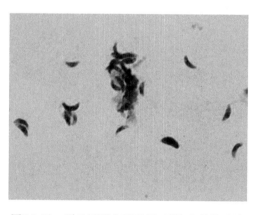

图10-26 刚地弓形虫速殖子，感染小鼠腹腔液涂片，姬氏染色，1000×

**【主要技术操作】**

腹腔液直接涂片法。

将感染小鼠麻醉，抽取腹腔液涂片，或做离心沉淀后吸取沉渣涂片，甲醇固定，姬氏或瑞氏染色，镜检滋养体（图10-26）。

**【示教技术操作】**

弓形虫染色试验。

由于弓形虫病原学检查比较困难，阳性率又不高，所以血清学试验是目前广泛应用的重要辅助诊断手段。弓形虫染色试验（Sabin Feldman dye test，DT）由 Sabin 于1948年创立，是弓形虫特有的血清学诊断方法，用以检测患者血液中的弓形虫抗体。此法特异性高重复性好，被认为是标准的诊断方法。

1. 原理 活的弓形虫速殖子与正常血清混合，在37℃作用1h或室温数小时后，大部分滋养体由原来的新月形变为圆形或椭圆形，其细胞质对碱性亚甲蓝具有较强的亲和力而被深染。但当弓形虫与含特异性抗体的血清混合时，在血清中所含补体（辅助因子 accessory-factor，AF）参与下，虫体细胞膜受到抗体和补体的协同作用而变性，对碱性亚甲蓝不着色。

计算着色与不着色虫体比例即可判断结果。

2. 操作步骤

(1) AF 的准备:AF 存在于正常人新鲜血清内,不耐热。用作 AF 的血清需预先筛选,即将候选血清与弓形虫速殖子混合,37℃作用 1h 后,有 90%以上虫体经亚甲蓝染色,即含有 AF。含 AF 血清可分装后于−20℃保存备用。

(2) 弓形虫抗原制备:弓形虫速殖子经腹腔感染小鼠,3 天后抽取腹腔液,生理盐水洗涤 3 次(3000rpm×10min),收集纯净虫体。也可将小鼠腹腔悬液用 2 倍量的 0.25%胰蛋白酶磷酸缓冲液(0.2mol,pH7.6)于 37℃水浴消化 20min,经 G3 砂蕊漏斗或纤维素滤膜过滤纯化,收集虫体。所获虫体用 AF 血清稀释至每高倍视野 50 个左右虫体,即为抗原液。

(3) 亚甲蓝染液制备:亚甲蓝 10g 加入 95%乙醇溶液 100ml,滤纸过滤,取 3ml 加 pH11.0 的碱性缓冲液(0.53%Na$_2$CO$_3$ 9.73ml,1.91%Na$_2$B$_4$O$_7$ 0.27ml)10ml。碱性缓冲液临用前配制。

(4) 待检血清处理:受检者的新鲜血清需经 56℃30min 灭活,或直接用生理盐水倍比稀释后,每管 0.1ml,4℃中保存,次日使用。

(5) 检测:在稀释的受检血清内每管加上述抗原悬液 0.1ml,37℃孵育 1h,滴加亚甲蓝染液 0.02ml/管,继续温育 15min 后,自每管取悬液 1 滴涂片,加盖玻片镜检。

(6) 结果判定:计算各管不着色虫体的百分比,以 50%虫体不着色管的血清稀释度为该份被检血清的最高抗体滴度。一般认为≥1:8 为隐性感染,≥1:256 为活动性感染,≥1:1024 为急性感染。重复测定,效价上升 4~8 倍则有确诊价值。如母亲和小儿的血清抗体效价均≥1:256 是先天性感染的可靠诊断依据。初生婴儿的抗体可来自母体,如 4 个月后重复检查,抗体效价仍高可确定为感染。

3. 应用与评价  DT 所测抗体是虫体表膜抗原诱导的特异性抗体,人体感染后 8~10 天即呈阳性反应,为临床常用的弓形虫实验室检测方法。缺点是本试验易与肉孢子虫抗血清发生交叉反应;操作中需用活虫;AF 血清筛选较繁琐。

【实验报告】

绘刚地弓形虫速殖子彩图,并注明结构。

# 三、隐 孢 子 虫

【目的与要求】

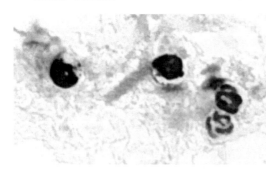

图 10-27　隐孢子虫卵囊,感染粪便涂片,
改良抗酸染色,1000×
右侧可见卵囊内 4 个清晰的子孢子

1. 熟悉隐孢子虫(*Cryptosporidium*)卵囊形态特征。

2. 了解金胺-酚-改良抗酸染色法。

【自学标本】

卵囊(玻片标本)。

油镜观察。卵囊圆形或椭圆形,直径 4.2~5.4μm,成熟卵囊内含 4 个裸露的子孢子和由颗粒物质组成的残留体,子孢子为月牙形,一般用改良抗酸染色,卵囊为玫瑰红色,背景为蓝绿色,对比性很强,内部结构清晰(图 10-27)。

【主要技术操作】

金胺-酚-改良抗酸染色法。

1. 染液配制　见表10-1。

表 10-1　金胺-酚-改良抗酸染色所需溶液

| 编号 | 溶液名称 | 配制 |
| --- | --- | --- |
| A 液 | 金胺-酚染色液 | 金胺 0.1g,苯酚 5.0g,蒸馏水 100ml |
| B 液 | 3%盐酸乙醇溶液 | 盐酸 3ml,95%乙醇溶液 100ml |
| C 液 | 0.5%高锰酸钾溶液 | 高锰酸钾 0.5g,蒸馏水 100ml |
| D 液 | 苯酚复红染色液 | 碱性复红 4.0g,95%乙醇溶液 20ml,苯酚 8.0ml,蒸馏水 100ml |
| E 液 | 10%硫酸水溶液 | 纯硫酸 10ml,蒸馏水 90ml(边搅拌边将硫酸徐徐倒入水中) |
| F 液 | 1∶10 孔雀绿工作液 | 孔雀绿 2g,蒸馏水 100ml(原液),孔雀绿原液 1ml,蒸馏水 10ml |

2. 染色方法　先将被检粪便涂成亚厚片,自然干燥滴加甲醇固定 5min,滴加 A 液于粪膜上 10～15min 后水洗(即为金胺-酚染色,干后可用荧光显微镜观察);滴加 B 液 1min 后水洗,滴加 C 液 1min 后水洗,待干,接着滴 D 液于粪膜上 5～15min 水洗,滴加 E 液 3～10min(粪膜有红色时可再脱色数分钟)后水洗,最后滴加 F 液 1min 后水洗,待干(改良抗酸染色),置油镜下观察。

3. 结果观察　油镜下可见隐孢子虫卵囊呈玫瑰红色,圆形或椭圆形,背景为蓝绿色(图 10-28)。

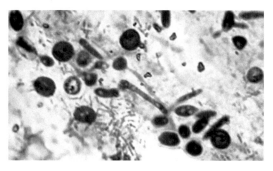

图 10-28　隐孢子虫卵囊,感染粪便涂片,金胺-酚-改良抗酸染色法,1000×

非特异性颗粒(如酵母菌)染成蓝黑色,与红色隐孢子虫卵囊相区别

4. 应用与评价　金胺-酚-改良抗酸染色法实际上是先用金胺-酚染色,再用改良抗酸染色复染,用光学显微镜检查,卵囊形态同抗酸染色所示,但非特异性颗粒呈蓝黑色,颜色与卵囊不同,有利于查找卵囊,优化了改良抗酸染色法,提高了检出率。

# 四、结肠小袋纤毛虫

【目的与要求】

掌握结肠小袋纤毛虫(*Balantidium coli*)滋养体和包囊的形态特征。

【自学标本】

结肠小袋纤毛虫滋养体。

高倍和油镜观察(玻片标本)。滋养体呈椭圆形,大小为 (93～200)μm×(25～150)μm,为人体寄生原虫中最大者。肾形大核深染位于虫体前部,圆形小核位于大核凹陷处,因被大核遮挡不易看见;细胞质颗粒状,虫体中后部各含一食物泡;胞口(cytostome)位于虫体前端,下接漏斗状胞咽,后端可见胞肛(cytoproct);纤毛染色淡而不易看清(图 10-29)。

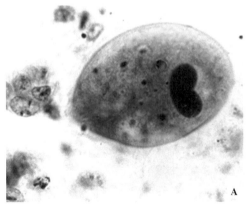
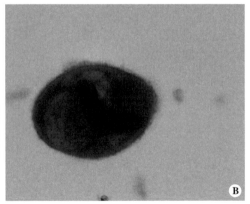

图 10-29　结肠小袋纤毛虫滋养体,感染粪便涂片,1000×
A. 铁苏木素染色;B. 姬氏染色,可见肾形大核,食物泡,胞口

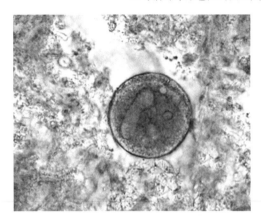

图 10-30　结肠小袋纤毛虫包囊,感染粪便
涂片,铁苏木素染色,1000×

**【示教标本】**

结肠小袋纤毛虫包囊。

感染猪的粪便涂片,铁苏木素染色玻片标本,高倍和油镜观察。经铁苏木素染色后,包囊圆形或椭圆形,直径 $40\sim60\mu m$,囊壁厚而呈蓝色,包囊内虫体表面纤毛消失,1 个浅着色大核清晰可见,在大核旁有一圆形小核(图 10-30)。

**【实验报告】**

绘结肠小袋纤毛虫滋养体黑白图。

（刘　燕）

# 第二节　医学蠕虫

# 实验一　线　虫

## 一、似蚓蛔线虫

**【目的与要求】**

1. 掌握似蚓蛔线虫(*Ascaris lumbricoides*,蛔虫)受精卵及未受精卵的形态。

2. 掌握诊断蛔虫(roundworm)病的粪便直接涂片技术操作。

3. 熟悉诊断蛔虫病的基本形态特征。

**【自学标本】**

1. 受精蛔虫卵(fertile egg)(玻片标本)　显微镜观察。先用低倍镜调焦再转高倍镜观察。宽椭圆形,大小约为 $65\mu m\times45\mu m$,卵壳较厚而透明,壳的表面通常有一层粗糙不平的蛋白质膜,新鲜粪便中的卵因受宿主胆汁染色而呈棕黄色,卵内有一个大而圆的卵细胞,它的两端与卵壳间常有一新月形空隙(图 10-31)。

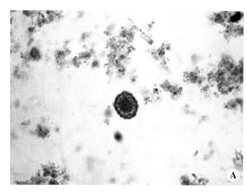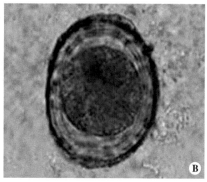

图 10-31  受精蛔虫卵,感染粪便涂片,未染色
A. 低倍镜下观;B. 高倍镜下观

2. 未受精蛔虫卵(infertile egg)(玻片标本)  显微镜观察方法同上。呈长椭圆形(有时其形状不甚规则),大小约为 $90\mu m \times 40\mu m$ 呈棕黄色,卵壳及蛋白质膜均较受精卵薄,卵内含有许多折光性较强的卵黄颗粒(图 10-32)。

3. 脱蛋白质膜卵(decorticated egg)  无论受精卵或未受精卵,有时其蛋白质膜均可脱落,此时的虫卵呈无色透明,观察时应注意勿与其他虫卵和植物细胞(多角形)相混淆(图 10-33)。

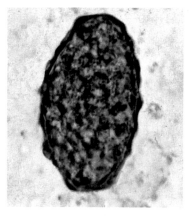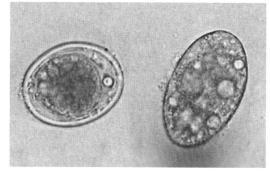

图 10-32  未受精蛔虫卵,感染          图 10-33  脱蛋白质膜卵,未染色,左为受精卵,
粪便涂片,未染色,400×                      右为未受精卵,400×

【示教标本】

1. 蛔虫成虫(浸制保存标本)  色泽形状:活蛔虫略带粉红色或微黄色,经甲醛溶液固定后呈灰白色。虫体圆柱形,雌虫长 20~35cm,雄虫长 15~31cm,两端较细,体表光滑而有细纹。沿虫体纵行有背、腹和两侧线共四条,色泽较周围稍深,隐约见于皮下。

雌雄识别:雌虫较雄虫大,后端尖细而直,生殖器官为双管型。雄虫尾端向腹面弯曲,有时可见 2 根白色的交合刺,生殖器官为单管型(图 10-34)。

2. 蛔虫结构(玻片标本)

(1)唇瓣:标本系将蛔虫前端切下,经固定处理后,封藏于载玻片而成。在低倍镜下可见口孔周围有三片唇瓣呈"品"字形排列。背唇较大,扁椭圆形,近基部两侧有突出的乳突一对,腹唇较小,每唇基部正中亦各有乳突一个,均为感觉器官(图 10-35)。

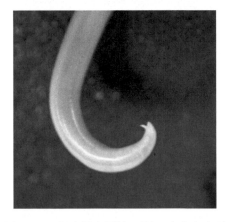 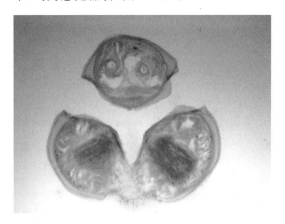

图 10-34　蛔虫雄虫尾端,可见一白色交合刺　　图 10-35　蛔虫唇瓣横截面切片,卡红染色,10×

(2)虫体横切面,分雌雄两种,用低倍镜观察下列内容:

1)体壁:外层角质层,中为无结构的角皮下层,内为肌肉细胞层。蛔虫属多肌型,肌肉细胞多而长。

2)内部器官:由于切片位置不同,故内部结构并非每片皆同。一般的构造有一肠管,位于切面中部,较大而呈扁形,由柱状细胞组成。在雌虫可见到两个圆形其中含虫卵的子宫,还有许多小圆形的卵巢或输卵管(输卵管较卵巢大,中有小腔,可看到内有纤毛,而卵巢则无)。在雄虫可见到许多圆形切面的睾丸(图 10-36)。

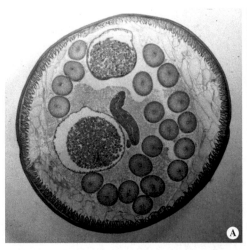 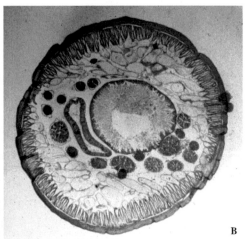

图 10-36　蛔虫虫体横截面切片,卡红染色,10×
A. 雌虫横截面;B. 雄虫横截面

(3)病理标本(浸制保存标本):

1)蛔虫性肠梗阻:多条蛔虫扭结在一起,可引起腹痛甚至肠梗阻。

2）胆道蛔虫症:肝门胆管内嵌塞有一条蛔虫。

3）蛔虫性阑尾炎:阑尾腔中有蛔虫寄生。

**【主要技术操作】**

粪便直接涂片法。

1. 试剂　生理盐水配制(0.85% NaCl 溶液,即 0.85g NaCl 加蒸馏水至 100ml)。

2. 操作步骤

(1) 取洁净的载玻片,中央滴一滴生理盐水。

(2) 用竹签或牙签挑取火柴头大小的粪便一小粒,于生理盐水内调匀。

(3) 将调匀后的粪便左右摊开,涂成薄涂片,涂片的厚薄以透过涂片约可辨认书上的字迹为宜,不宜过厚并防止干涸。

(4) 检查时应移动推进器,顺序观察,先用低倍镜寻找虫卵,如有疑问再换高倍镜详细观察。

3. 注意事项

(1) 检查肠道寄生虫卵,也可用自来水代替生理盐水。

(2) 常规检查每一份粪便应检查三张涂片。

(3) 粪便必须新鲜、盛粪便的容器应干净,防止污染与干燥。

**【实验报告】**

正确绘出蛔虫的受精卵与未受精卵图,并注明构造及放大倍数。

**【思考题】**

1. 粪便检查为发现蛔虫卵是否可以排除蛔虫感染?

2. 蛔虫卵的感染率高主要与哪些结构有关?

# 二、蠕形住肠线虫

**【目的与要求】**

1. 掌握蠕形住肠线虫(*Enterobius ver-micularis*,蛲虫)卵的形态特征。

2. 熟悉成虫的外形特征及诊断蛲虫病的技术操作。

**【自学标本】**

虫卵(玻片标本):虫卵为无色透明,略呈椭圆形,大小约为(50~60)μm×(20~30)μm 在光镜下常见两侧不对称,一侧较平,一侧稍凸,卵壳校厚,卵内有蝌蚪期胚胎,短时间即可发育为感染性虫卵(图 10-37)。

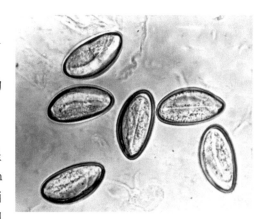

图 10-37　透明胶纸法所见蛲虫卵,
内含蝌蚪期胚胎,400×

**【示教标本】**

1. 蛲虫成虫(浸制保存标本)　保藏于 5%甲醛溶液中,可用肉眼或放大镜直接观察。蛲虫(pinworm)成虫为乳白色。雄虫很小(0.1~0.2)mm×(2~5)mm,尾部弯曲,雌虫较大,(0.3～0.5)mm×(8～13)mm 虫体中部因内含充满虫卵的子宫而较宽,尾端特别尖。观察时注意其外形特征及雌、雄区别(图 10-38)。

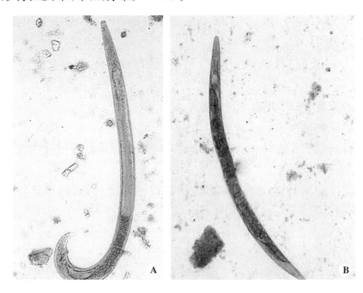

图 10-38　蛲虫成虫玻片
A. 雄虫,40×;B. 雌虫,10×

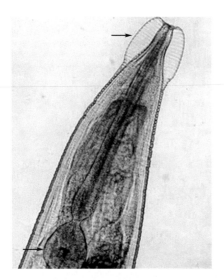

图 10-39　蛲虫前端,→示头翼和烟管球,10×

2. 成虫(玻片标本)　显微镜低倍镜观察,观察虫体前端的角皮膨大形成的头翼(cephalic alae),咽管末端膨大呈球形,称咽管球(esophageal bulb)(图 10-39)。

【主要技术操作】

利用蛲虫雌虫在人体肛门周围产卵的特点,清晨排便之前检查虫卵,有以下两种方法:

1. 透明胶纸法采集虫卵　取长约 6cm,宽约 2cm 的透明胶纸黏擦肛门周围的皮肤后,将有胶面平贴玻片上镜检。若胶纸有较多气泡,可揭开胶纸加一滴生理盐水或二甲苯。

2. 肛门拭子法采集虫卵　将棉签浸入试管中的生理盐水中,取出时挤去过多的水滴,在肛门周围擦拭,将擦拭后的棉签放入盛有饱和盐水的青霉素小瓶中,用力搅动,迅速提起棉签,并在瓶壁内挤净盐水后弃去,再加饱和盐水至瓶口处,覆盖一载玻片,务必使其接触液面,5min 后取下载玻片镜检。

【实验报告】

正确绘出蛲虫卵图,并注明其构造。

【思考题】

1. 蛲虫感染的实验诊断应注意哪些问题?

2. 蛲虫的防治应注意哪些环节?

# 三、十二指肠钩口线虫和美洲板口线虫

**【目的与要求】**

1. 掌握十二指肠钩口线虫（*Ancylostoma duodenale*）及美洲板口线虫（*Necator americanus*）的形态鉴别及钩虫卵的形态特征。

2. 掌握诊断钩虫（hookworm）感染常用的饱和盐水漂浮法。

3. 熟悉钩蚴培养法和虫卵计数法。

**【自学标本】**

虫卵（玻片标本）。

取饱和 NaCl 溶液漂浮法所得虫卵（或取保存于甲醛溶液中的虫卵悬液做直接涂片）进行观察。镜检时光线不要太强，应先用低倍镜寻找虫卵，然后换高倍镜详细观察，钩虫卵为长椭圆形，卵壳薄而透明，大小约 $60\mu m \times 40\mu m$，刚排出体外的虫卵，内含有 2～4 个细胞（如粪便搁置 1～2 天后，则虫卵内细胞分裂为多细胞期或发育为幼虫期）（图 10-40）。注意虫卵的大小、外形、颜色、光泽及卵内容物。十二指肠钩虫和美洲钩虫的虫卵在形态上没有区别。

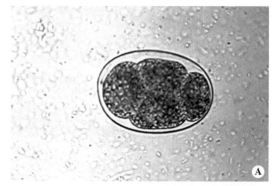
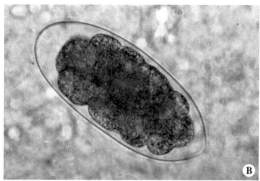
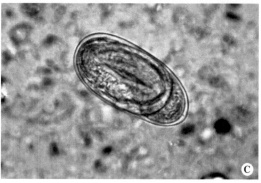

图 10-40　钩虫卵涂片，未染色，400×

A、B 多细胞期，C 含蚴卵

**【示教标本】**

1. 钩虫成虫（浸制保存标本）　肉眼或放大镜观察。虫体细长，1cm 左右圆柱形，乳白色。区别十二指肠钩虫与美洲钩虫的外部形态特征。十二指肠钩虫长约 10mm，头尾均向背侧弯曲，似 C 形；美洲钩虫比十二指肠钩虫略小，头部向背侧弯曲，尾部向腹侧弯曲，略呈

S形。雌虫尾端钝圆,雄虫末端膨大成交合伞(图 10-41)。

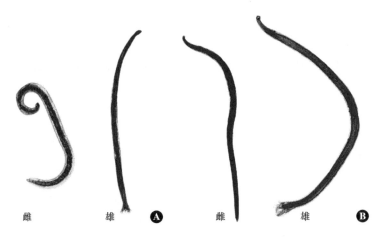

图 10-41　钩虫成虫,甲紫染色
A. 十二指肠钩虫;B. 美洲板口钩虫

2. 钩虫口囊(mouth capsule)(玻片标本)　显微镜低倍镜观察。区别两种钩虫口囊的构造特征。十二指肠口囊腹侧缘有 2 对钩齿,美洲钩虫口囊腹侧缘有 1 对板齿(图 10-42)。

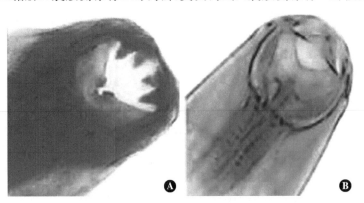

图 10-42　钩虫口囊,卡红染色,40×
A. 十二指肠钩虫;B. 美洲板口钩虫

3. 钩虫雄虫交合伞(copulatory bursa)、交合刺(Spicule)(玻片标本)　显微镜低倍镜观察。区别两种钩虫的交合伞及交合刺的不同特征。十二指肠钩虫雄虫交合伞略圆,内有许多肌性突起(辐肋,ray),典型背肋(dorsal ray)在远端分 2 支,每支再分 3 小支,交合刺 2 根,末端分开;美洲钩虫交合伞略扁,典型背肋在基部先分 2 支,每支远端再分 2 小支,交合刺 2 根,1 根末端形成倒钩,与另 1 刺末端合并包于膜内(图 10-43)。

4. 钩虫丝状蚴(filiform larvae)(多媒体示教)　观察经钩蚴培养法所获得的丝状蚴的形态特征。丝状蚴前端圆,尾部尖,作波浪起伏样蠕动。

5. 病理标本　钩虫成虫寄生于小肠(多媒体示教)(图 10-44)。

【主要技术操作】

饱和盐水漂浮法。

本法利用比重较大的饱和盐水,使比重较小的虫卵(特别是钩虫卵),漂浮在溶液上面,

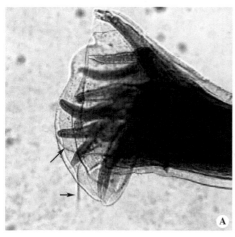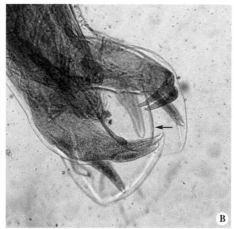

图 10-43 钩虫雄虫尾端,箭头所指为交合刺,卡红染色,40×
A. 十二指肠钩虫;B. 美洲板口钩虫

而达浓集的目的。

1. 饱和盐水的配制 溶解 NaCl 约 40g 于 100ml 水中,加热至沸,冷后过滤。

2. 从粪便不同部位,取黄豆大小粪块,置于盛有少量饱和盐水的浮聚瓶内(为高 3.5cm,直径约 2cm 的圆形直筒,常用青霉素瓶代替)。

3. 将粪便捣碎搅匀后,再加饱和盐水,加至略高于瓶口,但不溢出为止。

4. 取洁净载玻片一块,盖于瓶口,静止约 15min,盖时应避免产生气泡。

5. 将载玻片垂直向上拿起并迅速翻转,镜检。

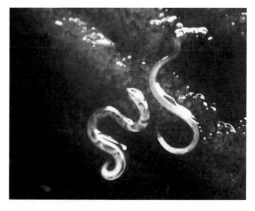

图 10-44 钩虫咬附于肠黏膜,肠镜下所见

**【示教技术操作】**

1. 钩蚴培养法(多媒体示教) 钩虫卵在外界一定温、湿度条件下,数天内可发育到幼虫期而孵出,钩蚴有向温、向湿特性,可集中于水内而易于观察。此法不需用显微镜,且阳性率比粪便涂片法高 7.2 倍,效果良好。常用的是小试管培养法,本法不仅可用于钩虫感染的诊断,而且还可用作虫卵计数。

(1) 取一支 1cm×10cm 洁净试管,加入冷开水 1~2ml,将滤纸剪成与试管直径等宽但较试管稍长 2~3cm 的"T"字形纸条,横条部分用铅笔写受检者姓名或编号。

(2) 取混匀的粪便 0.2~0.4g(约半粒蚕豆大小),均匀地涂在纸条中段,若只以检查钩虫卵的有无为目的,涂 0.5g 左右的粪便即可,若须同时作虫卵计数,则必须准确地称取 0.5g。

(3) 将涂有粪便的纸条插入以管内,下端浸入水中,但不要触及水底,同时注意勿使粪便混入水中。置于 20~30℃条件下培养。培养过程中必须注意每天补充管内蒸发掉的水分。

（4）3～5 天后，将纸条取出，检查管内水中有无钩蚴。若有钩蚴，在水中虫体透明，用肉眼或放大镜观察，可见其作蛇形运动。若欲作虫卵计数，则加碘液少许将钩蚴杀死，取管内沉淀部分置于载玻片上，以普通放大镜计数钩蚴的数目。

2. 虫卵计数法（司徒尔法）

（1）用容量为 65ml 左右三角烧瓶，在烧瓶的颈部相当于 56ml 和 60ml 处做两个刻度。先把 0.1mol/L NaOH 溶液倒入瓶内至 56ml 处，再慢慢地加入粪便至液面上升到 60ml 处，放进玻璃珠十余颗，用橡胶塞塞紧瓶口，充分摇动使其成为均匀的混悬液。

（2）用有刻度的小吸管取 0.075ml 或 0.15ml 粪液置于载玻片上，加盖片，在低倍镜下计算全片的虫卵数。乘以 200（吸 0.075ml）或 100（吸 0.15ml）即得每克粪便虫卵数。

（3）因粪便的性状明显地影响估算结果，故不成形的粪便的虫卵数应再乘粪便性状系数，即半成形粪便×1.5，软湿形粪便×2，粥状粪便×3，水泻形粪便×4。

$$雌虫数＝每克粪便含卵数×24h 粪便克数／已知雌虫每天排卵总数$$
$$成虫总数＝雌虫总数×2$$

【实验报告】

1. 绘钩虫卵图，注明构造。

2. 列出在实验时所观察到的两种钩虫成虫的主要鉴别特征。

【思考题】

1. 粪便检查钩虫卵时，为何常见到多细胞时期的虫卵？

2. 诊断钩虫感染常用的病原学诊断方法是什么？

# 四、毛首鞭形线虫

【目的与要求】

1. 掌握毛首鞭形线虫（*Trichuris trichiura*，鞭虫）卵的形态特征。

2. 熟悉鞭虫（whipworm）的形态、生活史。

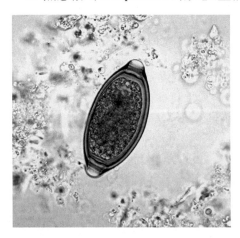

图 10-45　鞭虫卵，感染粪便涂片，未染色，400×

【自学标本】

1. 虫卵（玻片标本）　显微镜低倍镜调焦，找到典型虫卵，再转高倍镜观察。形似腰鼓，大小约（50～54）$\mu$m×（22～23）$\mu$m 黄褐色，卵壳厚，卵两端狭尖，各具一透明塞状突（或称透明栓），卵自人体排出时，其中卵细胞尚未分裂（图 10-45）。

2. 成虫（玻片标本）　解剖镜或显微镜低倍镜观察。外形同大体标本，其前部有一微细的咽管，管外绕有一串较大的杆状细胞。

【示教标本】

1. 鞭虫成虫（浸制大体标本）　肉眼或放大镜观察。成虫前 3/5 细如发丝，后 2/5 粗，酷似马鞭，灰白色。雌虫较长，尾端钝圆，阴门位于虫体粗大部分的前端。雄虫较短，3～4.5cm，尾端向腹面 360°卷曲，有交合刺一根（图 10-46）。

2. 鞭虫寄生肠壁标本(浸制大体标本) 肉眼或放大镜观察。鞭虫成虫寄生于大肠肠壁,以其细长的前端插入肠黏膜寄生,较粗的后端游离于肠腔(图 10-47)。

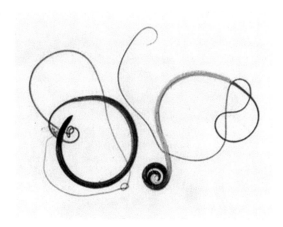

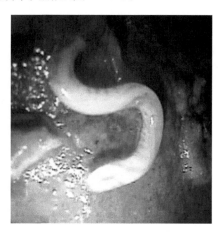

图 10-46 鞭虫成虫,左为雌虫,右为雄虫　　图 10-47 结肠镜下所见寄生在肠壁黏膜上的
　　　　　　　　　　　　　　　　　　　　　　　　　　鞭虫,露出粗大的尾部

**【主要技术操作】**

直接涂片法查虫卵。

**【实验报告】**

绘鞭虫卵图,并注明其构造。

**【思考题】**

鞭虫和蛔虫的生活史有何异同点?

# 五、班氏吴策线虫和马来布鲁线虫

**【目的与要求】**

1. 掌握班氏吴策线虫(*Wuchereria bancrofti*,班氏丝虫)及马来布鲁线虫(*Nematode Brugia*,马来丝虫)微丝蚴的形态鉴别。

2. 熟悉血液检查微丝蚴的技术操作。

**【自学标本】**

1. 班氏微丝蚴(玻片标本) 显微镜低倍镜调焦,找到虫体,再用高倍镜观察其内部构造。虫体呈丝状,长约 $244\sim296\mu m$,前端钝圆,后端尖细,体外有一层鞘膜,此鞘膜在被包围的虫体前端及后端,尤以前端更明显。虫体体态弯曲较自然柔和,体内构造可观察到整个身体中有许多体细胞核称为体核。体核大小相等,为圆形成椭圆形,排列整齐,核较分散,核与核之间染色淡。在虫体最前端无细胞核构造,为一空隙称为头间隙。头间隙的长度与虫体宽度相等或为虫体宽的 1/2,在尾部亦无细胞核结构(图 10-48A)。

2. 马来微丝蚴(玻片标本) 观察方法同上。较班氏微丝蚴小,长约 $177\sim230\mu m$,一般构造皆与班氏微丝蚴相同(图 10-48B),与班氏微丝蚴的鉴别特征为:

(1) 体态弯曲不自然较硬直,有小弯曲。

(2) 头间隙较长,其长度约等于虫体宽度的 2 倍。

（3）体细胞核密集，大小、形状也不规则，由于体核聚集在一起，不易分辨清楚。

（4）尾部有尾核两个，前后排列。

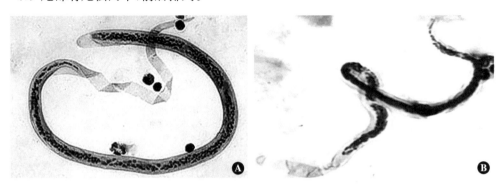

图 10-48　微丝蚴，感染者外周血涂片，姬氏染色，400×

A. 班氏微丝蚴；B. 马来微丝蚴

**【示教标本】**

1. 丝虫成虫（浸制保存标本）　放大镜或解剖镜观察。从淋巴组织中分离出虫体，保存于 10％甲醛溶液中，丝虫虫体细长如丝，乳白色。雄虫尾部向腹面卷曲。雌虫较雄虫长，尾部不弯曲。两种丝虫成虫外观难以鉴别。

2. 中间宿主（媒介蚊种）　选中华按蚊及淡色库蚊，库蚊针插标本。肉眼或放大镜观察。

3. 病理标本（多媒体示教）

（1）乳糜尿：慢性丝虫患者尿液，可见大量乳白色沉淀物。

（2）晚期丝虫患者象皮肿（elephantiasis）照片。

**【主要技术操作】**

1. 厚血膜制作（为常用的丝虫病诊断方法）

（1）器材：刺血针、载玻片、棉球、酒精棉球、溶血缸。

（2）操作步骤：

1）75％酒精棉球消毒受检查耳垂，待干后用左手拇指与示指提住耳垂下方，并使耳垂下方皮肤绷紧，右手指将采血针速刺耳垂，挤出三大滴血，滴于洁净载玻片内中央。

2）用另一载玻片的一角，轻轻将血滴涂成约 2.5cm×1.5cm 的厚血膜。

3）将玻片平放，待其自然干燥。

4）将血片置于清洁的水中（也可滴加蒸馏水或清水，铺满血膜），约 15～20min，脱去血红蛋白，待血膜变为灰白色后取出，拭去玻片反面的水，镜检。

2. 注意事项

（1）取血时间，应于晚上 9 时以后为宜。

（2）载玻片必须洁净，无油迹，否则易使血膜脱落。

（3）刺血针及刺血部位皮肤均需用 75％酒精棉球消毒后方可采血。

（4）如需观察虫体详细构造，鉴定虫种，则须染色，一般用姬氏染色。血膜要充分晾干后染色。

【实验报告】

绘班氏及马来微丝蚴图并注明构造。

【思考题】

1. 丝虫生活史有何特点？微丝蚴的夜现周期性可能与哪些因素有关？
2. 诊断丝虫病有哪些常用的病原学方法？

# 六、旋毛形线虫

【目的与要求】

1. 认识旋毛形线虫(*Trichinella spiralis*,旋毛虫)成虫及幼虫的形态特征。
2. 了解旋毛虫的生活史。

【自学标本】

旋毛虫囊胞(Trichinella capsules)(切片标本)。

显微镜低倍镜观察,再转高倍镜观察。幼虫囊包位于宿主的横纹肌肉内,呈梭形,其纵轴与肌纤维平行,大小(0.25～0.5)mm×(0.21～0.42)mm。一个囊包内通常含1～2条卷曲的幼虫,个别也有6～7条的(图10-49)。

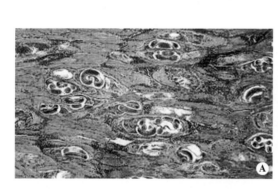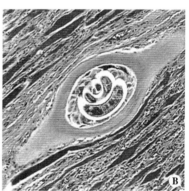

图 10-49 肌组织中的旋毛虫囊胞,HE 染色

A. 可见多个囊胞切面,40×;B. 一典型梭形囊胞,可见虫体切面,100×

【示教标本】

成虫(玻片标本)。

低倍镜观察。虫体细小乳白色,雄虫大小为(1.0～1.8)mm×(0.03～0.05)mm,雌虫为(3～4)mm×0.06mm。食管为长行单细胞组成,生殖器官为单管型。

【主要技术操作】

肌肉压片检查旋毛虫幼虫。

1. 材料 旋毛虫幼虫感染的小鼠、载玻片、剪刀、镊子、甲酚皂溶液等。
2. 方法 剪取米粒大的小鼠横纹肌组织,放置在两片载玻片中央,用力压平,置于低倍镜下观察。可见肌组织内含旋毛虫幼虫的梭形囊胞(图10-50)。
3. 注意事项 戴手套操作,防止感染;用后的肌肉组织、器械等需经2‰～3‰的甲酚皂溶液浸泡或煮沸消毒。

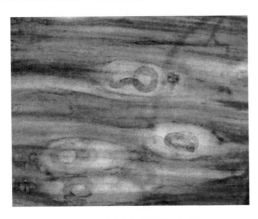

图 10-50 肌肉压片所见旋毛虫囊胞，
内可见旋毛虫幼虫，100×

【实验报告】

绘旋毛虫幼虫图。

【思考题】

1. 试述旋毛虫对宿主可造成哪些组织器官的损害？

2. 如何诊断旋毛虫感染？如何防治？

# 七、粪类圆线虫

【目的与要求】

了解自生和寄生世代成虫及虫卵的特征。

【自学标本】

1. 自生世代成虫(玻片标本)　显微镜观察。虫体小，长约 0.7～1.0mm，雄虫尾端向腹面卷曲，具两根交合刺。雌虫尾端尖细(图 10-51)。

2. 寄生世代雌虫(玻片标本)　显微镜观察。雌虫大小约 2.2mm×(0.03～0.074)mm，虫体半透明，角皮具横纹，尾端尖细，咽管细长，占虫体的 1/3～2/5。

3. 寄生世代幼虫

(1) 杆状蚴(rhabtidiform larva)：第一期幼虫。头钝圆、尾尖细，长约 0.2～0.45mm，生殖原基明显可见(图 10-52)。

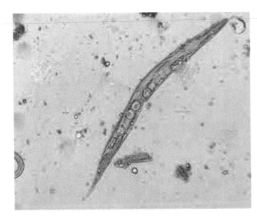

图 10-51 粪类圆线虫，自生世代雌虫，40×

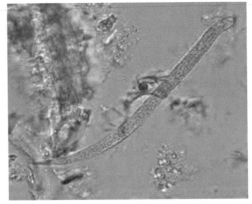

图 10-52 粪类圆线虫杆状蚴，感染粪便涂片，
未染色，100×

(2) 丝状蚴(filariform larva)：为第三期幼虫，即感染期幼虫。虫体细长，约长 0.6～0.7mm，咽管约为体长 1/2，尾端尖细，有细小分叉。

【示教标本】

虫卵(玻片标本)。

低倍镜观察调焦，找到虫卵后转高倍镜观察。椭圆形，卵壳薄，与钩虫卵形态相似，但较小，(50～58)μm×(30～34)μm，部分卵内含一条胚蚴(图 10-53)。

**【实验报告】**

绘粪类圆线虫虫卵图(注意与钩虫卵的区别)。

**【思考题】**

试述粪类圆线虫成虫的病原学诊断方法,检查中应注意什么?

# 八、广州管圆线虫

**【目的与要求】**

熟悉广州管圆线虫(*Angiostrongylus cantonensis*)成虫及第一期幼虫形态特征。

**【自学标本】**

广州管圆线虫成虫头端(玻片标本)。

低倍镜观察。头端钝圆,头顶中央有一小圆口,缺口囊,咽管较短,后接直的肠管。

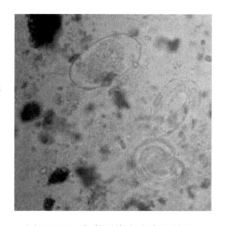

图 10-53  粪类圆线虫虫卵和幼虫,感染粪便涂片,未染色,400×

**【示教标本】**

1. 成虫大体标本(浸制保存标本)  肉眼或放大镜观察。虫体线状,体表有细横纹。头端钝圆,头顶中央有一小圆口,缺口囊。雄虫大小(11～26)mm×(0.21～0.53)mm,交合伞对称。雌虫大小(17～45)mm×(0.3～0.66)mm,尾端呈斜锥形,白色的双管形子宫与充满血液的肠管缠绕成红、白相间的螺旋纹,非常明显,阴门开口于肛门之前。

2. 第一期幼虫(玻片标本)  低倍镜观察。虫体细长,(0.25～0.29)mm×(0.014～0.018)mm,具侧翼。咽管约为虫体长度的1/2。生殖原基约位于肠中部稍前,尾端尖,背侧有一凹陷。

(卢小澍)

# 实验二  吸  虫

## 一、华支睾吸虫

**【目的与要求】**

1. 掌握华支睾吸虫(*Clonorchis sinensis*,肝吸虫)虫卵和成虫的形态特征。

2. 熟悉华支睾吸虫的发育过程,认识各期幼虫和第一、第二中间宿主。

3. 了解成虫的致病作用。

**【自学标本】**

1. 华支睾吸虫成虫(浸制保存标本)  肉眼或放大镜观察。虫体背腹扁平、较薄,大小为(10～25)mm×(3～5)mm,葵花子状,前端较尖,后端钝圆。虫体中部可见黄褐色充满虫卵的子宫。

2. 华支睾吸虫成虫(玻片标本)  低倍镜观察。口吸盘(oral sucker)位于虫体前端,腹吸盘(ventral sucker)略小,位于虫体腹面前端1/5处。肠管(cecum)分两支,沿虫体两侧向后延伸,末端为两支盲端;排泄囊为 S 形的长袋,排泄孔开口于虫体末端。雌雄同体。雄性生殖器官有睾丸(testis)一对,呈高度分支状前后排列于虫体后部,占虫体长度的 1/3,睾丸分支是本虫的主要形态特征。雌性生殖器官有卵巢(ovary)一个,边缘呈分叶状,位于睾丸前方,子宫(uterus)后方。子宫位于腹吸盘的后方,盘绕于虫体中央。卵黄腺分布于虫体中部的肠管外侧。受精囊位于卵巢和睾丸之间,呈囊袋状(图 10-54)。

3. 华支睾吸虫虫卵(玻片标本) 为寄生于人体的蠕虫卵中最小的虫卵,大小(28～30)μm×(14～18)μm,低倍镜下观察虫卵为淡黄褐色,形似芝麻,高倍镜下观察,虫卵前端较窄,顶部有一小盖,卵盖周围的卵壳增厚形成肩峰。虫卵后端钝圆,末端有小疣状突起,卵内含有一成熟的毛蚴(myracidium)(图 10-55)。

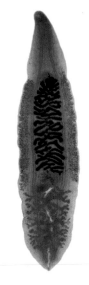 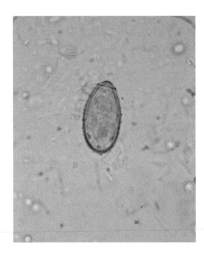

图 10-54 华支睾吸虫成虫,卡红染色　图 10-55 华支睾吸虫虫卵,感染粪便涂片,未染色,400×

**【示教标本】**

1. 华支睾吸虫尾蚴(cercaria)(玻片标本) 低倍镜观察。由体部和尾部组成,体部长210～240μm,体部有口吸盘和腹吸盘,原始肠管,排泄囊和腺体;尾部较长,为体部的 2～3倍,是肝吸虫尾蚴的特征。

2. 华支睾吸虫囊蚴(metacercaria)(玻片标本) 低倍镜观察。呈椭圆形,大小为138μm×115μm,双层囊壁,幼虫卷曲于囊内,体内可见一个黑褐色椭圆形排泄囊,直径约占囊蚴的 1/3(图 10-56)。

3. 第一中间宿主(多媒体示教) 纹沼螺、长角涵螺、赤豆螺等。

4. 第二中间宿主(多媒体示教) 麦穗鱼、沼虾等。

5. 肝吸虫病肝脏标本(浸制保存标本) 可见肝胆管扩张,胆管中有华支睾吸虫成虫,管壁增厚,胆管周围结缔组织增生或纤维化(图 10-57)。

**【主要技术操作】**

1. 离心沉淀法查肝吸虫虫卵 将粪便滤去初渣,置于离心管中,以 1500rpm 离心5min,弃上清液,注入清水,再离心沉淀,反复 3～4 次,至上清液澄清,弃上清液后取沉渣涂片镜检。

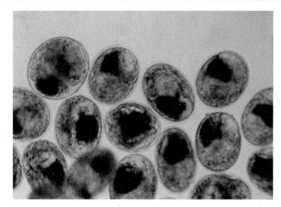

图 10-56　华支睾吸虫囊蚴,取自受感染的
鱼肉,未染色

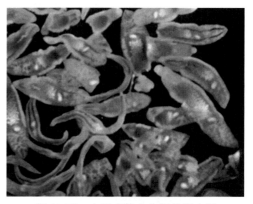

图 10-57　自患者体内收集的华支睾
吸虫成虫,未染色

2. 醋酸乙醚改良法查肝吸虫虫卵　此方法是用脂溶剂将粪便中的黏性物质溶解,再通过离心沉淀将虫卵分离出来,用于检测消化道内寄生的蠕虫卵,尤其适用于检测粪便中虫卵较少或虫卵较小,常用于华支睾吸虫虫卵。取粪便 0.5g 置于离心管中,加蒸馏水 5ml 充分搅拌,用纱布过滤,1500rpm 离心 5min,弃上清液,加 5％醋酸 5ml 和 1 滴 Tween80,振荡摇匀后加乙醚 5ml,离心 5min,弃上清液,取沉淀物涂片镜检。

【实验报告】

绘华支睾吸虫虫卵形态图,注明主要结构。

【思考题】

试述肝吸虫的形态特征和生活史。

# 二、布氏姜片吸虫

【目的与要求】

1. 掌握布氏姜片吸虫(*Fasciolopsis buski*,肠吸虫)成虫和虫卵的形态特征。

2. 熟悉布氏姜片吸虫的发育过程,认识各期幼虫和第一、第二中间宿主。

【自学标本】

1. 布氏姜片吸虫成虫(浸制保存标本)　肉眼或放大镜观察。虫体较大、肥厚,长椭圆形,大小(20～75)mm×(8～20)mm×(0.5～3)mm,前窄后宽,背腹扁平,灰白色,形似姜片。

2. 布氏姜片吸虫成虫(玻片标本)　肉眼观察或放大镜观察。口、腹吸盘距离很近,口吸盘呈圆形,直径约为 0.5mm,位于虫体最前端,腹吸盘比口吸盘大 4～5 倍,肉眼清晰可见,呈漏斗状。咽和食管短,肠管在腹吸盘前方分支,呈波浪状弯曲,沿虫体两侧后行至虫体末端呈盲端。雌雄同体:雄性生殖器官有一对较大的睾丸,前后排列于虫体后端,高度分支呈珊瑚状;雌性生殖器官有卵巢一个,位于睾丸前方,呈佛手状,子宫呈黄色,弯曲盘旋于虫体中部,开口于腹吸盘前,无受精囊。卵黄腺较发达,分布于虫体两侧(图 10-58)。

3. 布氏姜片吸虫虫卵(玻片标本)　显微镜低倍镜调焦查找到虫卵后,再改为高倍镜观察。布氏姜片吸虫虫卵为寄生于人体的蠕虫卵中最大虫卵,大小为(130～140)$\mu$m×(80～85)$\mu$m。虫卵呈椭圆形,两端钝圆,卵壳薄,淡黄色,卵盖不明显。卵内含有一个卵细胞及数十个卵黄细胞(图 10-59)。

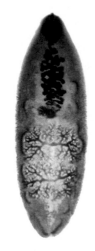 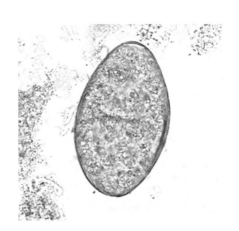

图 10-58　布氏姜片吸虫成虫,卡红染色　　图 10-59　布氏姜片吸虫虫卵,感染粪便涂片,未染色,400×

**【示教标本】**

1. 布氏姜片吸虫尾蚴(玻片标本)　由体部和尾部组成。体部呈椭圆形,有口、腹吸盘和肠管等;尾部细长,不分叉。

2. 布氏姜片吸虫囊蚴(玻片标本)　略扁圆,双层囊壁,外壁脆弱易破,内壁透明较坚韧,囊内有一个幼虫,幼虫排泄囊两侧的集合管中有许多黑褐色折光颗粒。

3. 第一中间宿主(多媒体示教)　扁卷螺,螺体大小(6～7)mm×(2～4)mm,呈扁圆形,壳光滑,暗褐色或红褐色。

4. 第二中间宿主(多媒体示教)　红菱、茭白、荸荠等。

**【主要技术操作】**

1. 粪便直接涂片法查姜片虫虫卵　取清洁载玻片,中央加一滴生理盐水,挑取少许粪便,置载玻片上的生理盐水中涂布均匀,涂片厚度以透过粪膜可隐约辨认书上的字迹为宜,在粪膜上加盖玻片,镜下观察虫卵。姜片虫产卵量大,虫卵体积较大,易于检出。轻度感染者可用自然沉淀法检查。

2. 自然沉淀法查姜片虫虫卵　取粪便 20～30g,加水制成悬液,经 40～60 目金属筛过滤,再加清水冲洗筛上粪渣,收集滤液静置 25min 后弃去上清液,重新加满清水。以后每隔 15min 换水 1 次,共换水 3～4 次,直至上清液澄清为止,弃上清液后取沉渣镜检。

**【实验报告】**

1. 绘布氏姜片吸虫成虫形态图。
2. 绘布氏姜片吸虫虫卵形态图,注明主要结构。

**【思考题】**

试述姜片虫发生地方性流行的因素,其防治原则是什么?

# 三、卫氏并殖吸虫

**【目的与要求】**

1. 掌握卫氏并殖吸虫(*Paragonimus westermani*,肺吸虫)虫卵和成虫的形态特征。

2. 熟悉卫氏并殖吸虫的发育过程,认识各期幼虫和第一、第二中间宿主。

3. 了解成虫的致病作用及卫氏并殖吸虫的病原学诊断方法。

**【自学标本】**

1. 卫氏并殖吸虫成虫(浸制保存标本) 肉眼或放大镜观察。虫体椭圆,大小为(7.5～12)mm×(4～6)mm,背侧隆起,腹面扁平,如半粒黄豆大小,灰白色。

2. 卫氏并殖吸虫成虫(玻片标本) 低倍镜观察。口、腹吸盘大小相近,口吸盘位于虫体前端,腹吸盘位于虫体腹面中部。两支单管型肠管位于虫体两侧,波浪状弯曲延伸至虫体后部,末端为盲端。雌雄同体:雄性生殖器官有睾丸一对,指状分枝的睾丸左右并列于虫体后 1/3 处;雌性生殖器官有左右排列的卵巢和子宫,位于睾丸之前,腹吸盘之后,卵巢分 5～6 叶,子宫盘旋成团,充满虫卵。生殖器官并列是卫氏并殖吸虫的特征。生殖孔位于腹吸盘后方。卵黄腺发达,分布于虫体两侧(图 10-60)。

3. 卫氏并殖吸虫虫卵(玻片标本):虫卵呈椭圆形,形态不规则,大小为(80～118)μm×(48～60)μm,前端较宽有一扁平小盖,卵盖大,常倾斜,后端较窄。卵壳呈金黄色,厚薄不均,虫卵后端较窄处增厚明显,卵内含有 1 个未分裂的受精卵细胞和十多个卵黄细胞,卵细胞呈圆形、较大,位于虫卵中间,常被卵黄细胞遮盖,卵黄细胞位于卵细胞周围,内含许多颗粒(图 10-61)。

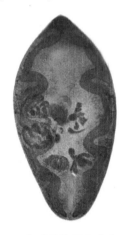
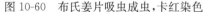
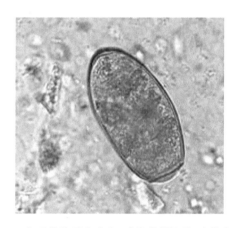

图 10-60 布氏姜片吸虫成虫,卡红染色　　图 10-61 布氏姜片吸虫虫卵,感染者粪涂片,未染色,400×

**【示教标本】**

1. 卫氏并殖吸虫尾蚴(玻片标本) 由体部和尾部组成,体部呈椭圆形,前端有较大的口吸盘,前端背侧有一锥刺,尾部很短,呈椭圆形。

2. 卫氏并殖吸虫囊蚴(玻片标本) 白色圆球形,直径为 0.3～0.4mm,双层囊壁,外壁薄、内壁厚,囊内幼虫的肠管呈螺旋状弯曲后行,至末端为盲端,两肠管的空隙之间充满排泄囊,内含许多黑褐色折光颗粒。

3. 第一中间宿主(多媒体示教) 川卷螺,塔锥形,长约 10～20mm,壳质坚硬,黄褐色、褐色或黑色。

4. 第二中间宿主(多媒体示教) 蝲蛄、石蟹、溪蟹。

5. 肺吸虫病的犬肺标本(多媒体示教) 肺浅表部有椭圆形肺吸虫囊肿,直径 1.5cm,黄褐色,切开囊肿可见囊壁厚 1～2mm,与周围组织界限明显。囊肿内容物为黏稠、棕褐色的坏死组织和血液、虫卵或成虫。

**【主要技术操作】**

1. 痰液中检查肺吸虫虫卵　在洁净载玻片上加一滴生理盐水,挑取少许新鲜、铁锈色痰,置于载玻片的生理盐水中涂成痰膜,加盖玻片镜检虫卵。涂片检查为阴性者,可改用浓集法。

2. 浓集法　收集 24h 痰液,置于玻璃杯中,加入等体积的 10％NaOH 溶液,搅拌均匀,置入 37℃温箱内消化 2h,分装于离心管内 1500rpm 离心 5min,弃上清液,取沉渣涂片镜检。

**【实验报告】**

1. 绘卫氏并殖吸虫成虫形态图。
2. 绘卫氏并殖吸虫虫卵形态图,注明主要结构。

# 四、日本裂体吸虫

**【目的与要求】**

1. 掌握日本裂体吸虫(*Schistosoma japonicum*,血吸虫)虫卵及成虫的形态特征。
2. 熟悉日本裂体吸虫的发育过程,认识各期幼虫和中间宿主。
3. 熟悉日本裂体吸虫的致病机理,常用的病原学及免疫学诊断方法。

**【自学标本】**

1. 日本裂体吸虫成虫(blood fluke,日本血吸虫)(浸制保存标本)　肉眼或放大镜观察。雌雄异体,常呈合抱状态,雌虫居于雄虫抱雌沟内。雄虫乳白色,大小(10～22)mm×(0.5～0.55)mm,两侧向腹面卷曲形成抱雌沟体,因此雄虫外观呈圆柱状,形似线虫;雌虫黑褐色,大小(12～28)mm×(0.1～0.3)mm,前细后粗。

2. 日本裂体吸虫成虫(玻片标本)

低倍镜下观察见:

(1) 雄虫:口吸盘位于虫体前端腹面,腹吸盘离口吸盘较近,向外突出如杯状,有粗短基底部与体部相连。有口无咽,下方为一较短食管,肠管在腹吸盘的前方分为两支,至虫体后1/3 处汇合为单一肠管,末端为盲端。腹吸盘后虫体背侧有 7 个呈串珠状排列的球状睾丸。虫体两侧向腹面卷曲形成抱雌沟。

(2) 雌虫:口吸盘位于虫体前端腹面,腹吸盘离口吸盘较近,比口吸盘稍大,有口无咽,下方为一较短食管,肠管在腹吸盘的前方分为两支,肠管中因含有食入的血液消化后残留的色素,故呈黑褐色,肠管至虫体后端合并为单一肠管,末端为盲端。卵巢位于虫体中部,染色较深,呈长椭圆形。卵黄腺排列于虫体后部单一肠管周围,棕色颗粒状。卵巢前方为直管形的子宫,开口于腹吸盘后的生殖孔,子宫内有数十个虫卵(图 10-62)。

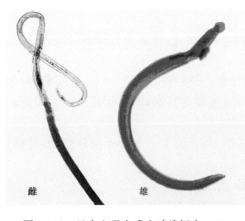

图 10-62　日本血吸虫成虫玻片标本,40×

3. 日本血吸虫虫卵(玻片标本)　显微

镜低倍镜调准焦距,找到典型虫卵后转高倍镜观察。成熟虫卵呈椭圆形、淡黄色,大小(74～106)μm×(55～80)μm,卵壳较薄,一侧可见一小棘,无卵盖,虫卵表面常有黏附物,卵内含一梨形毛蚴,毛蚴与卵壳之间常有大小不等的圆形或椭圆形油滴状分泌物(图10-63)。

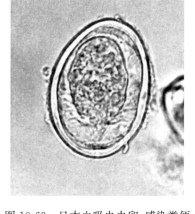

图10-63　日本血吸虫虫卵,感染粪便涂片,未染色,400×

**【示教标本】**

1. 日本血吸虫毛蚴

(1) 玻片标本:呈梨形,顶部有锥形顶突。

(2) 活毛蚴:经毛蚴孵化法孵化活毛蚴,肉眼或放大镜寻找接近水面处快速运动的毛蚴,为白色小点状,来回做快速的直线运动。

2. 日本血吸虫尾蚴(玻片标本)　虫体分体部和尾部,体部呈长椭圆形,体部后1/3处可见腹吸盘;尾部细长,分为尾干和尾叉,尾部分叉是日本裂体吸虫的特点(图10-64)。

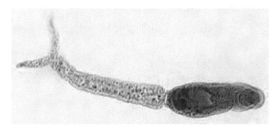

图10-64　日本血吸虫尾蚴,卡红染色,100×

3. 湖北钉螺(Oncomelania hupenesis)——中间宿主(浸制保存标本)　小型两栖淡水螺,螺壳小呈圆锥形,大小为(7～10)mm×(3～4)mm,外缘背侧有一粗的隆起为唇脊,有6～8个螺层,分为肋壳钉螺和光壳钉螺,肋壳钉螺分布于平原地区,螺体表面有纵肋,光壳钉螺分布于山丘地区,螺体表面光滑。

4. 日本血吸虫病肠系膜标本(浸制保存标本)　肠系膜静脉中可见日本血吸虫成虫寄生,肠壁黏膜上有许多白色或淡黄色、粟粒大小的虫卵结节。

5. 日本血吸虫病肝脏标本(浸制保存标本)　肝脏表面有许多白色或淡黄色、粟粒大小的虫卵结节(图10-65)。

6. 日本血吸虫病肝脏切片标本　肝组织的门静脉分支远端虫卵聚集成簇,虫卵周围有组织坏死和液化,伴有大量嗜酸粒细胞浸润。

**【主要技术操作】**

1. 自然沉淀法检测虫卵　取粪便20～30g,加水制成悬液,经40～60目金属筛过滤,再加清水冲洗筛上粪渣,收集滤液静置25min后弃去上清,重新加满清水。以后每隔15min换水1次,共换水3～4次,直至上清液澄清为止,最后弃去上清液,取沉渣镜检。沉淀时间不宜过长,尤其室温高于15℃时,虫卵易孵化为毛蚴,可先使用1.2%盐水或冰水冲洗粪便,最后1次再用室温清水冲洗。

2. 毛蚴孵化法　取粪便20～30g,经自然沉淀法

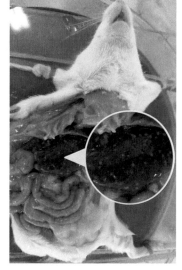

图10-65　血吸虫感染小鼠肝脏的虫卵结节

浓集处理后,将沉渣倒入 500ml 三角烧瓶中,加冷开水至近瓶口处,置 20~30℃温箱中4~6h 孵育毛蚴。用肉眼或放大镜观察,烧瓶对着光源,可衬黑色背景,目光与瓶口处水面保持水平,可见水面下白色点状物为毛蚴,来回做快速的直线游动。

3. 毛蚴促孵法　取粪便 20~30g,经自然沉淀法浓集处理后,将沉渣倒入 500ml 三角烧瓶中,不加水或将粪便放置在吸水纸上,置 20~30℃温箱中过夜,检查前加冷开水至近瓶口处,2h 后可观察孵化的毛蚴,为水面下的白色点状物来回做快速的直线游动。

4. 日本血吸虫病实验动物模型制作　见第十一章第一节实验二实验动物人工感染血吸虫实验。

5. 组织压片(观察虫卵结节)　解剖日本血吸虫病小鼠,剪取肝脏表面白色结节,置于清洁载玻片上,用盖玻片轻轻压平,低倍镜下观察虫卵肉芽肿形态。

6. 环卵沉淀实验　见第十一章第二节实验一环卵沉淀实验检测血吸虫感染。

**【实验报告】**

绘日本裂体吸虫虫卵形态图。

**【思考题】**

血吸虫形态与其他吸虫有什么不同?

(王　倩)

# 实验三　绦　　虫

## 一、链状带绦虫

**【目的与要求】**

1. 掌握链状带绦虫( *Taenia solium*,猪带绦虫/猪肉绦虫)成虫、头节、成节和孕节的形态特征。

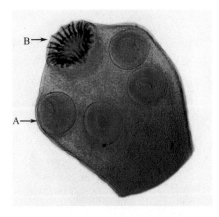

图 10-66　链状带绦虫头节,卡红染色,40×
A. 吸盘;B. 小钩

2. 掌握链状带绦虫虫卵和囊尾蚴的形态特征。

3. 了解囊尾蚴的致病作用。

**【自学标本】**

1. 头节(scolex)(玻片标本)　低倍镜观察。头节呈圆球形,四周有 4 个吸盘,顶部有 1 个突出的顶突,顶突上有两圈小钩(图 10-66)。

2. 孕节(gravid proglottid)(玻片标本)　肉眼或放大镜观察。节片呈长方形,子宫被墨汁染成黑色,其内充满虫卵,子宫自中央的主干向两侧分支,每侧约 7~13 支,分支排列不整齐(图 10-67)。

3. 虫卵(玻片标本)　显微镜低倍镜调准焦距,找到典型虫卵后转高倍镜观察。完整虫卵有薄而透明的卵壳,直径 50~60μm,但卵壳极易破碎,因此镜下多见不完整虫卵,呈圆形或椭圆形,大小约 31μm×43μm,外面为一层胚膜,胚膜较厚,棕黄色,有放射状条纹。卵内含有 1 个六钩蚴,呈球形,有 3 对钩针状小钩,但镜下常不能同时见到(图 10-68、图 10-69)。

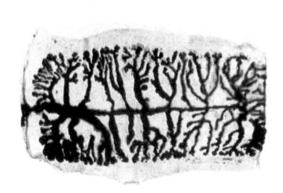

图 10-67　链状带绦虫孕节,墨汁注射染色

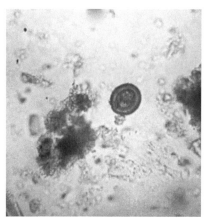

图 10-68　链状带绦虫虫卵,感染者粪涂片,未染色,100×

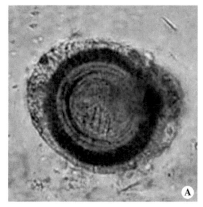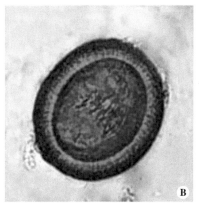

图 10-69　链状带绦虫卵
A. 完整虫卵;B. 不完整虫卵,400×

**【示教标本】**

1. 链状带绦虫成虫(浸制保存标本)　肉眼观察。乳白色,长约 2～4m,呈链状,虫体由约 700～1000 个薄而透明的节片组成,从上到下分为头节、颈节、幼节、成节和孕节。前端较细,向后逐渐变宽,各种节片之间无明显分界线。头节呈球形,乳白色;颈部细短,幼节与颈部相连,较小、短而宽;成节位于链体中部,呈方形;链体后端为孕节,呈长方形。每一节片侧面有一生殖孔(图 10-70)。

2. 囊尾蚴(cysticercus)(浸制保存标本)　肉眼或放大镜观察。黄豆大小,为椭圆形、乳白色、半透明的囊状物,囊内充满透明的囊液,囊壁上有小白点,为向内翻卷的头节,构造与成虫头节相似(图 10-71)。

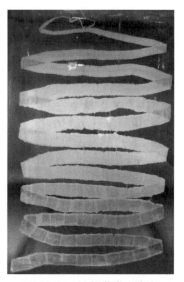

图 10-70　链状带绦虫成虫

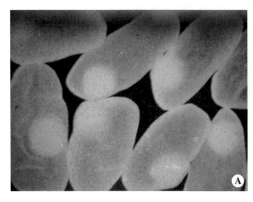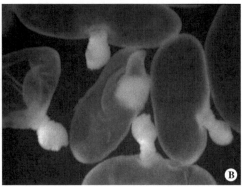

图 10-71 链状带绦虫囊尾蚴
A. 囊尾蚴头节未伸出；B. 囊尾蚴头节伸出

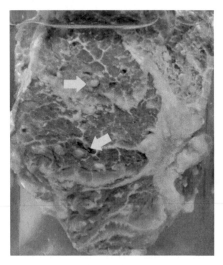

图 10-72 猪肉组织中的囊尾蚴

3. 成节(mature proglottid)(玻片标本) 低倍镜观察。节片近方形,雌雄同体,每一节均有雌、雄生殖器官各一套,侧面有一生殖孔。滤泡状睾丸 150～200 个,分布于节片的上方及两侧;卵巢位于节片的后部,分三叶,染成红色,左右两叶较大,中央一小叶较小,单管状子宫从节片中央向前延伸末端为盲端,无消化器官。

4. 囊虫病病理标本(多媒体示教) 囊尾蚴可寄生于皮下、肌肉、脑、心脏等组织中,可见感染部位有椭圆形,乳白色的囊尾蚴,有些可在囊壁上看到小白点为头节(图 10-72)。

【主要技术操作】

1. 检测头节 服驱虫药后,收集患者 24h 粪便,用水清洗,检查虫体上有无头节,查得头节后用夹片法固定头节,低倍镜下观察头节形态,链状带绦虫头节近圆球形,有 4 个吸盘和 1 个顶突,顶突上有两圈小钩。

2. 检测孕节

(1)夹片法:将孕节用清水洗净,夹于两张载玻片之间,轻压将节片压薄,两端用橡皮筋扎紧固定,对光观察节片,计数子宫单侧分支数。

(2)注射法:将孕节用清水洗净,滤纸吸干表面,用 1ml 注射器,4 号针头,抽取墨汁少许,从孕节中央子宫主干处进针,缓慢推注墨汁入子宫腔内并充满各子宫分支,清水洗净多余墨汁,将孕节夹于两载玻片之间,压片观察节片,计数子宫单侧分支数。

3. 检测虫卵 粪便直接涂片法、自然沉淀法、饱和盐水浮聚法等均可使用。

饱和盐水浮聚法:挑取黄豆大小粪便,置于圆直筒形浮聚瓶内,加入少许饱和盐水混匀后,再加饱和盐水至近瓶口处,改用吸管缓慢滴加,使液面略高于瓶口但不溢出,然后将一载玻片覆盖于瓶口上,静置 15min,拿起载玻片迅速翻转,注意防止玻片上液体滴落,立即镜检。

4. 检测囊尾蚴 用手术刀将米猪肉中的囊尾蚴完整剥离,去除虫体外的纤维被膜。肉眼观察链状带绦虫囊尾蚴,呈椭圆形、乳白色囊状物,囊内充满透明液体,囊壁上有一米粒大小的白点,为向内翻卷的头节。采用囊尾蚴夹片法镜下观察,头节呈圆球形,四周有 4 个吸盘,顶部有 1 个突出的顶突,顶突上有两圈小钩。

5. 孵化囊尾蚴　用手术刀将新鲜米猪肉中的囊尾蚴完整剥离,去除纤维囊壁后置于平皿中,加入含 40% 胆汁的生理盐水,液体应完全覆盖囊尾蚴,置 37℃ 温箱孵育,通常 30～60min 可孵出头节。

【实验报告】

绘链状带绦虫成虫和虫卵形态图。

【思考题】

人患囊尾蚴病是怎样引起的? 其感染阶段是什么? 有何危害?

# 二、肥胖带绦虫

【目的与要求】

1. 掌握肥胖带绦虫(*Taenia saginata*,牛带绦虫/牛肉绦虫)成虫、头节、成节和孕节的形态特征。

2. 掌握肥胖带绦虫虫卵和囊尾蚴的形态特征。

【自学标本】

1. 囊尾蚴(浸制保存标本)　肉眼观察。肥胖带绦虫的囊尾蚴的与链状带绦虫的囊尾蚴相似。

2. 囊尾蚴(玻片标本)　低倍镜下观察。头节呈方形,四周有 4 个吸盘,顶部无顶突和小钩。

3. 孕节(玻片标本)　肉眼或放大镜观察。节片呈长方形,子宫被墨汁染成黑色,其内充满虫卵,子宫自中央的主干向两侧分支,每侧约 15～30 支,分支排列比较整齐(图 10-73)。

4. 虫卵(玻片标本)　高倍镜下观察,肥胖带绦虫虫卵与链状带绦虫虫卵相似,不易区别。完整虫卵有薄而透明的卵壳,但卵壳极易破碎,因此镜下多见不完整虫卵,呈圆形或椭圆形,大小约为 $31\mu m \times 43\mu m$,外面为一层胚膜,胚膜较厚,棕黄色、有放射状条纹。卵内含有 1 个球形六钩蚴,有 3 对钩针状小钩,但镜下常不能同时见到。

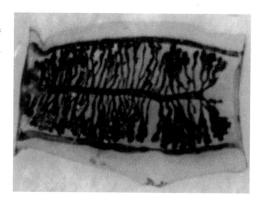

图 10-73　肥胖带绦虫孕节,墨汁注射染色

【示教标本】

1. 肥胖带绦虫成虫(浸制保存标本)　颜色微黄,长约 4～8m,呈链状,虫体由约 1000～2000 个肥厚的节片组成,从上到下分为头节、颈节、幼节、成节和孕节,前端较细,向后逐渐变宽,各种节片之间无明显分界线。每一节片侧面有一生殖孔。

2. 头节(玻片标本)　头节呈方形,白色,直径为 1.5～2mm,四周有 4 个吸盘,无顶突

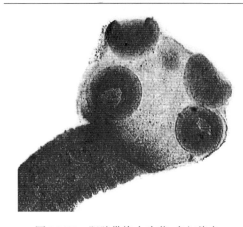

图 10-74 肥胖带绦虫头节,卡红染色

及小钩(图 10-74)。

3. 成节(玻片标本) 节片近方形,雌雄同体,每一节均有雌、雄生殖器官各一套,侧面有一生殖孔。滤泡状睾丸明显比链状带绦虫更多;卵巢位于节片的后部,分左右两叶,子宫的末端为盲端。

4. 囊尾蚴寄生于牛肉的病理标本(多媒体示教) 肥胖带绦虫的囊尾蚴外形与链状带绦虫的囊尾蚴相似。

【实验报告】

绘肥胖带绦虫头节和孕节片形态图。

# 三、细粒棘球绦虫

【目的与要求】

1. 掌握细粒棘球绦虫(*Echinococcus granulosus*,包生绦虫)成虫及棘球蚴的形态特征。

2. 了解细粒棘球蚴的致病作用。

【自学标本】

1. 细粒棘球绦虫成虫(玻片标本) 低倍镜下观察。长约 2～7mm,乳白色,由头颈部、幼节、成节和孕节 4 个节片组成。

头节呈梨形,有 4 个吸盘和 1 个突出的顶突,顶突上有两圈小钩。幼节呈梯形。成节呈长方形,有雌雄两套生殖器官,有长管状子宫和颗粒状睾丸,生殖孔开口于节片一侧。孕节最大,占虫体全长的一半,仅有充满虫卵的子宫,向两侧不规则突出形成囊状分支,生殖孔开口于节片一侧(图 10-75)。

2. 棘球蚴(echinococcus)(切片染色标本) 低倍镜下观察囊壁分两层,外层为角皮层、无细胞核;内层为单层的生发层,即胚层,有细胞核,由胚层向囊内生长出原头蚴,原头蚴聚集成堆,外裹一层囊壁形成生发囊(图 10-76)。

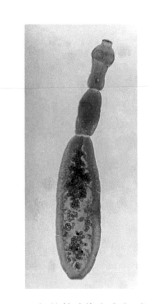

图 10-75 细粒棘球绦虫成虫,卡红染色

3. 棘球蚴砂(hydatid sand)(玻片标本) 低倍镜或高倍镜观察。

(1)原头蚴(protoscolex):头节为内陷型或外翻型。头节内陷型呈椭圆,吸盘、顶突和小钩凹入原头蚴内;头节外翻型呈球形,吸盘、顶突、小钩清晰可见,后部呈带状。

(2)生发囊(brood capsule):许多原头蚴聚集成堆,其外由囊壁包绕。

(3)子囊(daughter cyst):与母囊结构相似。

**【示教标本】**

1. 棘球蚴（Echinococcus）（浸制保存标本）　肉眼或放大镜观察。乳白色、半透明、大小不等的囊状物。囊内充满淡黄色囊液,原头蚴、生发囊和子囊悬浮其中。

2. 虫卵（玻片标本）　显微镜观察。与链状带绦虫、肥胖带绦虫的虫卵相似,呈圆形或卵圆形,大小约为 $38\mu m \times 52\mu m$,棕黄色,卵壳薄而透明,易脱落,胚膜较厚,棕黄色有放射状条纹,卵内含 1 个六钩蚴。

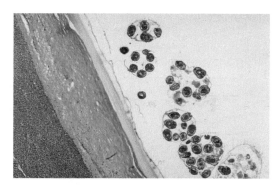

图 10-76　棘球蚴切片,可见棘球蚴砂(原头蚴、生发囊、子囊),HE 染色,100×

3. 包虫病的大体标本（浸制保存标本）　肉眼观察感染脏器表面(以肝脏多见)有大小不等的囊状物,其外有宿主的结缔组织包膜,因此边界明显。剖面可见囊壁分两层,外层较厚,为乳白色、粉皮状的角皮层,内层为较薄的胚层。囊腔内壁上有许多粟粒状突起的生发囊。

**【实验报告】**

绘棘球蚴砂形态图。

**【思考题】**

1. 采用病原学方法诊断棘球蚴病为什么困难?

2. 疑有棘球蚴病的患者,一般禁止诊断性穿刺,为什么?

# 四、微小膜壳绦虫

**【目的与要求】**

1. 掌握微小膜壳绦虫（*Hymenolepis nana*,短膜壳绦虫）成虫的形态特征。

2. 熟悉微小膜壳绦虫虫卵的形态特征。

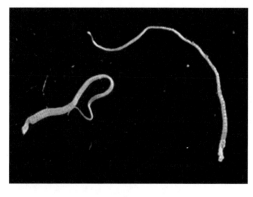

图 10-77　微小膜壳绦虫成虫

**【示教标本】**

微小膜壳绦虫成虫(浸制保存标本)。

大小为 $(5\sim 80)mm \times (0.5\sim 1.0)mm$,乳白色,成虫呈链状,由 100～200 个节片组成,最多可达 1000 个节片,每个节片宽大于长(图 10-77)。

**【自学标本】**

1. 头节（玻片标本）　低倍镜观察。较细小,呈球形,有 4 个吸盘和 1 个可伸缩的顶突,顶突上有一圈小钩,数量为 20～30 个。

2. 成节（玻片标本）　低倍镜观察。有雌雄两套生殖器官,可见 3 个横向排列的椭圆形睾丸,节片中央有分叶状卵巢,其后方腹面有卵黄腺,子宫呈囊袋状,生殖孔开口于节片的同侧。

3. 孕节（玻片标本）　低倍镜观察。节片最大,囊袋状的子宫内充满虫卵,生殖孔开口于节片的同侧(图 10-78)。

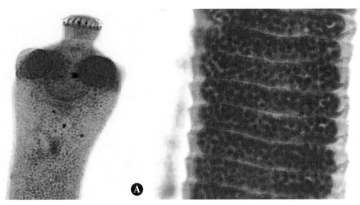

图 10-78　微小膜壳绦虫头节(A)和孕节(B),卡红染色,100×

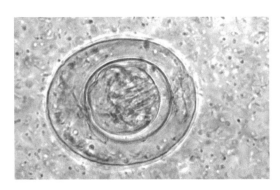

图 10-79　微小膜壳绦虫虫卵,未染色,400×

4. 虫卵(玻片标本)　因虫卵较透明,必须调暗显微镜光线在高倍镜下进行观察,呈圆形或卵圆形,大小为(48～60)$\mu$m×(36～48)$\mu$m,无色透明,卵内含 1 个六钩蚴。卵壳较薄,内有较厚胚膜,胚膜两端稍隆起形成两极,从两极各发出 4～8 根丝状极丝,弯曲游离于卵壳和胚膜之间,为此虫卵的主要特点(图 10-79)。

【实验报告】

绘微小膜壳绦虫虫卵形态图。

【思考题】

微小膜壳绦虫生活史有何特点,该如何防治?

# 五、曼氏迭宫绦虫

【目的与要求】

1. 掌握曼氏迭宫绦虫(*Spirometra mansoni*,曼氏裂头绦虫)成虫及虫卵的形态特征。

2. 了解曼氏裂头蚴的形态特征。

【示教标本】

1. 曼氏迭宫绦虫成虫(浸制保存标本)　肉眼观察。乳白色,呈链状,大小为(60～100)cm×(0.5～0.6)cm,由大约 1000 个节片组成,头节细小呈指状,颈部细长,大部分节片宽短,远端节片渐呈正方形,大部分节片中部可见淡黄色凸起的子宫(图 10-80)。

2. 曼氏裂头蚴(sparganum)(浸制保存标本)　肉眼或放大镜观察。虫体扁形呈带状,乳白色,大小为(30～360)mm×0.7mm,虫体不分节,具有不规则横皱褶,头端膨大无吸槽,中央有一明显凹陷(图 10-81)。

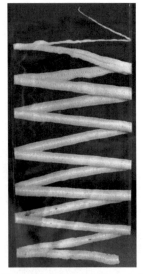

图 10-80　曼氏迭宫绦虫成虫

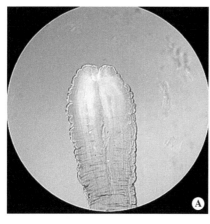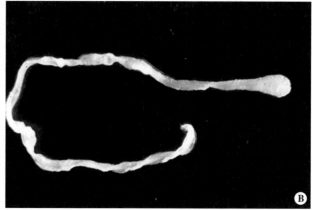

图 10-81 曼氏裂头蚴头部(A),曼氏裂头蚴(B)

**【自学标本】**

1. 虫卵(玻片标本) 显微镜观察。椭圆形,两端稍尖,大小为(52～76)μm×(31～44)μm,浅灰褐色,一端有三角形卵盖,卵壳薄,卵内充满卵黄细胞和1个卵细胞(图 10-82)。

2. 头节(玻片标本) 低倍镜下观察。头节呈指状,大小为(1～1.5)mm×(0.4～0.8)mm,其背腹面各有一条纵行的吸槽,无吸盘、顶突和小钩。

3. 成节、孕节(玻片标本) 低倍镜观察。结构相似,有雌雄生殖器官各一套,滤泡状睾丸散布于节片两侧背面;节片中央为略突起的子宫,子宫不分支,螺旋状盘曲呈发髻状,其内充满虫卵,卵巢分两叶,位于节片后部中央,雌、雄生殖孔均开口于节片前中央(图 10-83)。

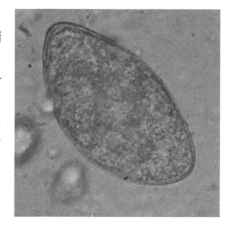

图 10-82 曼氏迭宫绦虫虫卵,未染色,400×

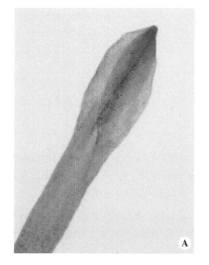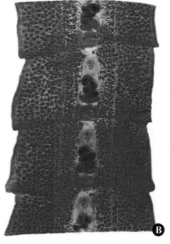

图 10-83 曼氏迭宫绦虫头节(A)和孕节(B),卡红染色,40×

【实验报告】

1. 绘曼氏迭宫绦虫成虫形态图。
2. 绘曼氏迭宫绦虫虫卵形态图。

（王　倩）

# 第三节　医学节肢动物

## 实验一　昆虫纲

### 一、蚊

【目的与要求】

1. 掌握三属成蚊的主要鉴别特征。
2. 熟悉蚊生活史各期的形态特征。
3. 了解重要蚊种与疾病的关系。

【自学标本】

1. 成蚊(adult)(针插标本)　解剖镜观察。成蚊体长 1.6～12.6mm,分头、胸、腹三部分,喙尖细呈针状,翅 1 对,足细长,体表及翅有鳞片覆盖。

头部呈半球形,复眼 1 对,细长触角 1 对,分 15 节,触角上生有轮毛,雄蚊的轮毛长而密,雌蚊的轮毛短而稀。头前下方有一针状的喙,属刺吸式口器,包括上唇、下唇及舌各 1 个,上腭及下腭各 1 对。喙两侧有触须 1 对,雄蚊触须比喙长,雌蚊触须比喙短。

胸部分为前胸、中胸、后胸三节,每胸节有足 1 对,中胸发达,有翅 1 对,窄长,翅膀上覆盖有鳞片。后胸有后翅 1 对,已经退化为平衡棒。

腹部分 11 节,9～11 节转化为外生殖器,雄蚊尾部有钳状抱器,雌蚊尾部有尾须 1 对。

常见蚊种区别(表 10-2、图 10-84)。

表 10-2　常见蚊种区别

| | 名称 | 体型 | 体色 | 结构特点 |
|---|---|---|---|---|
| 按蚊 | 中华按蚊（Anopheles sinensis） | 中型 | 灰褐色 | 雌蚊触须有 4 个白环,顶端白环最宽;翅前缘脉有 2 个白斑,尖端白斑较大;腹侧膜上有 T 形暗斑;后足 1～4 跗节有窄端白环<br>雄蚊抱肢基节背面有许多淡色鳞 |
| | 嗜人按蚊（An. anthropophagus） | 小型 | 灰褐色 | 雌蚊触须较细,末端 2 个白环较宽;翅前缘脉基部均为暗色;腹侧膜上无 T 形暗斑;后足跗节有窄端白环<br>雄蚊抱肢基节背面有无淡色鳞 |
| | 微小按蚊（An. minimus） | 小型 | 棕褐色 | 雌蚊触须有 3 个白环,前端两个白环等宽,末端白环较窄;翅前缘脉有 4 个白斑;腹部背板淡黄色或褐色,无鳞;各足跗节均为暗色 |

续表

| | 名称 | 体型 | 体色 | 结构特点 |
|---|---|---|---|---|
| | 大劣按蚊(An. dirus) | 中型 | 灰褐色 | 雌蚊触须有 4 个白环,顶部白环最宽;翅前缘脉有 6 个白斑,第六纵脉有 6 个黑斑;各足都有白斑 |
| 库蚊 | 淡色库蚊(Culex pipiens pallens) | 中型 | 淡褐色 | 喙色暗,无白环;腹部背面有淡色基带,下缘较平整;足深褐色,各足跗节无白环 |
| | 致倦库蚊(Cx. P. quinquefasciatus) | 中型 | 深褐色 | 喙色暗,无白环;腹部背面有淡色基带,下缘呈弧形;各足跗节无白环 |
| | 三带喙库蚊(Cx. tritaeniorhynchus) | 小型 | 棕褐色 | 触须尖端为白色;喙中段有一宽白环;第 2~7 腹节背面有淡色基带;各足跗节基部有一窄白环 |
| 伊蚊 | 白纹伊蚊(Aedes albopictus) | 小型 | 黑色有银白色斑纹 | 中胸背板正中有 1 条明显白色纵纹;后跗 1~4 节有基白环,末节全白;腹部背面 2~6 节有基白带 |
| | 埃及伊蚊(Ae. aegypti) | 中型 | 深褐或黑色有银白色或白色斑纹 | 中胸背板有 4 条白色纵纹,其中外侧两条呈长镰刀状,两纹之间有 1 对金黄色纵线 |

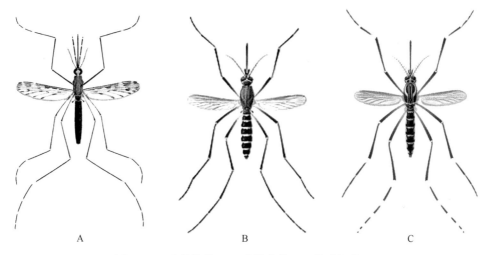

图 10-84 中华按蚊(A)、致倦库蚊(B)、埃及伊蚊(C)

2. 幼虫(larva)(玻片标本) 低倍镜观察。分头、胸、腹三部分,周身批毛或毛丛。头部椭圆,有触角 1 对、复眼 1 对。胸部呈方形,比头部、腹部宽。腹部细长,分 9 节,第 8 节背面有呼吸管。

【示教标本】

1. 蚊卵(egg)(玻片标本) 低倍镜观察。长约为 0.5~1mm,可呈舟形、圆锥形等。
2. 蛹(pupa)(玻片标本) 低倍镜观察。形似逗点,由头胸部和腹部组成,头胸部背面有呼吸管 1 对。

【实验报告】

列简表区别三属成蚊。

# 二、蝇

【目的与要求】

1. 掌握蝇(Fly)成虫、幼虫和卵的形态特征。

2. 熟悉重要蝇类的形态特征。

【自学标本】

家蝇生活史各阶段:卵、幼虫、蛹、成虫,见图 10-85。

1. 成蝇(针插标本)　解剖镜观察。全身密布鬃毛,分为头、胸、腹三部分。

头部半球形,两侧有 1 对大复眼,头顶有单眼 3 个,排列呈三角形,1 对触角较短,位于颜面中部的触角窝内,分 3 节,其基部中段有 1 根触角芒。基喙、中喙和唇瓣组成舔吸式口器。

胸部分为前胸、中胸和后胸三节,中胸发达,背板上有鬃毛,背板两侧有膜质翅 1 对,有 6 条不分支的纵脉和 1 对腋脉。腹侧有足 3 对,足上布满鬃毛。

腹部分 10 节,第 5～10 节转化为外生殖器。

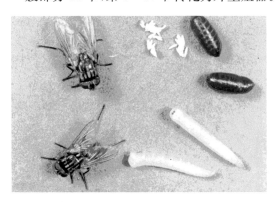

图 10-85　家蝇生活史各阶段:卵、幼虫、蛹、成虫

2. 蛹(浸制保存标本)　解剖镜观察。棕褐色或黑色,椭圆形,长 5～8mm,不食不动。

3. 幼虫(玻片标本)　低倍镜观察。又称蛆或蝇蛆,乳白色或灰白色,圆柱形,前端尖细后端钝齐,幼虫分 3 龄,1 龄幼虫长约 2mm,3 龄幼虫长 8～10mm,无眼无足,体部分节。胸部分 3 节,第 1 节两侧有前气门 1 对,腹部分 10 节,第 8 节后侧有棕黄色后气门 1 对,后气门由气门环、气门钮和气门裂等组成。

4. 卵(玻片标本)　低倍镜观察。乳白色,呈香蕉状,长约 1mm,常堆积成块。

【示教标本】

常见蝇种针插标本见图 10-86,解剖镜观察。

1. 家蝇(*Musca domestica*)　体长 5～8mm,灰褐色,胸部背面有 4 条黑色纵纹;翅第 4 纵脉末端向上折成"V"字形;腹部为橙黄色,有黑色纵条。

2. 丝光绿蝇(*Lucilia sericata*)　体长 5～10mm,呈绿色金属光泽,中胸背板上有发达鬃毛;腋瓣无毛。

3. 大头金蝇(*Chrysomyia megacephala*)　体长 8～11mm,躯体肥大,头部比胸部宽大,呈青绿色金属光泽;复眼呈深红色,颊为橙黄色;腋瓣呈棕色有毛。

4. 巨尾阿丽蝇(*Aldrichina grahami*)　体长 5～12mm,颊黑色;胸部呈暗灰色,中胸背板前部中央有 3 条短黑色纵纹;下腋瓣有长细毛;腹部背面有深蓝色金属光泽。

5. 黑尾黑麻蝇(*Helicophagella melanura*)　体长 6～12mm,灰色,胸背部有 3 条黑色纵纹;腹背部有黑白相间的棋盘状斑。

6. 夏厕蝇(*Fannia canicularis*)　灰色,翅第 4 纵脉直;腹部有倒"T"形暗斑。

7. 厩螫蝇(*Stomoxys calcitrans*)　暗灰色,刺吸式口器;胸背部有不清晰的 4 条黑色纵纹;翅第 4 纵脉末端呈弧形。

8. 厩腐蝇(*Muscina stabulans*)　胸部背面有 4 条暗黑色条纹,中央 2 条明显;翅第 4 纵脉末端呈弧形;腹部有深或浅的斑。

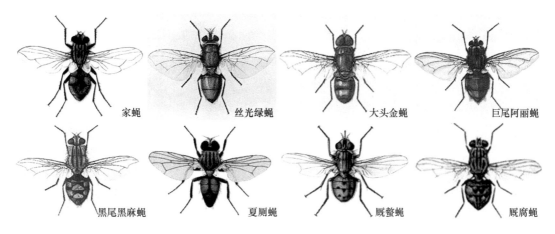

图 10-86　常见蝇种

**【实验报告】**

1. 绘成蝇形态图。

2. 绘蝇蛆和蝇卵形态图。

# 三、白　蛉

**【目的与要求】**

1. 掌握白蛉成虫的形态特征。

2. 了解我国主要传播疾病的白蛉种类。

**【自学标本】**

1. 白蛉(Sandfly)成虫(针插标本)　解剖镜观察见图 10-87。呈黄色或灰黄色,长约 3mm,全身密布细毛,分为头、胸、腹三部分。

头部呈球形,有 1 对大而黑的复眼,细长触角 1 对,触须 1 对,向头下方弯曲。喙较短,与头部等长,为刺吸式口器。喙内的食管向后为口腔及咽,口腔内有口甲和色板,咽内有咽甲。

胸部分为前胸、中胸和后胸三节,中胸发达,呈驼背状,有翅 1 对,上有许多长毛,停落时两翅向上举与身体呈 45°角,后胸有平衡棒 1 对,有 3 对细长的足。

腹部分 10 节,第 9～10 节转化为外生殖器,雄蛉尾部有抱握器,雌蛉尾部有尾须 1 对。腹部背面 2～6 节有细长的毛丛,竖立毛类白蛉毛丛竖立,平卧毛类白蛉毛丛平卧。

2. 中华白蛉(*Phlebotomus chinensis*)(整体封片标本)　解剖镜观察。成虫体长 3.0～3.5mm,淡黄色,竖立毛类,口甲不发达,无色板。咽甲前、中部有许多尖齿,基部有横脊,雌蛉受精囊呈纺锤状。

3. 硕大白蛉吴氏亚种(*Phlebotomus major wui*)

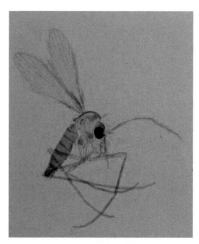

图 10-87　中华白蛉成虫

(整体封片标本) 解剖镜观察。成虫体长 2.7mm,竖立毛类,无色板及口甲,咽甲前、中部有数排直立刺,后部有点状小齿,连接成数条横脊;雌蛉受精囊有细长的颈囊,颈囊端有一结节状囊头。

**【示教标本】**

以下均为玻片标本,低倍镜或高倍镜观察。

1. 蛹 淡黄色,体外无茧,似白蛉成虫,长约 4mm。

2. 幼虫 分头、胸、腹三部分,头大色深,无眼,有咀嚼式口器,幼虫分为 4 期,1 龄幼虫长 1.0～1.5mm,腹部尾端有 1 对长尾鬃,2～4 龄幼虫腹部尾端有 2 对长尾鬃。

3. 卵 长椭圆形,大小为 0.38mm×0.12mm,灰白色,卵壳上有纵横纹。

**【实验报告】**

绘雄性白蛉的抱器点线图。

# 四、蚤

**【目的与要求】**

1. 掌握成蚤(Flea)的形态特征。

2. 了解蚤生活史各期的形态特征。

**【自学标本】**

1. 印鼠客蚤(*Xenopsylla cheopis*)(玻片标本) 低倍镜或高倍镜观察。棕黄色或深褐色,长约 3mm,虫体两侧扁平,无翅,体表有许多向后生长的鬃毛、刺等,分为头、胸、腹三部分(图 10-88):

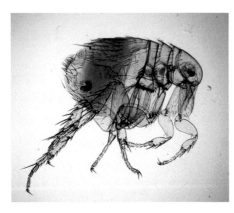

图 10-88 印鼠客蚤,雌虫,10×

头部略呈三角形,两侧有黑色单眼 1 对,眼前方有眼鬃毛 1 对,眼后方有触角 1 对,分 3 节,末节膨大,位于触角窝内,头部前端腹面有刺吸式口器。

胸部分为前胸、中胸和后胸三节,无翅,有 3 对足长而发达,足基节宽大,跗节分 5 节,末端有爪 1 对。

腹部分 10 节,雄蚤尾部较尖,第 8～9 节转化为外生殖器,由上抱器、下抱器各 1 对组成;雌蚤尾部钝圆,第 7～9 节转化为外生殖器,腹部后下方可见几丁质受精囊呈"C"字形。第 10 节为肛节。

2. 致痒蚤(*Pulex irritans*)(玻片标本) 低倍镜或高倍镜观察。眼大色深,眼下方有眼鬃 1 根,颊部退化,受精囊头部圆形,尾部细长弯曲。

**【示教标本】**

1. 蛹(玻片标本) 低倍镜观察。乳白色,虫体已经具有头、胸、腹的雏形。蛹外有茧,茧呈黄白色,常粘有尘土或碎屑等。

2. 幼虫(玻片标本) 低倍镜观察。灰白色,虫体细长如蛆,无眼无足,头部有咀嚼式口器和 1 对触角,体分 13 节,均长有长鬃毛。

3. 卵(玻片标本) 低倍镜观察。白色或暗黄色,椭圆形,无盖,大小约为 0.5mm×

0.34mm,外表光滑。

**【实验报告】**

绘蚤成虫形态图。

**【思考题】**

蚤类除传播鼠疫外,还传播哪些疾病?

# 五、虱

**【目的与要求】**

1. 掌握虱(Louse)的形态特征。

2. 了解常见虱的分类。

**【自学标本】**

1. 人虱(*Pediculus humanis*)(玻片标本)　低倍镜观察。灰白色或灰黑色,无翅,分为头、胸、腹三部分,人体虱较大,雌虱体长 2.4～2.6mm;雄虱体长 2.0～3.5mm。人头虱(*P. humanis capitis*)较人体虱(*P. humanis corporis*)小、颜色较深(图 10-89)。

头部呈菱形,有触角 1 对,分 5 节,位于头部两侧突出处,单眼 1 对,头前端有刺吸式口器,平时藏于咽部腹面口针囊内。

胸部 3 节融合,胸部侧面有 1 对胸气门,无翅;足 3 对,较短、粗壮,胫节末端内生一指状胫突,跗节末端有一弯曲的爪,爪与指状胫突形成抱握器。

腹部扁平,分 9 节,前 7 节明显,雄虱腹部狭小,末端有一交合刺伸出,呈 V 形,雌虱腹部末端分叉呈 W 形。

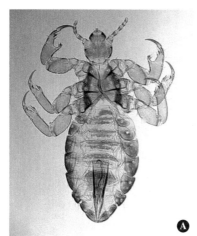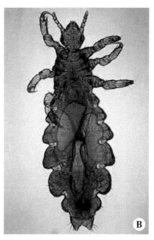

图 10-89　人虱成虫,20×
A. 人体虱(雄);B. 人头虱(雌)

2. 耻阴虱(*Pthirus pubis*)(玻片标本)　低倍镜观察。灰白色,虫体粗短,胸部比腹部宽,形似蟹状。雌虱体长 1.5～2.0mm,雄虱体长 0.8～1.2mm。足 3 对,前足和爪均细小,中、后足胫节和爪粗大;腹部宽短,第 1～4 节愈合,第 5～8 节侧缘有圆锥状突起,生有刚毛(图 10-90)。

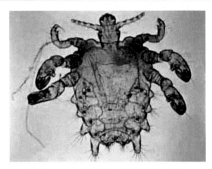

图 10-90 耻阴虱成虫(雌),20×

【示教标本】

大体标本,瓶装,放大镜观察。

1. 卵 长椭圆形,大小约 0.8mm×0.3mm,白色,稍透明,一端有一卵盖,多黏附于纤维和毛发上。

2. 若虫 形态与成虫相似,体型较小。生殖器官未发育成熟。

【实验报告】

绘人虱成虫形态图。

# 六、臭 虫

【目的与要求】

熟悉臭虫(Bedbug)成虫的一般形态特征。

【自学标本】

温带臭虫(*Cimex lectularius*)(浸制保存标本)。

放大镜观察。体扁宽,椭圆形,红褐色,翅退化,仅有翅基,体长 4～6mm,分为头、胸、腹三部分(图 10-91)。

头部宽阔,两侧有突出复眼 1 对,有触角 1 对,分 4 节,刺吸式口器,隐藏于胸部腹面。

胸部分 3 节,前胸大而明显。足 3 对,中胸腹面第 2、3 对足基节之间有月形臭腺孔。

腹部分 10 节,末端两节特化为生殖器。

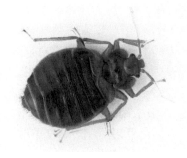

图 10-91 温带臭虫成虫

【示教标本】

大体标本,瓶装,放大镜观察。

1. 卵 长椭圆形,长约 1mm,白色,壳有网状花纹,前端有盖。

2. 若虫 形态与成虫相似,体型较小。生殖器官未发育成熟。

3. 热带臭虫(*Cimex hemipterus*)(浸制保存标本) 放大镜观察。前胸前缘的凹陷较浅,两侧缘薄外延,其他形状与温带臭虫相同。

【实验报告】

绘两种臭虫特征的区别图。

# 七、蜚 蠊

【目的与要求】

1. 熟悉蜚蠊(Cockroach,蟑螂)的形态特征。

2. 了解常见蜚蠊种类。

【自学标本】

蜚蠊成虫(针插标本)。

放大镜观察。椭圆形,背腹扁平,呈褐色、红褐色或暗褐色等,某些种类表面有油亮光泽,大蠊属长约 20～40mm,小蠊属长约 10～14mm。全身密布细毛,分为头、胸、腹三部分。

头小,向下弯曲,颚坚硬,口器为咀嚼式。复眼、单眼各 1 对,复眼较大。丝状触角 1 对,细长分多节。

胸部分为前胸、中胸和后胸三节,前胸背板宽大,覆盖头的大部分,翅 2 对,前翅革质,后翅膜质。3 对足发达。

腹部分 10 节,腹部比较窄,雄虫尾部有腹刺 1 对,雌蛉尾部分叶状结构,能夹持卵鞘。

**【示教标本】**

1. 卵鞘(玻片标本)　低倍镜观察。暗褐色,长约 10mm,形似钱夹,外鞘坚硬,卵成对垂直排列于鞘内。

2. 若虫(玻片标本)　低倍镜观察。体型较小,颜色较淡,无翅,生殖器官未发育成熟,其余特点似成虫。

3. 常见蜚蠊种类(针插标本)　放大镜观察(图 10-92)。

(1) 美洲大蠊(*Periplaneta americana*):体长约 35～40mm,红褐色,触角长。前胸背板有棕褐色蝶形斑,边缘有淡色带。卵鞘内有 11 粒卵。

(2) 德国小蠊(*Blattella germanica*):较小,体长 12～14mm,淡褐色。前胸背板有两条黑色纵纹。卵鞘小而扁,内有 20～40 粒卵。

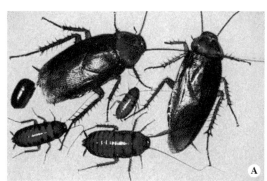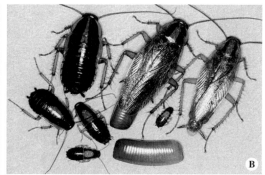

图 10-92　蜚蠊成虫、若虫、卵鞘
A. 美洲大蠊;B. 德国小蠊

**【实验报告】**

绘蜚蠊成虫形态图。

# 实验二　蛛　形　纲

## 一、蜱

**【目的与要求】**

1. 掌握蜱成虫的形态特征。

2. 熟悉硬蜱(Hard tick)和软蜱(Soft tick)的主要形态特征鉴别。

**【自学标本】**

1. 硬蜱成虫(玻片标本)　低倍镜观察。躯体背面有骨化的盾板,故称为硬蜱。褐色或棕褐色,虫体由颚体和躯体组成,躯体呈椭圆形,未吸血时背腹扁平,大小为 2～13mm,吸饱血后躯体膨胀变大可达 30mm。

颚体又称假头,位于体部前端,从背面可见。颚体由颚基、螯肢、口下板、须肢组成。颚基背部中央伸出 1 对杆状的螯肢,顶端有倒齿;颚基腹面伸出口下板,上有数列逆齿;须肢 1 对,分 4 节。

躯体呈椭圆形,表面光滑。背面有骨化的盾板,雄蜱盾板较大,覆盖整个背面,雌蜱盾板较小,仅覆盖背面前端一小部分。腹面有 4 对足,有发达的爪垫(图 10-93)。

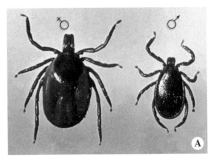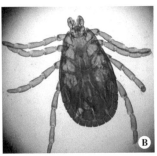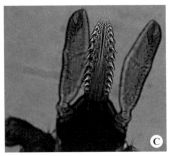

图 10-93　硬蜱
A. 硬蜱成虫浸制标本,2×,♀雌,♂雄;B. 硬蜱成虫玻片标本,10×;C. 硬蜱颚体玻片标本,100×

2. 软蜱成虫(玻片标本)　低倍镜观察。躯体背面无盾板,呈棕褐色或土黄色,体表不光滑。颚体位于腹部前端,背面不可见(图 10-94)。基本形态与硬蜱相似,主要形态特征鉴别(表 10-3)。

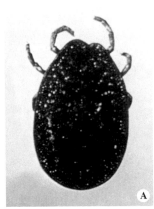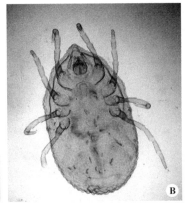

图 10-94　软蜱
A. 软蜱成虫浸制标本;B. 软蜱成虫玻片标本

表 10-3　硬蜱与软蜱主要形态特征鉴别

|  | 硬蜱 | 软蜱 |
| --- | --- | --- |
| 颚体 | 体部前端,背面可见 | 腹面前端,背面不可见 |
| 颚基 | 有 1 对孔区 | 无孔区 |
| 口下板 | 逆齿发达 | 逆齿不发达 |
| 须肢 | 较短,不能运动 | 较长,运动自如 |
| 盾板 | 雄蜱盾板大,雌蜱盾板小 | 无盾板 |
| 体表 | 光滑 | 不光滑 |
| 气门板 | 大 | 小 |

【实验报告】

1. 绘硬蜱成虫形态图。
2. 绘软蜱成虫形态图。

# 二、螨

【目的与要求】

1. 掌握疥螨、蠕形螨和尘螨的形态特征。
2. 了解革螨、恙螨幼虫的形态特征。

【自学标本】

1. 人疥螨（*Sarcoptes scabiei hominis*）（玻片标本）　低倍镜观察。成虫近圆形，背部隆起，长为 0.3～0.5mm，雌螨略大于雄螨，乳白色或淡黄色，虫体由颚体和躯体组成。颚体短小，陷于颚基窝内，螯肢呈钳状，顶端有细齿，须肢分三节，无眼和气门。躯体腹面光滑，背部不光滑，有波状横纹、鳞片状皮棘、成对的刚毛和长鬃等。4 对足粗短，呈圆锥形，前两对足末端带长柄，顶部有吸垫，雌螨的后 2 对足末端均为长鬃（图 10-95），雄螨的第三对足末端为长鬃，第四对足末端为吸垫。

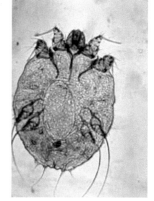

图 10-95　人疥螨，雌虫，100×

2. 蠕形螨（玻片标本）　低倍镜下观察。虫体细长呈蠕虫状，长约 0.1～0.4mm，雌螨略大于雄螨，乳白色，半透明，虫体由颚体和躯体组成。颚体位于虫体前端，呈梯形，有针状螯肢 1 对，须肢 1 对分三节。躯体分为足体和末体，足体约占躯体的 1/4，腹面有 4 对足，足粗短呈牙突状，末体细长，表面有明显的环状纹，毛囊蠕形螨（*Demodex folliculorum*）较长，末体约占躯体的 2/3～3/4，末端较钝圆；皮脂蠕形螨（*Demodex brevis*）较粗短，末体约占躯体的 1/2，末端较尖细（图 10-96）。

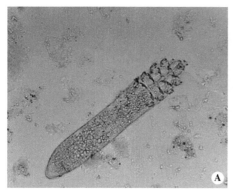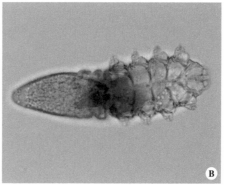

图 10-96　蠕形螨
A. 毛囊蠕形螨，100×；B. 皮脂蠕形螨，400×

3. 尘螨（*Dermatophagoides pterongssinus*）（玻片标本）　低倍镜下观察。椭圆形，大小为（0.2～0.5）mm×（0.1～0.4）mm，乳白色，虫体由颚体和躯体组成。颚体位于躯体前端,有螯肢 1 对,呈钳状,须肢 1 对。躯体表面有细密皮纹,背面前部有狭长的前盾板,两侧有 1 对长鬃,雄螨背面后部有后盾板,腹面有足四对,跗节末端有钟形吸盘。生殖孔开口于腹面中央,雄螨有肛吸盘。

## 【示教标本】

1. 革螨(*Gamasid mite*)(玻片标本)  低倍镜下观察。圆形或椭圆形,背腹扁平,长约 0.2~0.5mm,大者约 1.5~3.0mm,黄色或褐色,表皮为膜质,虫体由颚体和躯体组成。颚体位于躯体前端,颚基呈环状,螯肢 1 对,呈针状或钳状,须肢 1 对,呈长棒状。躯体呈椭圆形,背腹扁平,背面有 1~2 块骨化的背板,表面生有刚毛。雌螨腹面有胸板、生殖板、腹板和肛板;雄螨腹面的骨板愈合为 1 块全腹板。躯体腹面前部正中有一叉形的胸叉。有足 4 对,气门 1 对。

2. 恙螨(*chiggermite*)幼虫(玻片标本)  低倍镜下观察。椭圆形,长约 0.2~0.5mm,红、橙、淡黄或乳白色,虫体由颚体和躯体组成。颚体位于躯体前端,螯肢和须肢各 1 对,粗壮呈锥形,顶端有细齿,须肢分 3 节,无眼和气门。躯体背面前方有一背板,长方形,背板上生有毛 5 根和 1 对圆形感器基,其上生发出 1 对丝状或棒状感器,背板两侧有 1~2 对眼,后方有横向排列的背毛,腹面有足 3 对。

## 【实验报告】

1. 绘人疥螨形态图。
2. 绘蠕形螨形态图。

(王  倩)

# 第十一章　医学寄生虫学综合性实验

## 第一节　实验动物感染寄生虫模型的建立

为满足教学和科研的需要,掌握寄生虫实验动物的人工感染和保种,建立实验动物模型,提供虫源,对研究寄生虫的形态、生态、生化、药物疗效及病例变化、实验诊断等均具有重要意义。

## 实验一　实验动物人工感染蛔虫实验

蛔虫是专性寄生于人或猪的土源性线虫。小鼠不是蛔虫的适宜宿主,因此,蛔虫在小鼠体内只能发育到幼虫阶段,不能在小鼠体内完成生活史。蛔虫在鼠类中的幼虫生活阶段是否和正常宿主体内的幼虫存在着差别,学者们对此做了一些研究。毛克强等用人蛔虫感染期虫卵经口感染小白鼠,发现在第五天移行至肝的幼虫数目最多,感染后第三天便在肺中检查到幼虫,第六天数目最多,第七天开始在胃和肠中发现幼虫。

【实验目的】

1. 掌握蛔虫感染的途径和方法。

2. 掌握蛔虫生活史。

【实验器材】

1. 实验动物　18～20g 小白鼠、人或猪蛔虫雌性成虫。

2. 实验器材　眼科镊、眼科剪、滤纸、培养箱等。

【实验方法】

1. 感染性蛔虫卵的培养　用大头针将新鲜的人或猪雌性蛔虫固定在解剖台上进行解剖,取出子宫后段(近阴门处)。用眼科剪剥开子宫,用眼科镊收集大量虫卵,置于事先备好的、浸过 2% 甲醛溶液的滤纸上。然后将滤纸放在湿盒中,加盖,置于 25～30℃ 温箱内培养,2～3 周就能获得大量的感染性蛔虫卵和部分孵化出来的幼虫。

2. 感染性蛔虫卵接种小白鼠　先将小白鼠饥饿 1 天,挑取经培养后的感染性蛔虫卵一小团(约米粒大小)和饲料混匀,喂饲小鼠,即可感染。

3. 蛔蚴的收集　感染后第 3、4 天肝内可查到较多的蛔蚴,7 天后消失;肺脏在第七天最多,可持续至 12 天。检查时,将小鼠杀死后取出肝或者肺组织,用剪刀取下一小块放在两张载玻片之间,轻轻压平,放在低倍镜下可观察到活泼的蛔虫幼虫。收集时,用剪刀剪碎肝、肺组织,置于生理盐水中洗涤,经离心沉淀后获取蛔蚴。

## 实验二　实验动物人工感染血吸虫实验

日本血吸虫寄生于人或其他哺乳动物的门静脉系统中,主要寄生在肠系膜下静脉内,雌虫在肠壁小静脉内产卵,在卵的周围发生变态反应。虫卵从肠壁溃疡中落入肠腔,随粪便排出体外在水中孵出毛蚴,侵入钉螺,经母胞蚴、子胞蚴与尾蚴各期,尾蚴从螺体逸出后,经皮肤侵入人体。随门静脉血流被运送到肝脏的虫卵,在小叶间静脉沿途引起变态反应,致肝硬化。感染方式与人的生活、生产方式有密切关系。

日本血吸虫目前仍是危害长江中下游及洞庭湖、鄱阳湖地区的重要人兽共患寄生虫病病,建立日本血吸虫感染的动物模型对研究日本血吸虫感染引起的肝纤维化的临床治疗及其免疫发病机制等都有重要的帮助。目前人工感染日本血吸虫的动物模型主要有小鼠、家兔和豚鼠。

**【实验目的】**

1. 掌握日本血吸虫感染动物实验的基本操作。
2. 掌握日本血吸虫主要感染方式、寄生部位及成虫形态特征。
3. 掌握日本血吸虫的致病机制。
4. 熟悉日本血吸虫诊断方法。

**【实验器材】**

1. 实验动物　一般选用 2～3kg 重的家兔(或 18～22g 小白鼠,也可用 1kg 以上的豚鼠)、感染有日本血吸虫的阳性钉螺。
2. 材料和试剂　温箱、家兔解剖台、小鼠接种版、剪刀、镊子、5ml 注射器、白金耳、盖玻片等。

**【实验方法】**

1. 日本血吸虫尾蚴感染家兔和小鼠

(1) 尾蚴逸出:将阳性钉螺 20～30 只放入小烧杯(50ml)中,加入去氯水或者冷开水至瓶口,瓶口盖以纱网,以防钉螺爬出。置 25～30℃,以手术灯光从上方照射,孵育 2～8h,尾蚴可陆续逸出浮于水面。

(2) 感染家兔:将家兔仰卧固定在兔台上,剪去腹毛,范围约 5cm×5cm(约 1～2 张盖玻片大小),用去氯离子水洗净腹部皮肤。用白金耳蘸取烧杯液面的尾蚴置于盖玻片上,在解剖镜下计数尾蚴数量。通常感染每只家兔约需 800～1000 条尾蚴左右即可。将含已计数尾蚴的盖玻片,翻转覆盖在家兔腹部的去毛处,使其与皮肤接触,同时在盖玻片与皮肤之间滴加少许去氯离子水,以保持湿润,冬季应保持温度在 25℃左右,10～15min 后取下盖玻片,饲养 6 周,即可在粪便中检获虫卵。

(3) 感染小鼠:将小鼠仰卧固定在特制的小鼠接种板上,剪去腹毛,每只小鼠感染 30～40 条尾蚴。Moleney NA(1982)报道用腹腔注射尾蚴感染小鼠的方法最好,其优点是操作简易、迅速,而且比常规经皮肤感染的方法安全。

注意事项:操作者应细心并戴手套,做好防护工作,用过的器材应煮沸消毒,不可随意丢弃,以防自身感染或者污染外界环境。

2. 实验动物的解剖及病理观察和分析　感染动物的解剖时间视需要而定,如欲检获成虫,可于感染 1 个月后解剖;如欲观察肝脏虫卵肉芽肿,或从粪便检获虫卵,则至少需 6 周,一般在 45～50 天,比较容易在粪便中检获大量虫卵。小鼠采用颈部脱白法处死,家兔可采用麻醉或空气栓塞法处死。将其固定于解剖板上,腹部向上,用解剖剪沿腹正中线将皮肤肌肉剪开,剥离,勿伤内脏,注意观察有无腹水外逸,结肠有无充血肿胀,肝脏有无肿大或虫卵结节。将肝脏轻轻向上翻,并向下牵开肠管暴露肠系膜静脉和肝门静脉,仔细观察血管内有无成虫。用解剖针挑破血管,将成虫挑于盛有生理盐水的培养皿内,观察外形及雌雄合抱情况。观察肝脏、肠壁等组织的病变。用剪刀取病变肝脏和肠黏膜组织各约米粒大小,置于两载玻片之间压片镜检,观察肝脏组织中的虫卵与粪便中虫卵有何不同。

（杜幼芹）

# 第二节　寄生虫感染的免疫学诊断

## 实验一　环卵沉淀试验检测血吸虫感染

环卵沉淀试验(circumoval precipitin test,COPT)具有较高的敏感性和特异性,目前本法已成为血吸虫病现场查病的重要方法。

【实验目的】

1. 掌握 COPT 的基本原理。
2. 掌握 COPT 的基本操作过程。
3. 掌握 COPT 试验结果的判断方法。

【实验原理】

COPT 是以血吸虫整卵为抗原的特异免疫血清学试验,卵内毛蚴或胚胎分泌排泄的可溶性虫卵抗原经卵壳微孔渗出与检测血清内的特异抗体结合,可在虫卵周围形成特殊的复合物沉淀,即为阳性反应,在光镜下判读反应强度并计数反应卵的百分率称环沉率。反之,若待测血清中没有相应的抗体,在虫卵周围不呈现沉淀物,即为阴性反应。

【实验器材】

1. 检验材料　新鲜动物血清。
2. 试剂　血吸虫冻干虫卵、标准阳性血清、标准阴性血清。
3. 器材　滴管、载玻片、盖玻片(24mm×24mm)、蜡杯(熔蜡用)、玻璃蜡笔、脱脂棉、有盖盘、酒精灯、温箱、计数器、显微镜。

【实验方法】

1. 取载玻片,在其中央横轴两侧涂两条平行蜡,蜡间距离与盖玻片宽度相同。
2. 用滴管吸取被检动物血清 1～2 滴(约 25μl),置于载玻片中两条蜡线之间,用针挑取虫卵约 100 个,放入血清中,并用针搅拌,使虫卵散开,盖好盖玻片,四周用蜡封闭。
3. 将制好的玻片放入湿盒(在有盖盘中预先放置一层湿纱布),置 37℃温箱中培养。
4.48h 后,取出玻片在显微镜下观察,必要时需观察 72h 的反应结果,典型的阳性反应为泡状、指状、片状或细长卷曲状的折光性沉淀物,边缘整齐,与卵壳牢固黏连。阴性反应必须观察全片。

【实验结果】

反应结果判定:

1. 阴性反应　虫卵周围光滑,无沉淀物,或者虫卵周围出现折光淡,与虫卵似连非连的"影状"物(外形不甚规则,低倍镜下有折光,高倍镜下为颗粒状)及出现直径小于 10μm 的泡状沉淀物者,皆为阴性。

2. 阳性反应　反应强度和环沉率。

"+"虫卵外周出现泡状沉淀物（>10μm），累计面积小于虫卵面积的 1/2；或呈指状的细长卷曲样沉淀物，不超过虫卵的长径。

"++"虫卵外周出现泡状沉淀物的面积大于虫卵面积的 1/2；或细长卷曲样沉淀相当或超过虫卵的长径。

"+++"虫卵外周出现泡状沉淀物的面积大于虫卵本身面积；或细长卷曲样沉淀物相当或超过虫卵长径的 2 倍。

阳性者观察 100 个成熟卵，计算环沉率及反应强度比例。环沉率是指 100 个成熟虫卵中出现沉淀物的虫卵数。凡环沉率≥5%者可报告为阳性（在基本消灭和消灭血吸虫病地区环沉率≥3%者可判为阳性），1%～4%者为弱阳性。环沉率在治疗上具有参考意义，公式如下：

$$环沉率＝阳性虫卵数/实际观察虫卵数×100\%$$

【应用】

1. 综合查病　COPT 可作为诊断血吸虫病的血清学方法之一，及临床治疗患者的依据；可用作考核治疗和防治效果的方法；并且用于血清流行病学调查及监测疫情的方法。

2. 疗效考核　试验证明，COPT 反应出现阳性是与宿主组织内存有活性虫卵有关，此法可用于考核疗效。假若血吸虫患者已经距末次治疗时间 3～5 年，可用此法进行试验，如果环沉率≥5%者，可结合临床症状和体征，考虑给予复治。

近年来对 COPT 的方法作了一些改进，如：①双面胶纸条法：将双面胶纸条制特定的式样作 COPT，可省略蜡封片法的繁琐步骤，具有操作简易，方法规范，提高工效和避免空气污染的优点。双面胶纸条法 COPT（DGS-COPT）已在现场扩大应用，今后若能将该法配套干卵，则更能提高它的应用价值；②血吸虫干卵抗原片（或膜片）环卵沉淀试验，利用环卵抗原活性物质的耐热特性，将分离的纯卵超声和热处理，定量滴加，烤干固定于载玻片或预制的聚乙稀薄膜上。此种干卵膜片，保存时间较长（4℃，6 个月），已有市售商品。试验时只需加入血清试样，湿盒孵育，判读结果与常规法相同。干卵膜片法还具有简化操作规程，提高卵抗原的规范要求，并可长期保存等优点。

COPT 可作为诊断血吸虫病的血清学方法之一，及临床治疗患者的依据；可用作考核治疗和防治效果的方法；并且用于血清流行病学调查及监测疫情的方法。

# 实验二　酶联免疫吸附法检测弓形虫感染

酶联免疫吸附试验（ELISA）是以免疫学反应为基础，将抗原、抗体的特异性反应与酶对底物的高效催化作用相结合起来的一种敏感性很高的试验技术。由于抗原、抗体的反应在一种固相载体——聚苯乙烯微量滴定板的孔中进行，每加入一种试剂孵育后，可通过洗涤除去多余的游离反应物，从而保证试验结果的特异性与稳定性。在实际应用中，通过不同的设计，具体的方法步骤可有多种。如用于检测抗体的间接法、用于检测抗原的双抗体夹心法以及用于检测小分子抗原或半抗原的抗原竞争法等。比较常用的是 ELISA 双抗体夹心法及 ELISA 间接法。本节主要介绍临床常用的用于检测弓形虫感染者血清中的 IgM 和 IgG 的间接法。

**【实验目的】**

1. 掌握 ELISA 的基本原理。

2. 熟悉 ELISA 的基本操作过程。

3. 熟悉 ELISA 的注意事项。

4. 了解 ELISA 的类型。

**【实验原理】**

ELISA 的基本原理是：使抗原或抗体结合到某种固相载体表面，并保持其免疫活性。使抗原或抗体与某种酶连接成酶标抗原或抗体，这种酶标抗原或抗体既保留其免疫活性，又保留酶的活性。在测定时，把受检标本(测定其中的抗体或抗原)和酶标抗原或抗体按不同的步骤与固相载体表面的抗原或抗体起反应。用洗涤的方法使固相载体上形成的抗原抗体复合物与其他物质分开，最后结合在固相载体上的酶量与标本中受检物质的量成一定的比例。加入酶反应的底物后，底物被酶催化变为有色产物，产物的量与标本中受检物质的量直接相关，故可根据颜色反应的深浅刊物定性或定量分析。由于酶的催化频率很高，故可极大地放大反应效果，从而使测定方法达到很高的敏感度。

**【实验器材】**

1. 96 孔聚苯乙烯塑料板(酶标板)、酶标仪、微量加样器、烧杯、量筒等。

2. 试剂

(1) 包被缓冲液(0.05mol/L 碳酸盐缓冲液，pH9.6)

| | |
|---|---|
| $Na_2CO_3$ | 1.59g |
| $NaHCO_3$ | 2.93g |
| $ddH_2O$ | 至 1000ml |

(2) 洗涤缓冲液(pH7.4，0.15mol/L PBS)

| | |
|---|---|
| $KH_2PO_4$ | 0.20g |
| $Na_2HPO_4 \cdot 12H_2O$ | 2.90g |
| NaCl | 8.00g |
| KCl | 0.20g |
| Tween-20 | 0.50ml |
| $ddH_2O$ | 至 1000ml |

(3) 稀释液

| | |
|---|---|
| 牛血清白蛋白(BSA) | 0.10g |
| 洗涤液 | 至 100ml |

或

| | |
|---|---|
| 羊血清、兔血清等血清 | 10ml |
| 洗涤液 | 至 100ml |

(4) 终止液(2mol/L $H_2SO_4$)

| | |
|---|---|
| $ddH_2O$ | 178.3ml |
| 浓硫酸 | 至 200ml |

在水中逐滴加入浓硫酸，边加边搅拌。

（5）底物缓冲液（pH5.0）

| | |
|---|---|
| 0.2mol/L Na$_2$HPO$_4$（28.4g/L） | 25.7ml |
| 0.1mol/L 柠檬酸（19.2g/L） | 24.3ml |
| ddH$_2$O | 至 50ml |

（6）四甲基联苯胺（TMB）使用液

| | |
|---|---|
| TMB（10mg/5ml 无水乙醇） | 0.5ml |
| 底物缓冲液 | 10.0ml |
| 0.75％H$_2$O$_2$ | 32.0$\mu$l |

（7）2,2$'$-连氮基-双-3-乙基-苯丙噻唑啉磺胺（ABTS）使用液

| | |
|---|---|
| ABTS | 0.5mg |
| 底物缓冲液 | 1.0ml |
| 3％H$_2$O$_2$ | 2.0$\mu$l |

（8）弓形虫抗原。

（9）酶标记 IgG 抗体。

（10）待测的疑似弓形虫感染者血清。

（11）标准阳性血清（内含弓形虫抗体）。

（12）标准阴性血清（无弓形虫抗体）。

**【操作步骤】**

1. 包被　用包被缓冲液将弓形虫抗原稀释至蛋白质含量为 1～10 $\mu$g/ml。在酶标板反应孔中加 100$\mu$l，4℃过夜。次日，弃去孔内溶液，用洗涤缓冲液洗板 3 次，每次 3min，甩干。

2. 加样　加一定浓度稀释的待检血清（同时做空白对照，阴性对照孔及阳性对照）100$\mu$l 于上述已经包被的反应孔中，置湿盒中，于 37℃作用 1h，取出，用洗涤缓冲液洗板 3 次，每次 3min，甩干。

3. 加酶标记的羊抗人 IgG 抗体　于各反应孔中，加入新鲜稀释的酶标抗体（经滴定后的稀释度）100$\mu$l。于 37℃作用 0.5～1h，用洗涤缓冲液洗板 3 次，每次 3min，甩干。

4. 加底物液显色　于各反应孔中加入现配的 TMB 底物溶液 100$\mu$l，37℃，10～30min。

5. 终止反应　于各反应孔中加入终止液 50$\mu$l。

6. 结果判定　将酶标板放入酶标仪内，以空白板调零，以 450nm 波长读取 OD 值（若用 ABTS 显色，选 410nm 波长）。

7. 以标准品浓度为横坐标，吸光度为纵坐标，生成标准曲线和直线回归方程式，根据公式计算未知样品的浓度，并记录。

**【注意事项】**

1. 样本要求本试验用血清或血浆进行检测，用量为 10$\mu$l。勿使用染菌、脂血、溶血或黄疸样品。按照标准方法收集血清，室温保存样品不要超过 8h，若实验在 8h 以后进行，需将样品保存在 2～10℃，如保存超过 1 周－20℃保存。

2. 试验阳性提示弓形虫既往感染，临床医生应结合病史、体检等全面考虑诊断。

3. 判断临床意义应动态观察，即对阳性者要求 2 周后进行复查，观察抗体水平的变化。

（杜幼芹）

# 第三节 寄生虫病案分析

**【实验目的】**

初步接触较典型的寄生虫病临床病例,并根据病原学理论及基础知识,对其进行分析、讨论,作出初步诊断,从而强化巩固学习过的病原学基本理论,加深对病原生物在临床疾病发生、发展过程中的作用的理解,加强理论、实验与临床之间的联系。培养科学的思维方式,锻炼综合分析问题与解决问题的能力,促进学生综合素质的提高。

**【实验方式】**

1. 课前准备

(1)老师提前1周布置相关病案。

(2)学生分组准备。视学生人数多少而灵活分组。以病原生物学及免疫学理论为基础,根据病案提供的病史、体检、实验室检查、临床治疗情况等基本资料,结合学生自己查阅的临床知识、检测指标等资料,进行综合分析,对给定的病案做出初步诊断,或提出下一步诊断或治疗方案,并回答病案提出的相关问题。

2. 课堂病案讨论 由带教老师主持,各组学生派代表进行综合发言,阐述资料准备过程、初步诊断结果、分析病情发展过程及诊断理由,回答病案提出的相关问题。其他组同学可以提问、质疑,展开讨论。

3. 带教老师对学生讨论的各个病案进行总结性讲解。

# 一、病 案 示 例

## 病案一 阿米巴痢疾

患儿,男,7岁,家住湖北某地农村。

**【主诉】**

腹痛、腹泻10天,发热及脓血便8天。

**【发病史】**

患儿发病前9天有坠入粪坑史。入院10天前开始腹痛、腹泻,2天后开始发热及脓血便。入院后用阿莫西林治疗,次日大便呈果酱色,腹痛加重,入院后第四天出现全腹痛伴肌紧张,经剖腹探查,发现右下腹有一炎性肿块,盲肠坏疽可见3cm×2cm穿孔灶,阑尾已坏疽脱落,术后继续用抗生素治疗,因治疗无效,于手术后48h死亡。

**【体检】**

体温38.2℃,血压105/65mmHg(14/8.7kPa),神智清楚,精神委靡,全腹轻压痛,脐中可扪及肠样肿块,可以移动。

**【实验室检查】**

RBC少量及巨噬细胞0~3个/高倍镜。

尸检:腹腔右侧有散在小脓肿二十余处。结肠、空肠、回肠均可见溃疡,以结肠为甚,且深;在黏膜下取材,镜检发现溶组织内阿米巴大滋养体。

【讨论】

1. 患儿是如何感染上溶组织内阿米巴？

2. 试分析粪检未发现阿米巴滋养体的几种可能性。

3. 典型的阿米巴痢疾患者有何症状？粪便有何特点？

4. 阿米巴痢疾患者病变的原发灶多在何处？

5. 阿米巴痢疾患者肠壁溃疡病理特征是什么？

6. 为什么会引起肠穿孔？

【分析】

1. 根据病史，患儿 19 天前曾坠入粪坑，意外食入溶组织内阿米巴四核包囊而感染。

2. 该患儿粪检未发现阿米巴滋养体有如下可能：

(1) 就诊时，阿米巴溃疡已向纵深发展；有的已形成炎性肿块，尸解虽见溃疡，但大多为散在小脓肿，溃疡面不大，因而落入肠腔的大滋样体数量不多，有可能漏检；

(2) 标本送检时处理不当，如尿液污染，未予保温或放置时间过长，造成大滋养体死亡；

(3) 技术上的漏检或疏忽。

3. 阿米巴痢疾的典型症状　腹痛、腹泻、腹胀或泻痢，大便次数增加，重者 10 次以上，常有里急后重症状，伴有中度发热。大便量多，恶臭，呈果酱样，有时带黏液、脓血。

4. 阿米巴痢疾的原发部位以回盲部为多，其次为乙状结肠部位，也可累及阑尾或升结肠。

5. 溶组织内阿米巴滋养体以触杀机制溶解并侵入组织，造成局部肠黏膜溃疡和黏膜下小脓肿，滋养体繁殖，向纵深发展可突破黏膜肌层，逐渐发展为黏膜下层液化坏死灶，形成口小底大的典型阿米巴溃疡，常称为"烧瓶样溃疡"。重症患者，黏膜下层的病灶可相互融合而致大片黏膜脱落，形成大面积溃疡，甚至穿孔。儿童肠壁较薄也是该病例易以穿孔的原因之一。

# 病案二　脑囊虫病

患者，女，32 岁，居住地在内蒙古。

【主诉】

腹痛，恶心伴头痛，体重减轻 3 个月余，呕吐、高热 2 天，昏迷 16h。

【发病史】

2 年前患者亲戚家里杀猪，炖大块红烧肉请客，曾应邀前往分享。近 3 个月来常感腹痛，恶心，体重减轻，并伴有头痛，自己摸及额部和头顶上有小包块，近 2 天病情加重，伴有呕吐、高热，16h 前出现神志不清。

【体检】

体温 38.2℃，脉搏 92 次/分，血压 100/65mmHg(13.3/8.7kPa)。意识模糊，两下肢腱反射不对称。未触及淋巴结肿大。躯干部可触及数个黄豆大结节，中等硬度，无痛。眼底镜见双侧视神经盘水肿。

【实验室检查】

脑脊液压力偏高(210～340mmH$_2$O)，嗜酸性细胞数偏高。脑脊液囊虫补体结合试验阳性。血清囊虫补体结合试验为阳性。颅脑 CT 检查：脑实质内可见低密度多发性囊泡，脑室内有孤立性囊虫囊肿，诊断为脑囊虫病。

【讨论】

1. 本病的诊断依据是什么？

2. 患者吃大块肉后，为何在 2 年后患者感到腹痛、恶心，并体重减轻？

3. 患者吃大块肉和患脑囊虫病有何直接联系？应从中吸取什么样的教训？

【分析】

1. 诊断依据：

(1) 患者居住内蒙古。内蒙古是我国猪带绦虫病散在流行的地区，农村饲养的猪常有机会吃到患者的粪便而感染猪囊尾蚴。

(2) 患者有吃可疑猪肉历史。

(3) 有关脑囊虫病的系列检查均为阳性。

(4) 患者起病急，发病快，可能与一次大量虫卵进入颅内有关，因而导致患者剧烈头痛、呕吐、发热。

2. 患者亲戚家屠宰的猪患有囊尾蚴病。由于炖肉时，猪肉块切得过大，炖的时间不足，寄生于猪肉内的囊尾蚴未被全部杀死。患者吃肉时，囊尾蚴的头节未被嚼碎，从而食入了活的囊尾蚴。囊尾蚴头节进入患者消化道后，约经 2～3 个月即可发育为成虫并排出孕节和虫卵。此时，患者已患猪带绦虫病。猪带绦虫病的临床症状一般轻微，但也有患者上腹或全腹隐痛、消化不良以致体重减轻等症状。该成虫在人体内寿命达可达 25 年，其间，2 年内部分患者可以同时伴有猪囊虫病。所以感染 2 年后可出现脑囊虫病症状。

3. 虽然吃红烧大块肉和患脑囊虫病没有直接联系，但如果吃了感染猪囊尾蚴的半生大块红烧"米猪肉"，就有可能感染猪带绦虫，患猪带绦虫病。25％的猪带绦虫病患者可以并发猪囊虫病(包括脑囊虫病)。由于猪囊尾蚴病除了可以异体感染虫卵外，还可以自体内或自体外感染虫卵。此患者是由于感染猪带绦虫后，又通过自体内或自体外重复感染了猪囊尾蚴。从上述病例中我们应吸取教训是，不吃米猪肉；猪肉要熟食，切块要尽量小；感染猪带绦虫后要及时驱虫治疗，避免重复感染猪囊尾蚴。

# 二、备 选 病 案

## 病 案 一

患者，男，49 岁，工人，四川籍。

【主诉】

反复胸痛，咳嗽、咳血痰 10 个月。

【发病史】

患者于 10 个月前开始出现畏寒、发热，双侧胸痛，咳嗽，咳带血黏液痰，食欲减退、消瘦，在当地医院就诊，拍摄胸片可见右中肺块状阴影，怀疑肺结核，经对症治疗和抗结核治疗 2 个月，症状稍有好转。右中肺部阴影缩小。5 个月前胸痛、咳嗽、咳痰加重，到市医院就诊，拍胸片示见上肺片状模糊影，仍诊断为肺结核，继续抗结核治疗。经数月抗结核治疗无效，来院就诊。

**【体检】**

一般情况尚好,浅表淋巴结未及肿大。右腰部触及 1 个 2.5cm×4cm 包块,质中等硬度无压痛。追问病史:患者 1 年前年曾生食小石蟹土方治病,几个月后右胸部、右上腹相继出现过无痛性包块。心肺无异常,腹部正常。

**【实验室检查】**

血常规嗜酸性粒细胞增高,痰抗酸杆菌(一),胸片示左上中肺野可见斑片状阴影,胸膜增厚。经抗结核治疗 2 个多月复查胸片,右中肺阴影缩小,右下肺又出现片状阴影及胸膜增厚。对比发病以来每次胸片,肺部阴影形态、部位各异。痰中查到寄生虫虫卵。

**【治疗】**

根据检查结果做出相应寄生虫病的诊断。经积极治疗,患者所有症状消失,肺部阴影逐步吸收,痊愈出院。3 个月后随访无异常。

**【讨论】**

1. 该病例诊断为何病?

2. 该病综合判断的依据是什么?

3. 患者是如何感染该病的? 根据该虫生活史,简述其发病过程。

4. 治疗本例患者应选用的药物和疗程?

# 病 案 二

患者,男,38 岁,菜农,河南籍。

**【主诉】**

心悸,头晕,黑便 2 个月余,加重 1 周。

**【发病史】**

患者 3 个月前的 1 天下雨后,赤脚下地干活。第二天感到双足趾间、足背奇痒,发现起了红疹,随后呈水疱、脓疱。因瘙痒而抓破,感染。1 周后出现咳嗽、发热症状,去医院经局部和全身用药后,半个月痊愈。2 个月前出现头昏、眼花、心悸、耳鸣、乏力等症状,解黑大便。近 8 天来腹痛、反复黑便、头晕、乏力,但无呕血,入院诊断为上消化道出血。入院后经化验室诊断发现系感染了某种寄生虫,经丙硫咪唑驱虫治疗,排出千余条寄生虫。

**【体检】**

发育中等,营养欠佳,神志清楚,贫血面容,皮肤光滑无皮疹,未触及淋巴结肿大。双肺听诊呼吸音清晰无啰音,心率 92 次/分,心律齐,其他未见异常。腹软,脐周轻度压痛,无肌紧张,肝脾未及。双下肢轻度凹陷性水肿。

**【实验室检查】**

血常规:红细胞 $3.0×10^{12}/L$,血红蛋白 75g/L,白细胞 $9.8×10^9/L$。出凝血时间正常。粪检:大便黑褐色,隐血"＋＋＋",红细胞"＋",血涂片见红细胞中央淡染区扩大。肠道钡餐造影检查未发现异常。

**【讨论】**

1. 该病初步诊断是什么? 有何诊断依据?

2. 为了确诊,还应做什么实验室检查?

3. 解释本病例的症状和体征,患者出现贫血的原因。

4. 本病应与何病鉴别诊断? 你所知道的易导致明显贫血症状的病原体有哪些?

5. 应该如何加强对本病的防治?

## 病　案　三

患者,男,32 岁,职员,居住地武汉。

【主诉】

间歇性畏寒、发热伴头痛 2 个月余。

【发病史】

患者 9 月下旬开始每天发冷、发热,伴头痛、全身酸痛,单位医务室诊断为"感冒",给予口服强力银翘解毒片、百服宁、肌注青霉素等治疗 7 天,无效,收治入院。入院后追问病史,发病前 1 周曾到西双版纳出差。入院后经化验检查,诊断为某种寄生虫病,经氯喹＋伯氨喹治疗,症状很快消失,患者自我感觉良好,治疗 3 天后患者要求出院。11 月中旬,患者又出现前述症状,并有恶心、呕吐、剧烈头痛,连续 1 周,因昏厥、神志不清、抽搐而送医院抢救。经抗寄生虫治疗及连续抢救两天无效而死亡。

【体检】

体温 40.5℃,贫血貌,神志不清,颈项强直,瞳孔对光反射迟钝,腹软,肝、脾肋下 2cm。心率 96 次/分,律齐。

【实验室检查】

血常规:RBC $3.5 \times 10^{12}$/L,WBC $3.6 \times 10^9$/L,Hb 105g/L,血涂片查见红细胞内有某种寄生虫。

【讨论】

1. 该病的初步诊断是什么,诊断依据是什么?

2. 患者先后两次发病是否有关联? 为什么?

3. 患者发热的原因是什么?

4. 分析患者的死亡原因,应从中应吸取什么教训?

## 病　案　四

患者,男,48 岁,湖北汉阳人。

【主诉】

畏寒、发热、腹痛、脓血便 1 个月。

【发病史】

2 个月前,因为天气炎热,多次下湖游泳。当时发现足部、手臂等处皮肤表面有较多小米粒大小的红色丘疹,发痒,似蚊虫叮咬。几天后出现感冒发热,咳嗽,吐痰等症状,自购感冒药,服用后好转。近 1 个月来,上腹部不适疼痛,食欲减退、每日 2~4 次脓血便,伴有发热。在乡卫生院按"菌痢"治疗,多次服药无效。收住医院治疗。

【既往史】

除有疟疾病史外,无其他特殊病史。

【体检】

体温 38.8℃,脉搏 94 次/分,血压 100/65mmHg(13.3/8.7kPa)。发育正常,急病面容,神志清楚。全身体表淋巴结无肿大,双肺无明显湿啰音。腹部稍膨胀,柔软,无明显压痛。肝剑突下 3cm,有轻压痛,脾可扪及。腹部无移动性浊音。下肢有轻度凹陷性水肿。

【实验室检查】

血常规:Hb 105g/L,WBC $2.16×10^9$/L,N 0.48,L 0.35,E 0.17,尿常规正常。胸部 X 线片正常。

【讨论】

1. 你初步怀疑患者是什么病? 依据是什么?

2. 你认为还应当进行哪些检查及化验以便确诊?

3. 对患者应当如何正确处理?

4. 该病是如何传播的?

# 病 案 五

患者,女,24 岁,来自广东大学生。

【主诉】

右上腹隐痛不适、乏力 2 年,右上腹阵发性剧痛 2 天。

【发病史】

近 2 年来常感右上腹不适,乏力,消化不良,厌食。曾发现有几次出现轻度黄疸症状,尿的颜色变深。1 年前因发作次数增多、头晕、低热及巩膜黄染,到医院就诊,发现肝脏肿大,ALT 升高,以慢性黄疸型肝炎入院,经护肝治疗后,症状缓解出院。2 天前突然出现右上腹阵发性剧烈疼痛,再次入院。既往无饮酒史,无食生肉史,有食生鱼片及鱼生粥史。

【体检】

体温 37.2℃,脉搏 88 次/分。神志清楚,痛苦病容。巩膜及皮肤有轻度黄染,淋巴结未触及肿大。心肺正常,肝大在肋下 2cm 触及,有轻度触痛,胆囊区有压痛及叩击痛。脾未触及。无腹水及四肢水肿。

【实验室检查】

血常规:Hb 125g/L,WBC 11.4×10⁹/ml,N 0.51,L 0.32,E 0.16。肝功能生化:HBsAg(一);ALT 128U/L,血清总胆红素 56$\mu$mol/L。粪检:大便直接涂片法未发现异常。胸部 X 线检查正常。超声:提示慢性胆囊炎,胆囊结石,肝脏内多发性结节。

【讨论】

1. 根据上述资料,你初步怀疑何种疾病? 依据是什么?

2. 还应做什么检查进一步明确诊断?

3. 在诊断该病时如何进行 A 型肝炎、B 型肝炎、酒精中毒性炎的鉴别诊断?

4. 该病是如何传播的？应该如何防治？

# 病　案　六

患者，女，28 岁，宠物店店员，武汉黄陂人。

**【主诉与病史】**

双眼视物模糊 1 个月，头痛、胸痛 7 天。眼科门诊发现双眼视力均为 0.1，眼底检查见双眼后极部视网膜水肿，黄斑部有新鲜渗出灶，中央凹陷，右眼渗出灶下方可见出血，眼科诊断为中心性渗出性视网膜炎而收治入院。并请内科及脑外科会诊。

**【体检】**

体温 39.8℃，呼吸急促，颈部强直，角弓反张，左上肢出现痉挛性屈曲，双下肢伸肌强直，轻微精神症状。腋窝及腹股沟浅表淋巴结肿大如蚕豆大小，活动，质中。

**【实验室检查】**

血常规：WBC $19 \times 10^9$/L，N 0.80，L 0.15，M 0.03，E 0.02，血清××虫抗体检查：IHA（＋），滴度 1：640；IFA 中 IgG（＋）1：50，IgM（＋）1：10；脑脊液检查：清，无色，潘氏试验（－），蛋白质 0.03g/L；脑脊液离心取沉淀涂片镜检查见寄生原虫，虫体密度 1200/ml；脑电图示高度弥漫性异常；肺部 X 线片检查，显示双肺云雾状弥散性阴影，有胸水液界面，抽取胸水离心沉淀检查见与脑脊液检查一致的寄生原虫。结核菌素试验（－）。治疗：每日给予 5％葡萄糖液＋乙胺嘧啶 25mg＋磺胺嘧啶 4g＋地塞米松 5mg 静脉滴注，以及其他辅助治疗。5 天后因呼吸衰竭死亡。

**【讨论】**

1. 该病例初步诊断为什么病？诊断依据是什么？
2. 该病是如何感染的？致病特点是什么？
3. 该患者死亡的原因是什么？

# 病　案　七

患者，女，40 岁，农民，陕西籍。

**【主诉】**

上腹部胀痛 2 个月余。

**【发病史】**

近 2 个月来患者每次饭后 2h 左右开始感到右腹部胀痛。无畏寒、发热、恶心、呕吐或皮疹等症状。既往家中养猪、养羊及养狗。

**【体检】**

体温 37℃，呼吸 17 次/分，脉搏 84 次/分，血压 120/80mmHg（16/10.6kPa），体重 56kg。腹部柔软，右上腹突出，有中度压痛，叩诊时肝大右肋下 9cm，无移动性浊音。肠鸣音正常。

**【实验室检查】**

血常规：Hb 125g/L，WBC $9.4 \times 10^9$/L，白细胞分类正常；尿检查正常，腹部平片见有一钙化囊,肝扫描时,在腹部平片有钙化囊的位置处见一缺损区,大约 8cm 大小。胃肠钡餐检查正常。寄生虫抗原皮内试验为阳性。入院后剖腹探查,见肝右叶后方有一表面光滑的囊肿,行切除术后进行病原学检查,证实最初拟诊。

【讨论】

1. 根据病情,该患者诊断为何病? 诊断依据是什么?
2. 该种病是如何感染的?
3. 根据体检和化验,该病在诊治中应注意什么?
4. 对于该病的防治,应采取哪些措施?

(宋文剑)

# 第十二章　医学寄生虫学创新性实验

## 第一节　寄生虫感染调查

　　虽然我国寄生虫病的发病率经过多年的防治工作,已经大幅度下降。但寄生虫病的流行,依然是严重危害人民生命健康的公共卫生问题。因此,开展寄生虫感染调查,进行寄生虫病采样检验,为人体寄生虫防治工作提供有效科学依据,是掌握寄生虫病的流行规律和影响因素,及时掌握寄生虫感染疫情动态的基本工作。寄生虫感染情况调查对进一步控制寄生虫病的流行和消灭寄生虫病有着极其重要的意义。

## 流行病学调查的基本步骤

### (一) 设计调查方案

包括资料搜集、整理和分析资料。

1. 明确调查目的和指标　调查目的有两类,一是了解参数,用以说明总体的特征,如了解当地某种寄生虫病的发病率;二是研究事物或现象之间的关系,以探求人群健康的有关因素或探索病因,如研究疟疾流行的原因及影响因素。将调查目的具体化为指标。

2. 确定调查对象和观察单位　调查对象是根据研究目的确定的调查总体的同质范围;观察单位是指要调查的总体中的个体(也是统计计算的单位)。

3. 选择调查方法　调查方法按调查范围,可分为全面调查(普查)和非全面调查。非全面调查又有典型调查和抽样调查。典型调查是有意识选择好的、中间型的或差的典型进行调查;随机抽样调查是医学研究中常用的方法。

4. 决定采取的调查方式　有直接观察包括采样检测、采访、填表和通信四种调查方式。

5. 设计调查项目和调查表　调查项目除分析项目外,还应包括备查项目。备查项目用于核查资料,如被调查者的姓名、性别、住址、电话以及调查日期。分析项目用于计算统计指标,分析健康相关因素或病因。将调查项目按逻辑顺序排列即可成调查表。

6. 估计样本含量　若进行抽样调查,须估计样本含量,其方法有查表法和公式计算法。

### (二) 制订调查实施方案

方案包括人、财、物的准备,调查人员的培训,统一调查方法。

### (三) 正式调查

调查时把好质量关,保证收集的资料完整、准确、及时。

### (四) 整理、分析资料,写出调查报告

调查报告内容包括上述调查过程及结果分析。

## 实验一　市售蔬菜的寄生虫卵污染状况调查

土源性蛔虫卵在外界适宜条件下,可以直接发育为感染虫期,经过一定的感染方式,感

染人体。在城市,食用蔬菜是重要的感染途径。

【实验目的】

1. 了解市场销售蔬菜的寄生虫卵污染状况。

2. 了解本市肠道寄生虫病流行现状。

3. 学习并掌握寄生虫虫卵的检查方法。

4. 学习调查报告的书写。

【实验原理】

一些寄生虫虫卵或幼虫在土壤中,适宜温度、湿度、氧气充足等条件下可直接发育至感染期,经口腔或皮肤感染人体。食入被感染期虫卵或幼虫污染的蔬菜是感染的重要途径。虫卵附着于蔬菜表面,可通过水洗沉淀集卵检测。常见的土源性蠕虫有似蚓蛔线虫、毛首鞭形线虫、十二指肠钩口线虫、美洲板口线虫及粪类圆线虫等。

【实验器材】

1. 在调查样本点菜市场随机采集的各种蔬菜样品。

2. 离心机、显微镜。

3. 100 目、200 目、140 目、160 目标准筛。

4. 烧杯、离心管、载玻片、盖玻片。

【实验调查方法】

1. 学生自行设计调查方案。

2. 以随机抽取调查样本点为抽样原则,按照对总体率进行估计的随机抽样样本量计算,确定全市调查样本量。再根据人口总数计算抽样比例,确定应调查的点数。然后按地理位置和经济条件两个特征(对土源性线虫感染)进行分层整群随机抽样,确定所调查的样本点。

3. 赴菜市场收集样本。

4. 实验方法

(1) 用 500ml 自来水清洗样品,分别用 100 目、200 目、140 目、160 目标准筛分层过滤。

(2) 收集洗液于烧杯中。

(3) 置于 15ml 离心管,2000rpm 离心 5min。

(4) 弃去上清液。

(5) 用吸管吸取底部少许沉渣,置于载玻片上,加盖玻片镜检。

【统计学分析结果】

各种蔬菜分别按样本份数、各种阳性份数、阳性率、感染度(虫卵数/100g)进行统计。分析本市蔬菜被虫卵污染情况。

【书写调查报告】

按要求书写调查报告。

# 实验二　幼儿园儿童蠕形住肠线虫感染状况调查

蠕形住肠线虫俗称蛲虫,常寄生于人体回肠、盲肠及结肠,以回盲部为多,引起蛲虫病。蛲虫世界分布,儿童感染率高于成人。

**【实验目的】**

1. 了解幼儿园儿童蛲虫感染状况。

2. 了解蛲虫的感染与传播特点。

3. 蛲虫病的诊断方法

4. 掌握蛲虫病的防治原则。

5. 学习调查报告的书写。

**【实验器材】**

宽 2cm 透明胶纸带、剪刀、载玻片、记号笔、显微镜。

**【实验原理】**

寄生于人体的蛲虫雌虫交配后,于夜间沿患者结肠向下移行至肛门外,在肛门周围及会阴部产卵,引起患者局部瘙痒,用手搔抓后可自体感染或污染他处。因此,检查蛲虫的最佳时间是在夜里。

**【调查方法】**

1. 设计调查方案。

2. 人少的幼儿园可采取普查方法,大型幼儿园可采用分层整群抽样的方法。在幼儿园中抽取年龄为 2~6 岁的儿童多名作为调查对象。

3. 病原学检查,采用透明胶纸肛拭法查蛲虫卵。

(1) 将宽 2cm 的透明胶纸剪成长约 5cm 的小段。

(2) 事先将一端向胶面反折约 0.5cm(便于操作),再贴在干净的载玻片上。

(3) 玻片一端标记受检者姓名或编号。

4. 检查时,将胶纸揭下,用胶面粘贴肛门周围皮肤,然后将胶面平铺于载玻片上,低倍镜下检查虫卵。镜下检出蛲虫虫卵者,即为阳性。

**【统计学分析】**

运用统计学方法分析调查结果。

**【书写调查报告】**

按要求书写调查报告。

# 实验三 大学生蠕型螨感染情况调查

**【实验目的】**

1. 了解在校大学生蠕型螨感染情况。

2. 掌握蠕型螨的检查方法。

3. 学习调查报告的书写方法。

**【实验原理】**

人体蠕型螨是永久性寄生螨,带虫者居多。主要寄生于人体的鼻、额、下颌及颊部等,也可寄生于头皮、颈、肩背、胸部等其他部位的毛囊和皮脂腺中。毛囊蠕形螨寄生于毛囊,以其颚体朝向毛囊底部,一个毛囊内一般为 3~6 个。皮脂蠕形螨常单个寄生于皮脂腺和毛囊中。严重者可至痤疮、毛囊炎、酒糟鼻等。蠕形螨对温度较敏感,蠕形螨昼夜均可爬出皮肤表面,对外界有较强抵抗力,5℃可活 1 周左右,而在干燥空气中可活 1～2 天。可通过透明胶纸粘取,直接在显微镜下观察。

**【实验器材】**

宽 2cm 透明胶纸带、剪刀、载玻片、记号笔、显微镜。

**【实验调查方法】**

1. 调查对象与抽样方法　在校各年级大学生全体,或每班随机抽查 15～20 人,自行设计分组。

2. 采样方法　晚上睡前温水洗脸,揩干。将透明胶纸带剪成长约 5cm,分别贴于鼻尖、左右鼻翼、左右面颊、前额正中(横贴),轻压贴近不留空隙,次日清晨取下贴于载玻片上,标记待检。白天取样方法同上,粘贴 90min 后取下。采集样本最好在 6h 内送检。

3. 检查方法　将载玻片置光学显微镜下低倍镜检。

**【统计分析】**

运用统计学方法分析调查结果。

**【书写调查报告】**

按要求书写调查报告。

# 实验四　食用猪肉寄生虫感染的调查

日常生活离不开食肉。有些人兽共患病是由于食入未烧熟的猪肉而致。常见的有旋毛虫病、猪囊虫病。因此,猪肉在进入市场前,必须要经过严格的检疫。

**【实验目的】**

1. 调查了解市场猪肉感染旋毛虫或囊虫的情况。

2. 掌握相关的检疫方法。

3. 学习设计调查方法与撰写调查报告。

**【实验原理】**

猪囊虫病是由人体猪带绦虫的幼虫(囊尾蚴)所引起的寄生虫病,是人兽共患寄生虫病。猪是最主要的中间宿主。人、猪均可由于食入猪带绦虫卵感染,虫卵在小肠孵出的六钩蚴经肠黏膜血管侵入全身横纹肌,形成猪囊尾蚴,而导致囊虫病。通过肌肉检查猪囊尾蚴,可以进行病原学诊断。

旋毛虫病也是人兽共患寄生虫病,旋毛虫成虫寄生于人和多种哺乳类动物的小肠,旋毛虫幼虫寄生于人、猪或其他哺乳类动物全身。猪、鼠是最常见的中间宿主。人常因食入未烧熟的肉类而感染旋毛虫幼虫囊胞。可以通过检查肌肉内旋毛虫幼虫囊胞作出病原学诊断。

**【实验器材】**

剪刀、小镊子、载玻片、记号笔、显微镜。

**【实验调查方法】**

1. 学生自行设计调查方案。

2. 检查方法:肌肉压片法。

【统计分析】

运用统计学方法分析调查结果。

【书写调查报告】

按要求书写调查报告。

【思考题】

猪带绦虫病或旋毛虫病是通过什么途径感染并传播的?

# 实验五 肝吸虫病流行病学调查

【实验目的】

1. 根据华支睾吸虫生活史各环节,灵活设计调查内容。
2. 了解本地华支睾吸虫传播情况。
3. 进一步体会华支睾吸虫的生存环境、生活史过程和传播途径。
4. 学习设计调查方案,书写控制消灭传染源、阻断传播途径和保护易感人群的调查报告。

【实验原理】

华支睾吸虫又称肝吸虫。寄生于人及猫、狗等保虫宿主的肝脏胆管内。成虫产出的虫卵随胆汁排入肠腔随大便排出体外。虫卵入水后被第一中间宿主淡水螺(豆螺、沼螺、涵螺)食入并孵出毛蚴,在螺体内无性繁殖形成大量尾蚴后逸出,入侵第二中间宿主鲤科淡水鱼体内,发育为感染期囊蚴。人若生食或半生食含有活囊蚴的鱼有可能被感染。囊蚴在人体内经童虫至成虫的发育移行过程,成虫在肝脏胆管定居产卵。同时引起胆管感染、阻塞、肝硬化甚至癌变。肝吸虫病的流行受自然因素、生物因素与社会因素的影响。

【实验调查方法】

1. 学生自行设计调查方案。
2. 根据设计方案,采用相应的检查方法。

【统计分析】

运用统计学方法分析调查结果。

【书写调查报告】

按要求书写调查报告。

(宋文剑)

# 第二节 原 虫 培 养

原虫是原始的、简单的、单细胞真核生物。整个虫体由单细胞构成,依靠细胞器可以完成生命活动的全部功能。医学原虫包括寄生在人体的腔道、体液、组织或细胞内的致病及非致病性原虫,约有 50 余种。对人体危害较严重的有疟原虫、利什曼原虫、锥虫、溶组织内阿米巴、阴道毛滴虫及弓形虫等。掌握原虫的体外培养技术,对原虫病的诊断及防治有着重要意义。

# 实验一 阴道毛滴虫的体外培养

阴道毛滴虫寄生于女性的阴道及泌尿道,寄生于男性的尿道及前列腺,以直接接触或间接接触传播。主要引起滴虫性阴道炎、尿道炎或前列腺炎。该疾病呈全球性分布,人群感染比较普遍,以 20～40 岁年龄女性组感染率最高,平均感染率为 28％。很多男性不育症患者的配偶滴虫阳性率也明显高于正常妇女的感染率,尤其是受 HIV 感染的妇女和临床上可疑的性传播疾病(STD)患者,其患病率远高于平均值。因此,国内外学者对阴道毛滴虫的体外培养做了大量研究,为防治工作打下了较好的基础。

**【实验目的】**

1. 了解阴道毛滴虫体外培养的适宜条件。

2. 了解阴道毛滴虫培养基的制备及培养方法。

**【实验原理】**

阴道毛滴虫只有滋养体而无包囊期。以二分裂或多分裂法繁殖。滋养体在体外生命力较强,具有感染性。在体外半干燥环境可存活 14～20h,－10℃可活 7h。阴道毛滴虫有其特殊的生长条件,其最适的温度为 35～38℃,最适的 pH 为 5.5～6.0,属兼性厌氧寄生原虫。体外培养常采用肝浸汤培养基。

**【实验器材】**

培养瓶、培养箱、载玻片、显微镜、计数器。

**【实验方法】**

1. 配制肝浸汤培养基

(1) 制备 15％肝浸液:取牛或兔肝 15g,洗净,剪碎如小米粒大小,浸入 100ml 蒸馏水中,置 4℃冰箱过夜,次日煮沸 30min,用 4 层纱布过滤除去沉渣,补充蒸馏水至 100ml。

(2) 15％肝浸液 100ml 加蛋白胨 2g,葡萄糖 0.5g,氯化钠 0.5g,充分混匀,加热溶解,经滤纸过滤。

(3) 分别调节 pH 值 5.2、5.6、6.0、7.0。每管分装 8ml,8 磅 30min 高压灭菌,冷却后,置37℃恒温箱中24h,证明无菌后,置4℃冰箱备用。使用时,沸水浴15min,置室温,每管加灭活小牛血清 2ml。

2. 接种培养

(1) 以无菌棉拭从阴道后穹窿处取分泌物,无菌接种入上述的培养基中,37℃温箱培养48h,1000rpm 离心 5min。

(2) 初次接种和第 1、2 次转种时,培养基中应加青霉素 5 万～10 万 U/2ml。

(3) 实验培养基设置四组不同 pH 值,即 A 组 pH5.2,B 组 5.6,C 组 6.0,D 组 7.0。

(4) 接种滴虫,接种量 1 万～10 万/ml。

(5) 每隔 24h 观察一次。

**【实验结果】**

1. 在显微镜下,用计数器观察记录虫数、存活率,并计算活虫数。

2. 比较 4 种不同 pH 值培养基阴道毛滴虫的培养情况。

# 实验二 阴道毛滴虫药物敏感性观察

阴道毛滴虫感染是泌尿生殖系统感染的常见病因之一。在临床上,测定阴道毛滴虫的药物敏感性,以便于正确选择并合理使用抗阴道毛滴虫药物是十分必要的。

**【实验目的】**

1. 理解药物敏感试验在临床治疗中的重要性。

2. 了解 MTT 吸收光度法实验方法。

3. 了解体外测定阴道毛滴虫药物敏感性。

**【实验原理】**

阴道毛滴虫是单细胞真核生物,具有完整的细胞结构和代谢系统。阴道毛滴虫不同虫株对各种药物的敏感性不同。体外测定阴道毛滴虫药物敏感性常用直接观察法,判定滴虫存活情况,方法虽简单,但有时出现人为误差。现采用四甲基偶氮唑蓝吸收光度法(Methyl Thiazolyl Tetrazolium,MTT。商品名:噻唑蓝)检测细胞存活和生长情况,该法灵敏度较高,可以较好地反映药物剂量效应关系。其检测原理为活细胞线粒体中的琥珀酸脱氢酶能使外源性 MTT 还原为水不溶性的蓝紫色结晶甲臜并沉积在细胞中,而死细胞无此功能。二甲基亚砜(DMSO)能溶解细胞中的甲臜,用酶联免疫检测仪在 490nm 波长处测定其光吸收值,可间接反映活细胞数量。在一定细胞数范围内,MTT 结晶形成的量与细胞数成正比。该方法已广泛用于一些生物活性因子的活性检测、大规模的抗肿瘤药物筛选、细胞毒性试验以及肿瘤放射敏感性测定等。

**【实验器材】**

肝浸汤培养基、培养箱、载玻片、显微镜、计数器、酶联免疫检测仪。虫种、MTT、甲硝唑注射液、替硝唑注射液。

**【实验方法】**

1. 取出培养 48h 的阴道毛滴虫培养管,用滴管从培养基近底部吸出悬液,加培养液低速离心 1000rpm 10min,清洗 2～3 次后浓集虫体,用血细胞计数器对虫体计数后,将阴道毛滴虫用培养液配成 3.5 万/ml 浓度,分种到 96 孔细胞培养板。

2. 设实验组、对照组和空白组。

3. 加样　实验组加药物:甲硝唑孔内浓度分别为 1、2、4、8、16、32$\mu$g/ml,替硝唑孔内浓度分别为 1.25、2.5、5、10、20、40$\mu$g/ml。对照组加 0.2ml 生理盐水,空白组加 0.2ml 培养液。

4. 37℃培养 24h,加 MTT 10$\mu$l/孔,继续培养 4h。

5. 取出培养板,1500rpm 离心 5min,吸去上清液,每孔加二甲基亚砜 0.2ml。

6. 以空白孔调零,测出各孔 490nm OD 值。

**【实验结果及分析】**

1. 在显微镜下,用计数器观察记录虫数、存活率,并计算活虫数。

2. 计算相对抑制率。相对抑制率=(对照组－实验组)/对照组×100%。

3. 绘制药物剂量反应曲线。以药物浓度为横坐标,相对抑制率为纵坐标,从曲线中查出相对抑制率为 50% 的药物浓度。

4. 分析阴道毛滴虫对甲硝唑及替硝唑的药物敏感性,提出用药方案,并写出实验小结。

(宋文剑)

# 附录一　免疫学常用试剂的配制

## 一、常用缓冲液

1. 碳酸盐缓冲液(carbonate-bicarbonate buffer)

见附表1-1。

附表 1-1　0.2mol/L 碳酸盐缓冲液(pH9.2～10.7,ml)

| pH(25℃) | 0.2mol/L Na$_2$CO$_3$ | 0.2mol/L NaHCO$_3$ | pH(25℃) | 0.2mol/L Na$_2$CO$_3$ | 0.2mol/L NaHCO$_3$ |
|---|---|---|---|---|---|
| 9.2 | 4.0 | 46.0 | 10.0 | 27.5 | 22.5 |
| 9.3 | 7.5 | 42.5 | 10.1 | 30.0 | 20.0 |
| 9.4 | 9.5 | 40.5 | 10.2 | 33.0 | 17.0 |
| 9.5 | 13.0 | 37.0 | 10.3 | 35.5 | 14.5 |
| 9.6 | 16.0 | 34.0 | 10.4 | 38.5 | 11.5 |
| 9.7 | 19.5 | 30.5 | 10.5 | 40.5 | 9.5 |
| 9.8 | 22.0 | 28.0 | 10.6 | 42.5 | 7.5 |
| 9.9 | 25.0 | 25.0 | 10.7 | 45.0 | 5.0 |

2. 0.2mol/L 磷酸盐缓冲液(phosphate buffer,PB)

磷酸盐是使用最广泛的一种缓冲剂,由于是二级解离,有两个 pKa 值,所以用它们配制的缓冲液,pH 范围最宽:NaH$_2$PO$_4$:$pKa_1$=2.12,$pKa_2$=7.21;Na$_2$HPO$_4$:$pKa_1$=7.21,$pKa_2$=12.32。

配酸性缓冲液用 NaH$_2$PO$_4$,pH1～4;配中性缓冲液用混合的两种磷酸盐,pH6～8;配碱性缓冲液用 Na$_2$HPO$_4$,pH10～12。

用钾盐比钠盐好,因为低温时钠盐难溶,钾盐易溶,但若配制 SDS-聚丙烯酰胺凝胶电泳的缓冲液时,只能用磷酸钠而不能用磷酸钾,因为 SDS(十二烷基硫酸钠)会与钾盐生成难溶的十二烷基硫酸钾。

磷酸盐缓冲液的优点:容易配制成各种浓度的缓冲液;适用的 pH 范围宽;pH 受温度的影响小;缓冲液稀释后 pH 变化小,如稀释 10 倍后 pH 的变化小于 0.1。缺点:易与常见的钙离子(Ca$^{2+}$)、镁离子(Mg$^{2+}$)以及重金属离子缔合生成沉淀;会抑制某些生物化学反应过程,如对某些酶的催化作用产生某种程度的抑制作用。

A 液(0.2mol/L NaH$_2$PO$_4$):称取 NaH$_2$PO$_4$ · H$_2$O 27.6g(或 NaH$_2$PO$_4$ · 2H$_2$O 31.2g),溶于蒸馏水中,最后补加蒸馏水至 1000ml。

B 液(0.2mol/L Na$_2$HPO$_4$):称取 Na$_2$HPO$_4$ · 7H$_2$O 53.6g(或 Na$_2$HPO$_4$ · 12H$_2$O 71.6g,或 Na$_2$HPO$_4$ · 2H$_2$O 35.6g),加蒸馏水溶解,最后加水至 1000ml。

0.2mol/L 不同 pH 磷酸盐缓冲液的配制:A 液 $X$ ml 中加入 B 液 $Y$ ml,为 0.2mol/L PB(附表 1-2)。若再加蒸馏水至 200ml,则成为 0.1mol/L PB。

附表 1-2　PB 缓冲液的配制（一）

| pH | A 液（$X$ml） | B 液（$Y$ml） | pH | A 液（$X$ml） | B 液（$Y$ml） |
|----|----|----|----|----|----|
| 5.7 | 93.5 | 6.5 | 6.9 | 45.0 | 55.0 |
| 5.8 | 92.0 | 8.0 | 7.0 | 39.0 | 61.0 |
| 5.9 | 90.0 | 10.0 | 7.1 | 33.0 | 67.0 |
| 6.0 | 87.7 | 12.3 | 7.2 | 28.0 | 72.0 |
| 6.1 | 85.0 | 15.0 | 7.3 | 23.0 | 77.0 |
| 6.2 | 81.5 | 18.5 | 7.4 | 19.0 | 81.0 |
| 6.3 | 77.5 | 22.5 | 7.5 | 16.0 | 84.0 |
| 6.4 | 73.5 | 26.5 | 7.6 | 13.0 | 87.0 |
| 6.5 | 68.5 | 31.5 | 7.7 | 10.0 | 90.0 |
| 6.6 | 62.5 | 37.5 | 7.8 | 8.5 | 91.5 |
| 6.7 | 56.5 | 43.5 | 7.9 | 7.0 | 93.0 |
| 6.8 | 51.0 | 49.0 | 8.0 | 5.3 | 94.7 |

若先分别配成 0.1mol/L、1/15mol/L、1/200mol/L 的 A 液（$NaH_2PO_4 \cdot H_2O$ 或 $KH_2PO_4$）和 B 液（$Na_2HPO_4$），可按附表 1-3 配成相应浓度所需 pH 的 PB。

附表 1-3　PB 缓冲液的配制（二）

| A 液（ml） | B 液（ml） | pH（0.1mol/L） | pH（1/15mol/L） | pH（1/200mol/L） |
|----|----|----|----|----|
| 46 | 4 | 5.67 | 5.74 | 5.95 |
| 45 | 5 | 5.78 | 5.83 | 6.06 |
| 44 | 6 | 5.86 | 5.91 | 6.14 |
| 43 | 7 | 5.94 | 5.99 | 6.22 |
| 42 | 8 | 6.02 | 6.07 | 6.30 |
| 41 | 9 | 6.08 | 6.14 | 6.36 |
| 40 | 10 | 6.12 | 6.19 | 6.46 |
| 39 | 11 | 6.17 | 6.24 | 6.47 |
| 38 | 12 | 6.23 | 6.28 | 6.57 |
| 37 | 13 | 6.28 | 6.32 | 6.61 |
| 36 | 14 | 6.33 | 6.37 | 6.65 |
| 35 | 15 | 6.39 | 6.41 | 6.68 |
| 34 | 16 | 6.41 | 6.45 | 6.72 |
| 33 | 17 | 6.45 | 6.49 | 6.75 |
| 32 | 18 | 6.49 | 6.53 | 6.79 |
| 31 | 19 | 6.53 | 6.56 | 6.82 |
| 30 | 20 | 6.55 | 6.59 | 6.86 |
| 29 | 21 | 6.58 | 6.63 | 6.91 |
| 28 | 22 | 6.61 | 6.68 | 6.95 |
| 27 | 23 | 6.65 | 6.72 | 7.00 |

| A液(ml) | B液(ml) | pH(0.1mol/L) | pH(1/15mol/L) | pH(1/200mol/L) |
|---|---|---|---|---|
| 26 | 24 | 6.70 | 6.76 | 7.05 |
| 25 | 25 | 6.76 | 6.81 | 7.09 |
| 24 | 26 | 6.81 | 6.86 | 7.13 |
| 23 | 27 | 6.84 | 6.91 | 7.16 |
| 22 | 28 | 6.89 | 6.94 | 7.18 |
| 21 | 29 | 6.89 | 6.96 | 7.20 |
| 20 | 30 | 6.91 | 6.98 | 7.22 |
| 19 | 31 | 6.94 | 7.01 | 7.25 |
| 18 | 32 | 6.97 | 7.03 | 7.28 |
| 17 | 33 | 7.00 | 7.05 | 7.31 |
| 16 | 34 | 7.02 | 7.07 | 7.34 |
| 15 | 35 | 7.06 | 7.11 | 7.38 |
| 14 | 36 | 7.10 | 7.15 | 7.41 |
| 13 | 37 | 7.14 | 7.20 | 7.45 |
| 12 | 38 | 7.17 | 7.24 | 7.45 |
| 11 | 39 | 7.24 | 7.28 | 7.51 |
| 10 | 40 | 7.30 | 7.33 | 7.59 |
| 9 | 41 | 7.36 | 7.40 | 7.65 |
| 8 | 42 | 7.42 | 7.49 | 7.70 |
| 7 | 43 | 7.49 | 7.54 | 7.75 |
| 6 | 44 | 7.57 | 7.61 | 7.80 |
| 5 | 45 | 7.65 | 7.69 | 7.87 |
| 3 | 47 | 7.81 | 7.85 | 8.05 |
| 2 | 48 | 7.92 | 7.97 | 8.15 |

3. 磷酸盐缓冲生理盐水(phosphate buffered saline, PBS)

(1) 0.01mol/L PBS(pH7.1)

| 0.2mol/L A液 | 16.5ml |
|---|---|
| 0.2mol/L B液 | 33.5ml |
| 加 NaCl | 8.5g |

用蒸馏水稀释至 1000ml。

(2) 0.02mol/L PBS(pH7.2)

| 0.2mol/L A液 | 28ml |
|---|---|
| 0.2mol/L A液 | 72ml |
| 加 NaCl | 8.5g |

用蒸馏水稀释至 1000ml。

(注:A、B 两液配制见 2PB 配制法)

4. 细胞用磷酸盐缓冲溶液(PBS)

| | |
|---|---|
| NaCl | 8.0g |
| KCl | 0.2g |
| $Na_2HPO_4$ | 1.44g |
| $KH_2PO_4$ | 0.24g |

在 800ml 蒸馏水中溶解，用 HCl 调节溶液为 pH7.4，加水定容至 1000ml，1.05kg/cm² 高压灭菌 20min，保存于室温。

5. Tris 缓冲液(Tris-HCl buffer,TB)

某一特定 pH 的 0.05mol/L Tris 缓冲液配制方法：将 50ml 0.1mol/L Tris 碱溶液与附表 1-4 所示相应体积(ml)的 0.1mol/L HCl 混合，加水将体积调至 100ml。

附表 1-4　0.05mol/L Tris 缓冲液(ml)

| pH | 所需 0.1mol/L HCl | pH | 所需 0.1mol/L HCl |
|---|---|---|---|
| 7.1 | 45.7 | 8.1 | 26.2 |
| 7.2 | 44.7 | 8.2 | 22.9 |
| 7.3 | 43.4 | 8.3 | 19.9 |
| 7.4 | 42.0 | 8.4 | 17.2 |
| 7.5 | 40.3 | 8.5 | 14.7 |
| 7.6 | 38.5 | 8.6 | 12.4 |
| 7.7 | 36.6 | 8.7 | 10.3 |
| 7.8 | 34.5 | 8.8 | 8.5 |
| 7.9 | 32.0 | 8.9 | 7.0 |
| 8.0 | 29.2 | | |

6. Tris 盐缓冲液(TBS)　在 800ml 蒸馏水中溶解 8g NaCl、0.2g KCl、3g Tris 碱，加入 0.015g 酚红并用 HCl 调 pH 至 7.4，用蒸馏水定容至 1000ml，分装后在 1.05kg/cm² 高压灭菌 20min，保存于室温。该溶液适合培养细胞。如果不用于细胞培养，可以不加 KCl。

7. 硼酸盐缓冲液(BBS)

A 液：0.2mol/L 硼酸($H_3BO_3$)：硼酸 12.37g 加水至 1000ml

B 液：0.05ml/L 硼砂($Na_2B_4O_7$)：硼砂 19.07g 加水至 1000ml

见附表 1-5。

附表 1-5　0.2mol/L 硼酸缓冲液(ml)

| pH | 0.05mol/L 硼砂 | 0.2mol/L 硼酸 | pH | 0.05mol/L 硼砂 | 0.2mol/L 硼酸 |
|---|---|---|---|---|---|
| 7.4 | 1.0 | 9.0 | 8.2 | 3.5 | 6.5 |
| 7.6 | 1.5 | 8.5 | 8.4 | 4.5 | 5.5 |
| 7.8 | 2.0 | 8.0 | 8.6 | 6.0 | 4.0 |
| 8.0 | 3.0 | 7.0 | | | |

8. 0.05mol/L pH8.6 巴比妥缓冲液(BB)

| | |
|---|---|
| 巴比妥 | 1.84g(加蒸馏水 200ml 加热溶解) |

| 巴比妥钠 | 10.3g |
|---|---|
| 叠氮钠 | 0.2g |

加蒸馏水溶解,并补加到 1000 ml。

9. pH7.4 巴比妥缓冲液(BB)

(1)储存液:

| NaCl | 85g |
|---|---|
| 巴比妥 | 5.75g |
| 巴比妥钠 | 3.75g |
| $MgCl_2$ | 1.017g |
| 无水 $CaCl_2$ | 0.166g |

上述逐一加入热蒸馏水中溶解,冷却后加蒸馏水至 2000ml,过滤,4℃冰箱保存。

(2)应用液:储存液 1 份加入蒸馏水 4 份,当日配用。

10. pH7.2 枸橼酸盐缓冲液

| 枸橼酸 | 0.327g |
|---|---|
| 枸橼酸钠 | 2.63g |
| 磷酸氢钠 | 0.222g |
| 葡萄糖 | 0.0255g |

蒸馏水加至 100ml。

11. 饱和硫酸铵溶液　取 500ml 双蒸馏水,加入约 400g 硫酸铵,水浴加热至 70℃,磁力搅拌器充分搅拌,直到加入的硫酸铵不再溶解,以氨水(也可用 NaOH)调至 pH7.2,室温保存。

# 二、细胞相关试剂

1. Hank's 液(Hank's balanced salt solution)

储存液 A 液:

| (1) NaCl | 80g |
|---|---|
| KCl | 4g |
| $MgSO_4 \cdot 7H_2O$ | 1g |
| $MgCl_2 \cdot 6H_2O$ | 1g |

用双蒸水定容至 450ml。

(2)$CaCl_2$ 1.4g(或 $CaCl_2 \cdot 6H_2O$ 1.85g)

用双蒸水定容至 50ml

将(1)、(2)液混合,加氯仿 1ml 即成 A 液。

储存液 B 液:

| $Na_2HPO_4 \cdot 12H_2O$ | 1.52g |
|---|---|
| $KH_2PO_4$ | 0.60g |
| 酚红 | 0.2g |
| 葡萄糖 | 10g |

酚红应先置研体内磨细,然后按配方顺序一一溶解,用双蒸水定容至 500ml,然后加氯仿 1ml。

（3）应用液：取上述储存液 A 和 B 各 25ml，加双蒸水 450ml，112.6℃湿热灭菌 20min。置 4℃下保存。使用前用无菌的 3.5% 或 5.6% NaHCO₃调至所需 pH。

注意：药品必须全部用 A.R 试剂，并按配方顺序加入，用适量双蒸馏水溶解，待前一种药品完全溶解后再加入后一种药品，最后补足水到总量。

2. 无 $Ca^{2+}$、$Mg^{2+}$ Hank's 液

（1）储存液：

| | |
|---|---|
| NaCl | 80g |
| KCl | 4g |
| $Na_2HPO_4 \cdot 12H_2O$ | 1.52g |
| $KH_2PO_4$ | 0.6g |
| 葡萄糖 | 10g |

用双蒸馏水溶解后，加入 0.4% 酚红溶液 50ml，再加入双蒸水至 1000ml，4℃冰箱保存。

（2）应用液：临用前将原液用双蒸水作 1∶10 稀释，用无菌的 3.5% 或 5.6% NaHCO₃调至所需 pH。

3. 肝素抗凝剂　取肝素用 Hank's 液（或其他溶剂）稀释至终浓度为 250U/ml，112℃灭菌 15min（或 115℃ 10min）后分装，－20℃保存。用时按每毫升血液加 0.1～0.2ml 肝素抗凝。或按实验要求浓度配制。

4. PRMI-1640 培养液

| | |
|---|---|
| （1）RPMI 1640 | 20.8g |
| 　三蒸水 | 1800ml |
| （2）1mol/L HEPES 缓冲液 | |
| 　HEPES | 11.915g |
| 　三蒸水 | 50ml |

注：HEPES，N-2-hydroxyethylpiperagine-N′-2-ethanesulforic acid 为 N-2-羟乙基哌嗪-N′-2-乙磺酸，分子质量238.2。

（3）将（1）和（2）分别溶解后，混合在一起，补充三蒸水至1920ml。混合后用 0.22μm 或更小孔径的微孔滤膜过滤除菌。分装 100ml/瓶，4℃保存。

5. 抗生素配制（1 万 U/ml）

| | |
|---|---|
| 青霉素 | 100 万 U |
| 链霉素 | 100 万 μg |
| 无菌三蒸水 | 100ml |

溶解后无菌操作分装，1ml/瓶，－20℃保存。

6. 200mmol/L L-谷氨酰胺（L-G）溶液

| | |
|---|---|
| L-谷氨酰胺 | 2.922g |
| 三蒸水 | 100ml |

溶解后过滤除菌，分装小瓶，每瓶 10ml，－20℃保存。

7. 两性霉素 B 配制（25μg/ml）

| | |
|---|---|
| 两性霉素 B | 2.5g |
| 三蒸水 | 100ml |

过滤除菌，分装小瓶，每瓶 1ml，－20℃保存。

8. 7. 5‰ NaHCO₃ 溶液

称分析纯 NaHCO₃ 7.5g,用去离子水溶解至 100ml,过滤除菌,分装小瓶,4～5ml/瓶,盖紧瓶塞,4℃保存。

9. 无血清 RPMI-1640 培养液

| | |
|---|---|
| RPMI-1640 培养液 | 100ml |
| L-谷氨酰胺溶液(200mmol/L) | 1ml |
| 抗生素(青链霉素,1 万 U/ml) | 1ml |
| 7.5‰NaHCO₃ | 2.8ml |

混匀后即可使用。

10. RPMI-1640 完全培养液

| | |
|---|---|
| RPMI-1640 培养液 | 100ml |
| L-谷氨酰胺溶液(200mmol/L) | 1ml |
| 抗生素(青链霉素,1 万 U/ml) | 1ml |
| 两性霉素 B(25μg/ml) | 1ml |
| 7.5‰NaHCO₃ | 2.8ml |
| 灭活小牛血清 | 15ml |

混匀后即可使用。

11. 氨基蝶呤(A)贮存液(aminopterin stocking solution)(100×,$4×10^{-5}$mol/L)　称 1.76mg 氨基蝶呤(Aminopterin,相对分子质量 440.4),溶于 90ml 去离子水中,滴加 1mol/L NaOH 0.5ml,并不断搅动,待氨基蝶呤完全溶解后,加 1mol/L 的 HCl 0.5ml 中和,再补加去离子水至 100ml。过滤除菌,分装小瓶,2ml/瓶,−20℃冻存。

12. 次黄嘌呤和胸腺嘧啶核苷(HT)贮存液(HT stocking solution)(100×,H:$10^{-2}$mol/L;T:$1.6×10^{-3}$mol/L)　称取 136.1mg 次黄嘌呤(hypoxanthine,分子质量 136.1)和 38.8mg 胸腺嘧啶核苷(thymidine,分子质量 242.2),加去离子水至 100ml,置 45～50℃水浴中使完全溶解,过滤除菌,分装小瓶,2ml/瓶,−20℃冻存。用前可置 37℃加温助溶。

13. HAT 培养液　完全 RPMI-1640 培养液 98ml,A 贮存液 1ml,HT 贮存液 1ml。

14. HT 培养液　完全 RPMI-1640 培养液 99ml,HT 贮存液 1ml。

目前,HAT 和 HT 溶液均有商品化产品,用时只要按说明加入完全 RPMI-1640 培养液中即可。

15. 0.025‰胰蛋白酶-0.2‰EDTA 细胞消化液

A 液　2.5‰胰蛋白酶

| | |
|---|---|
| 胰蛋白酶 | 2.5g |
| 磷酸缓冲盐溶液 | 100ml |

过滤除菌保存。

B 液　0.2‰二乙胺四乙酸二钠(EDTA)

| | |
|---|---|
| EDTA | 0.2g |
| 以蒸馏水 | 100ml |

高压灭菌保存。

取 A 液 1 份,加 B 液 99 份,混匀,分装−20℃保存。

16. 细胞冻存液　50‰小牛血清,40‰不完全培养液,10‰ DMSO。

17. Alsever's 血细胞保存液（Alsever's solution）

| | |
|---|---|
| 葡萄糖 | 2.05g |
| 枸橼酸钠 | 0.8g |
| NaCl | 0.42g |
| 蒸馏水 | 100ml |

以上成分混匀后，微加温使其溶解后，用枸橼酸调节至 pH6.1，分装于三角瓶中（30～50ml/瓶），113℃ 湿热灭菌 15min，4℃保存备用。

# 三、ELISA 试 剂

1. 包被缓冲液（0.05mol/L pH9.6 碳酸盐缓冲液）

| | |
|---|---|
| $Na_2CO_3$ | 1.59g |
| $NaHCO_3$ | 2.93g |
| $NaN_3$ | 0.2g |

加蒸馏水至 1000ml。

2. 洗涤液（pH7.4 PBS-0.05 Tween20）

pH7.4 PBS 中按终浓度 0.05％加入 Tween20。

3. 封闭液（5％脱脂乳-PBS 溶液，pH7.4）

| | |
|---|---|
| 脱脂乳 | 50g |

加 0.02mol/L pH7.4 磷酸盐缓冲液至 1000ml 溶解。

4. 稀释液（pH7.4 PBS-1％ BSA）　pH7.4 PBS 中按终浓度 1％加入牛血清白蛋白（BSA）。

5. TMB-过氧化氢尿素溶液（HRP 显色底物溶液）

（1）底物 A 液（$3,3',5,5'$-四甲基联苯胺，TMB）

| | |
|---|---|
| TMB | 20mg |
| 无水乙醇 | 10ml |

加双蒸水至 100ml。

（2）底物 B 液（0.1mol/L 柠檬酸-0.2mol/L $Na_2HPO_4$ 缓冲液，pH5.0～5.4）

| | |
|---|---|
| $Na_2HPO_4$ | 1.460g |
| 柠檬酸 | 0.933g |
| 0.75％过氧化氢尿素 | 0.64ml |

加双蒸水至 100ml，调至 pH5.0～5.4。

底物 A 液和底物 B 液按 1：1 混合即成 TMB-过氧化氢尿素溶液。

6. 邻苯二胺（OPD）-过氧化氢溶液（HRP 显色底物溶液）

（1）OPD 稀释液

| | |
|---|---|
| 19.2g/L 枸橼酸 | 48.6ml |
| 71.7g/L $Na_2HPO_4 \cdot 12H_2O$ | 51.4ml |

（2）OPD-$H_2O_2$ 溶液

| | |
|---|---|
| OPD | 40mg |
| OPD 稀释液 | 100ml |

30% $H_2O_2$             0.15ml

7. DAB 溶液(HRP 显色底物溶液)   DAB(3,3′-二氨基联苯胺)6mg 溶于 50mmol/L pH7.6 Tris 溶液 10ml,滤纸过滤。并加 30% $H_2O_2$ 10μl。

8. 终止液(2mol/L $H_2SO_4$)   将 109ml 浓硫酸缓慢加入到 891ml 蒸馏水中,待其冷却后,室温保存。

9. 5-溴-4-氯-3 吲哚磷酸/四唑氮蓝(BCIP/NBT)底物显色液

贮存液配制:

NBT:在 10ml 70%乙醇中溶解 0.5g NBT。

BCIP:在 10ml 100%二甲基甲酰胺中溶解 0.5g BCIP。

贮存液 4℃保存,可稳定 1 年。

底物显色液:

取 66μl NBT 贮液与 33μl BCIP 加入到 10ml 碱性磷酸酶缓冲液中,充分混匀,底物显色液应在用前 1h 内配制。

# 四、染　色　液

1. 1%亚甲蓝　称取 1g 亚甲蓝,先溶解于 10ml 乙醇,再加生理盐水 90ml。

2. 瑞氏染液(Wright's solution)

瑞氏染色粉                 0.3g

甘油                       3ml

甲醇                       97ml

将瑞氏染色粉放干燥研钵内磨细,加入甘油继续研磨,不断滴加甲醇并继续研磨,将上层溶解的染料倒入棕色瓶中,直至染料全溶后加甲醇至所需量。混匀后置棕色瓶中保存,用前过滤。一般配制后置 1 周便可使用,保存时间越长,则染色效果越佳。

3. 姬姆萨母液(Giemsa solution)

姬姆萨粉                  1g

甘油                       66ml

甲醇                       66ml

将姬姆萨粉先溶于少量甘油,在研钵内研磨 30min 以上,至看不见颗粒为止,再将全部剩余甘油倒入,于 56℃温箱内保温 2h。然后再加入甲醇,搅匀后保存于棕色瓶中。母液配制后放入冰箱可长期保存,一般刚配制的母液染色效果欠佳,保存时间越长越好。临用时用 pH7.4 磷酸缓冲液稀释 10 倍,随配随用。

4. 瑞氏-姬姆萨染液(Gimesa-Wright's staining solution)

Wright 粉末                0.3g

Giemsa 粉末              0.03g

甲醇                       100ml

先将两种粉末称好,放乳钵内研细后,慢慢加入甲醇,混匀,放棕色瓶中,塞紧瓶口,充分振荡,放室温待充分溶解后即可使用。

5. 台盼蓝染色液(tylan blue solution)

A 液:台盼蓝染料

台盼蓝                   1g

蒸馏水　　　　　　　　　　　　　100 ml

将染料置于研钵中边研磨边加入蒸馏水溶解。

B液:1.7%NaCl

临用前A、B两液等量混合,离心沉淀,取上清液供染色用。混合后的染液存放过久,易形成沉淀,故应新鲜配制使用。

6. 伊红 Y 染液(eosin Y solution)

伊红 Y　　　　　　　　　　　　　0.5~1.0g

蒸馏水　　　　　　　　　　　　　75ml

95%乙醇　　　　　　　　　　　　25ml

冰乙酸　　　　　　　　　　　　　1~2滴

先取少许蒸馏水加入伊红,用玻璃棒将伊红研碎,再加入全部蒸馏水,溶解后加入乙醇。

7. 苏木素液(hematoxylin solution)　苏木素 2.5g,乙醇 25.0ml,钾明矾 2.5g,氧化汞 1.25g,冰乙酸 20.0ml,蒸馏水 500.0ml。配制方法:先将苏木素溶于乙醇中(稍加热)。将预先已溶解明矾的蒸馏水加入苏木素乙醇液中,使溶液尽快沸腾后,将火焰熄灭,慢慢加入氧化汞,防止溶液油溅出,再煮沸 2min。将烧瓶立即浸入冷水中,当染液冷却后,加入乙酸,室温保存,用前过滤。

8. MTT

MTT　　　　　　　　　　　　　　250mg

0.01mol/L pH7.4 PBS　　　　　　50ml

将 MTT 加入 PBS,在磁力搅拌器上搅拌 30min,用 0.22μm 滤膜过滤除菌,分装后放 4℃保存,2周内有效。

9.1% 酚红:取 1g 酚红置于乳钵中,加入少量 1mol/L NaOH 研磨,将溶解溶液移至 100ml 量瓶中。分批加入 1mol/L NaOH 研磨,直至酚红溶解,所得染液都移入量瓶中, NaOH 的用量不能超过 7ml。加双蒸水至 100ml,过滤,置室温或 4℃保存。

# 五、其他试剂

1. 刀豆蛋白 A(ConA)　用 1×PBS 配制 200μg/ml 的储存液,用 0.22μm 的微孔滤膜过滤除菌。应用前采用培养液稀释至合适浓度,Sigma 产 ConA 最适终浓度一般为 1.25μg/ml 或 2.5μg/ml。

2. 细菌脂多糖(LPS)　用 1×PBS 配制 1mg/ml 的储存液,用 0.22μm 的微孔滤膜过滤除菌。使用前测定其最适浓度,一般为 1~2μg/ml。

3. 植物血凝素(PHA)　用 1×PBS 配制 10mg/ml 的储存液,用 0.22μm 的微孔滤膜过滤除菌。使用前测定其最适浓度,一般为 50~100μg/ml。

4. 佐剂(adjuvant)　动物实验常用弗氏佐剂(freund adjuvant),其成分通常是羊毛脂 1 份,液状石蜡 5 份,羊毛脂与液状石蜡的比例,视需要可调整为 1∶2~1∶9(V/V),充分混合后即是不完全弗氏佐剂,如果在每毫升不完全佐剂加入 1~20mg 卡介苗就成为完全弗氏佐剂。

配制方法:按比例将羊毛脂与液状石蜡置容器内,用超声波使之混匀,高压灭菌,置 4℃ 下保存备用。免疫前取等容积完全或不完全佐剂与免疫原溶液混合,用振荡器混匀成乳状,也可以在免疫前取需要量佐剂置研钵中研磨,均匀后再边磨边滴加入等容积抗原液(其中加卡介苗 3~4mg/ml 或不加),加完后再继续研磨成乳剂,滴于冰水上 5~10min 内完全不扩散为止。为避免损失抗原,亦可用一注射器装抗原液,另一注射器装佐剂,两者以聚乙烯塑料管连接,然后两者来回反复抽吸,约数十分钟后即能完全乳化。检查合格后即以其中一注射器作注射用。

5. 淋巴细胞分离液(聚蔗糖-泛影葡胺分层液,密度 1.077±0.001) 用双蒸水将 400g/L 葡聚糖(Ficoll,相对分子质量 40 万)溶液或干粉配成 60g/L 溶液,其密度为 1.020;用生理盐水将 600g/L 或 750g/L 泛影葡胺(Hypaque)配成 340g/L 溶液,其比重为 1.200;取 2 份 60g/L 葡聚糖与 1 份 340g/L 泛影葡胺混合,pH 应为 7.2~7.4,一般偏酸,可用 NaHCO$_3$ 调节;用波美比重计测密度应为 1.077±0.001,如超出 1.078,用 60g/L 葡聚糖溶液调节,如低于 1.076,用 340g/L 泛影葡胺溶液调节;过滤除菌,或 112℃ 灭菌 15min;置 4℃ 保存备用,一般可保存 3 个月。

（周小鸥）

# 附录二　微生物学常用染色液及培养基的配制

## 一、常用染色液的配制

1. 革兰染色液的配制

第 1 液(初染液):将结晶紫 2g 溶于 95％乙醇溶液 20ml 后,再与 1％草酸铵水溶液 80ml 混匀,24h 后,过滤备用。

第 2 液(媒染液):先将碘化钾 2g 溶于 50ml 蒸馏水中,然后加入碘 1g 使之完全溶解,再加蒸馏水至 300ml,贮于棕色瓶内备用。

第 3 液(脱色液):95％乙醇溶液。

第 4 液(复染液):将碱性复红 0.1g 溶于 95％乙醇溶液 10 ml 中,再与 5％苯酚水溶液 90ml 混合为贮存液,使用时用蒸馏水 1∶10 稀释即成为苯酚复红稀释液。

2. 抗酸染色液的配制

第 1 液(初染液):同苯酚复红染液。

第 2 液(脱色液):于 95％乙醇溶液 97ml 中加入 3ml 盐酸。

第 3 液(复染液):将亚甲蓝 0.3g、氢氧化钾 0.01g 溶于 100ml 蒸馏水中。

3. 异染颗粒染色液的配制

第 1 液:将甲苯胺蓝 0.15g、孔雀绿 0.2g 溶于 95％乙醇溶液 2ml 中,再加入冰醋酸 1ml,加蒸馏水至 100ml,置室温 24h 后过滤备用。

第 2 液:同革兰染液第 2 液。

4. 荚膜染色液的配制

第 1 液:将结晶紫饱和液和乙醇溶液 5ml 或碱性复红饱和液和乙醇溶液 5ml,加入 95％蒸馏水中。

第 2 液:20％硫酸铜水溶液。

5. 芽孢染色液的配制

第 1 液:5％孔雀绿水溶液。

第 2 液:0.5％沙黄水溶液。

6. 鞭毛染色液的配制

第 1 液(媒染液):取 4g 丹宁酸加于 100ml 蒸馏水中,加热溶解后,加入三氯化铁 2g,混匀,该液放 4℃可保存数月,临用前,于此液内加入 1∶50 双氯水 1ml。

第 2 液(镀银染液):取 2g 硝酸银溶于 100ml 蒸馏水中,取出 20ml 做回滴液,在剩余 80ml 硝酸银溶液中滴加氢氧化铵,等液中白色沉淀消失,滴加回滴液至液中雾状出现。

第 3 液(复红染液):取 0.4g 碱性复红,溶于 30ml 无水乙醇,再加入 70ml 蒸馏水。稀酸液:在 100ml 蒸馏水中加入少量浓盐酸使其 pH2.0。洗复红液:取 800ml 蒸馏水或自来水,置于 1000ml 烧杯内。于染色前将上述各液置 50℃水浴备用。

# 二、常用培养基的制备

1. 牛肉汤

（1）成分：瘦牛肉 500g，蒸馏水 1000ml。

（2）制法：①除去瘦牛肉的脂肪、腱膜，切成小块。②称重，加足量水浸泡一夜，夏季应置冰箱中以防腐败。③煮沸 1h 后用纱布滤去肉渣挤出肉水，然后用滤纸滤过一次。④计算体积，以蒸馏水补足原有水量，分装于烧瓶中，置高压蒸汽灭菌器内以 121.3℃ 灭菌 20min，置 4℃冰箱保存（如无新鲜瘦牛肉，可用牛肉膏代替，用量是 1000ml 蒸馏水中加 3～5g）。

（3）用途：制作各种培养基的基础。

2. 普通肉汤

（1）成分：牛肉水 1000ml，蛋白胨 10g，氯化钠 5g。

（2）制法：①将蛋白胨、氯化钠加入牛肉水中，稍加热使其充分溶解。②调节 pH 至 7.4～7.6。③过滤分装。④置高压蒸汽灭菌器 121.3℃ 灭菌 20～30min。

（3）用途：①可作一般细菌的普通培养。②作为制作某些培养基的基础原料。

3. 普通琼脂培养基

（1）成分：普通肉汤 1000ml，琼脂 20～30g。

（2）制法：①将琼脂加入普通肉汤内，煮沸使其完全溶解。②调节 pH 为 7.4～7.6，分装，以 121.3℃ 灭菌 20～30min。可制成斜面、高层培养基、琼脂平板（可购买营养琼脂粉，应用时只需按照使用说明取营养琼脂粉加定量蒸馏水，充分溶解，高压灭菌后即可应用）。

（3）用途：①一般细菌的分离培养、纯培养，观察菌落特征及保存菌种等。②制作特殊培养基的基础。

4. 半固体培养基

（1）成分：普通肉汤 100ml，琼脂 0.3～0.5g。

（2）制法：将琼脂粉按一定比例加入肉汤中煮沸 30min，使琼脂充分溶解，分装，121.3℃ 灭菌 20～30min 即可。

（3）用途：用于菌种的保存或测定细菌的运动性。

5. 血液琼脂培养基

（1）成分：无菌鲜血 5～10ml，普通琼脂培养基 100ml。

（2）制法：取无菌的普通琼脂培养基，溶解后冷却至 45～50℃，加入无菌鲜血，混合后制成斜面或平板。使用前置 37℃温箱 24h，做无菌检查，无细菌生长者可以使用（当琼脂培养基温度过高时加入血液，血液由鲜红色变为暗褐色，称为巧克力琼脂；用于培养嗜血杆菌）。

（3）用途：①用于营养要求较高的细菌的分离培养。②用于细菌溶血性的观察和保存菌种。

6. 血清琼脂培养基

（1）成分：无菌血清 5～10ml，普通琼脂培养基 100ml。

（2）制法：同血液琼脂培养基，使用前必须做无菌试验。

（3）用途：①用于某些病原菌的分离培养和菌落性状的观察。②斜面用于菌种保存。

7. 疱肉培养基（肉渣培养基）

（1）成分：普通肉汤 3～4ml，牛肉渣 2g。

（2）制法：①于每支试管中加入牛肉渣 2g，再加入普通肉汤 3～4ml。②液面盖以液状石蜡薄层，经 121.3℃灭菌 20～30min 后冰箱保存备用。

（3）用途：培养厌氧菌。

8. 改良沙氏琼脂培养基

（1）成分：蛋白胨 1.0g、琼脂粉 1.8g、葡萄糖 4.0g、蒸馏水 100.0ml。

（2）制法：①将蛋白胨与葡萄糖溶解于 1/3 蒸馏水内，将琼脂粉置于其余的 2/3 蒸馏水内，在开水锅内加热煮沸促使其溶解。②将 2 瓶已加热的溶液倒在一起，充分混匀，无须校正 pH，每管分装培养基约 8ml（因真菌接种后，观察时间较长，如此量的培养基可以在温室中观察 3～4 周而不致干涸）。③高压灭菌 20～30min，取出后即制成斜面。

（3）用途：用于临床常见致病性真菌的培养（为了防止细菌污染，在培养基分装高压灭菌后，待冷至 45℃左右时，在每管培养基内以无菌操作加入适量的青霉素和链霉素混合液，使每毫升培养基含有 20U 链霉素 10μg）。

（余　辉）

# 附录三　寄生虫标本介绍

## 一、寄生虫标本的类别

寄生虫标本一般分为玻片标本、大体标本(浸制标本)和针插标本三种类型:

1. 玻片标本　为体积较小的寄生虫成虫或幼虫、蠕虫虫卵、原虫分别采用不同的方法制作而成。

(1) 寄生虫成虫或幼虫玻片标本:将体积较小的寄生虫成虫或幼虫经过固定、染色、脱水、透明后封装于载玻片中而成。

(2) 湿片标本(活体标本):将固定于甲醛溶液中的蠕虫虫卵、原虫包囊或含有活虫卵、原虫的检材如粪便、阴道分泌物、尿液滴于或涂于载玻片上,并覆以盖玻片制作而成。

(3) 粪便、血液、体液涂片标本:将含有病原体的粪便、血液、体液涂于载玻片上,经固定、染色、脱水后制作而成。

2. 大体标本(液浸标本)　将体积较大的寄生虫成虫或幼虫、中间宿主、引起病变的组织器官浸泡于甲醛溶液中固定而成。

3. 针插标本(干制标本)　一般昆虫成虫多制作成此类标本。

## 二、寄生虫不同标本的观察方法

玻片标本用显微镜观察,先用低倍镜观察,低倍镜下找到所要观察的虫体后,如需用高倍镜观察,先把要观察的虫体移至视野中央,再转换高倍镜观察。湿片标本一般未经染色,颜色较淡,显微镜下观察时应把视野中光线调暗,以增强对比度,取放玻片要平稳以免玻片中的水分流出,污染镜头或载物台;对含有活病原体的标本要妥善处理,防止感染。粪便、血液、体液涂片标本病原体一般较小,且散布于所涂玻片中,不像组织学或病理学标本容易在镜下发现,观察此类标本时,要特别细心,先按一定的顺序在低倍镜或高倍镜下浏览标本,找到可疑者,再转换高倍或油镜观察。

大体标本和针插标本多用肉眼观察,少数用放大镜观察。观察时首先要确认寄生虫的种类与发育阶段,然后再仔细观察其外部形态、大小、颜色、结构特点等,如为病理标本,应联系致病机制,掌握其病理改变的特征。

## 三、寄生虫标本的制作方法及保存

寄生虫玻片标本的制作见本书各相关实验内容。现介绍其他寄生虫标本的制作及保存方法。

1. 原虫包囊和虫卵的保存　粪便中的原虫包囊及虫卵,可在经浓集法处理后,加入与沉渣等量的10%甲醛溶液(加热至70℃),摇匀,用石蜡封固瓶口。也可用汞碘醛液按每1g粪便10ml的比例混匀后密封在瓶内,可保存其中的原虫包囊及虫卵数月之久。

2. 原虫低温保存　用液氮保存原虫,可保持原虫生物学特性,且保存时间较长。现介绍疟原虫、弓形虫、人毛滴虫及阴道毛滴虫的低温保存方法。

(1) 冻存方法:

1) 恶性疟原虫:经受染者采得的抗凝含虫血或体外培养的培养物,经 1500rpm 离心 10min,加入与沉积细胞等量的 24％二甲基亚砜(DMSO)生理盐水溶液(0.9％生理盐水或 5％葡萄糖生理盐水 76ml 中加入 DMSO 24ml)作为保护剂,充分混匀,在室温中放置 30min,按 0.5～1.0ml 分装入无菌安瓿(或塑料管)内,封口(或盖严)后将之放入标明批号的纱布袋中,装于液氮罐的提筒内,先置于液氮罐的颈部,该处约为－70℃,30min 后,置液氮中(－196℃)冻存。

2) 鼠疟原虫:从感染疟原虫第 3～4 天的小鼠心脏取血(或摘除眼球取血),注入肝素抗凝试管,加入等量的 10％或 15％DMSO 溶液和 15％或 20％小牛血清为保护剂;或加入等体积的甘油-山梨醇保护液(4.2％山梨醇生理盐水 180ml 加纯甘油 70ml),充分混匀。按照上法装管及冻存。也可以按 1ml 阳性鼠血加 0.1ml 的 3.8％枸橼酸钠溶液抗凝之后就装于液氮罐提筒中,立即置液氮中保存,多数原虫可维持活力 2 年。

3) 弓形虫:用无菌注射器吸取 2ml 10％ DMSO 溶液,注入感染后 4 天的小鼠腹腔,抽洗 2 次,抽出液混匀后即注入无菌塑料管内(0.5～1ml/管),盖严后放入标明批号的纱布袋中,装于液氮罐提筒内,先置于液氮罐颈部,30min 后,置液氮中冻存。

4) 阴道毛滴虫:用无菌拭子取阴道分泌物,放入培养基中培养 48h,转种 RPMI-1640 培基中 2 天。取含虫培养液经 1000rpm 离心 10min,在沉淀中加入等量 10％DMSO 溶液 2ml,同上法分装及冻存。

上述所用的保护剂(液)均应经高压灭菌,保存于 4℃冰箱。

(2) 复苏与观察:从液氮罐中取出保种的小管,迅速投入 37～40℃温水中,经 4～5min 即溶化。鼠疟原虫和弓形虫分别经腹腔接种 2 只小鼠,每只 0.2ml,观察致病情况;也可接种后 4～5 天分别取鼠血或腹腔液,做涂片,姬氏液染色,镜检原虫。毛滴虫用同样方法复苏,经培养 3～4 天后,做涂片镜检活动滋养体,或染色观察。

3. 蠕虫成虫大体标本的制作及保存

(1) 线虫:从感染者或动物体内驱出的完整虫体,经生理盐水洗净后用加热至 70～80℃的 70％乙醇溶液或巴氏液(甲醛 3ml 加生理盐水 97ml)固定,冷却后移至新的 70％乙醇溶液或巴氏液中保存。小型线虫(如旋毛虫、蛲虫、钩虫等)宜用甘油乙醇(70％乙醇溶液 95ml 加甘油 5ml)加热固定,保存于 80％乙醇溶液中;也可用冰醋酸固定约 30min 后移入 70％乙醇溶液或甘油乙醇中保存。

(2) 吸虫:小型吸虫(如血吸虫)可置于小瓶中,加生理盐水用力荡洗数分钟,倒去生理盐水,注入 10％甲醛溶液固定。较大的吸虫(如肠吸虫)应先放在薄荷脑乙醇液(薄荷脑 24g 加 95％乙醇溶液 10ml)中,使虫体肌肉松弛,用载玻片压平后固定,或将洗净后的吸虫放在两片载玻片间用细线紧扎压平后固定。固定后的虫体 24h 后移至 5％甲醛溶液中保存。也可用 70％乙醇溶液固定 0.5～3h(视虫体大小)后再移至新的 70％乙醇溶液中保存。

(3) 绦虫:大型绦虫(如猪带绦虫、牛带绦虫)用清水洗涤数次后,放入 4℃生理盐水中数小时或过夜,可使虫体完全伸展,经 3％甲醛溶液固定(必要时也用大玻璃板压平后固定)24h 后移至 5％甲醛溶液中保存。小型绦虫(如微小膜壳绦虫)用生理盐水洗涤后放入 3％甲醛溶液中固定 3～5h,取出平放于载玻片中,盖玻片轻压,沿盖玻片边缘加 5％甲醛溶液固定数小时保存在 5％甲醛溶液中。

4. 昆虫标本的制作及保存

(1) 干标本保存:用于保存有翅昆虫成虫,用特制的昆虫针针插虫体。大型昆虫(蝇、虻等)用1~3号昆虫针,为便于鉴定,从虫体背面、中胸右侧直插,保持左侧完整,再穿插一硬纸片,记录名称、采集地点与时间,最后昆虫针尖插于昆虫盒软木板上或玻璃管的软木塞上。小型昆虫(蚊、蛉、蚋等)可用二重针插法,即先用00号短针一端自胸部腹面两中足基部之间插入(不刺透胸背),短针另一端插入软木片固定,再用另一长针从软木片另一端插下,同样长针穿插一硬纸片,记录名称、采集地点与时间,最后长针针尖插于昆虫盒软木板上或玻璃管的软木塞上。各昆虫盒内放入纸包的樟脑粉。若标本数量多可保存于塑料管(或玻璃管)中,管底放少量樟脑粉,再铺上棉花、滤纸各一层,昆虫标本放于滤纸上,用软棉纸包棉花,轻塞在昆虫标本上方,瓶口加软木塞,再以蜡封。

(2) 湿标本保存:用于保存有翅昆虫的卵和幼虫期及无翅昆虫和蜱螨类的发育各期。活标本先经加温的70%乙醇(60~70℃)固定,24h后保存于5%甘油乙醇中;也可用5%或10%甲醛溶液和Bless液固定保存。

所有保存标本须详细记录标本名称、宿主、采集地点、采集日期及采集者姓名。

# 四、寄生虫标本的包装与邮寄

1. 液浸标本　即用70%乙醇或5%~10%甲醛溶液等固定液保存的标本,装于适当的玻璃瓶或塑料管(瓶)内,加满保存液,不留空隙,盖紧瓶(管)塞,用蜡封口,附上记录标签,然后放于木匣内,两者之间可用碎纸或棉花塞紧,将木匣装订严密,匣面注明瓶子朝上一端的记号,即可邮寄。

2. 干制标本　主要是干制昆虫标本,单个针插于玻璃管内或多量昆虫存放于玻璃瓶(管)内,同上法装放于木匣内邮寄。

3. 玻片标本　可将每两张玻片背对背地放置,两两玻片的正面之间用厚纸片或火柴杆隔开,防止磨损,每20~30张玻片,用纸包好,用线(或橡皮筋)扎紧,同上述方法放在木匣(小木箱)内邮寄;也可放在玻片标本盒内,在玻片之间用棉花或软纸塞紧,装于小匣内邮寄。为免震损标本,应在标本匣(盒)和木匣(箱)的上下四周之空隙适当地塞些废纸或棉絮。

(刘　燕)

# 附录四　人体主要寄生虫卵图

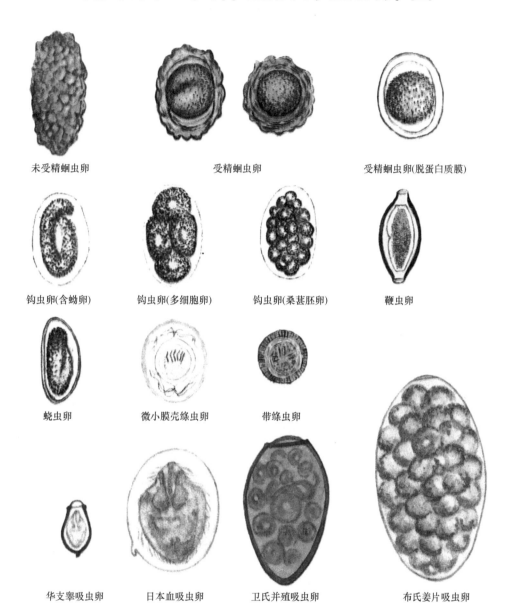

未受精蛔虫卵　　　　　　　受精蛔虫卵　　　　　　　受精蛔虫卵(脱蛋白质膜)

钩虫卵(含蚴卵)　　　钩虫卵(多细胞卵)　　　钩虫卵(桑葚胚卵)　　　鞭虫卵

蛲虫卵　　　　　微小膜壳绦虫卵　　　　带绦虫卵

华支睾吸虫卵　　　　日本血吸虫卵　　　卫氏并殖吸虫卵　　　　布氏姜片吸虫卵

# 参 考 文 献

鲍建芳,沈建根.2006.免疫学实验技术.杭州:浙江大学出版社

段义农,陈晓宁.2008.人体寄生虫学实验指导.北京:科学出版社

刘辉.2010.临床免疫学与检验实验指导.第3版.北京:人民卫生出版社

刘运德.2006.临床检验病原生物学实验指导.北京:高等教育出版社

柳忠辉.2008.医学免疫学实验技术.北京:人民卫生出版社

沈关心,周汝麟.2002.现代免疫学实验技术.武汉:湖北科学技术出版社

沈继龙.2009.人体寄生虫学要点解析与实验指导.第2版.北京:人民卫生出版社

司传平.2005.医学免疫学实验.北京:人民卫生出版社

吴爱武.2007.临床微生物学与检验实验指导.第3版.北京:人民卫生出版社

肖纯凌,赵富玺.2009.病原生物学和免疫学实验指导.北京:人民卫生出版社

杨致邦,叶彬.2010.病原生物学实验.北京:科学出版社

杨宗琪.2009.病原生物与免疫实验学.第2版.北京:科学出版社

殷国荣,叶彬.2007.医学寄生虫学实验指导.第2版.北京:科学出版社

曾常茜,陶志华.2010.临床免疫学检验实验指导.第2版.北京:中国医药科技出版社

朱道银,吴玉章.2008.免疫学实验.北京:科学出版社

朱万孚.2003.医学微生物学实验指导.北京:北京大学医学出版社